国医大师张志远
临证70年经验录系列

国医大师张志远

用药手记

张志远 编著

中国健康传媒集团
中国医药科技出版社

内 容 提 要

本书为国医大师张志远教授上承家传师授，下积 70 年临证、教学及科研实践经验中用药之精华。全书分为药论、单味药用药经验、药对应用经验、对症治疗用药经验、经方用药经验、用药琐谈、专项用药经验 7 部分，涉及方论近 800 条，内容丰富，切于实用，可供中医临床者参考使用。

图书在版编目（CIP）数据

国医大师张志远用药手记 / 张志远编著 . — 北京：中国医药科技出版社，2017.7

（国医大师张志远临证 70 年经验录系列）

ISBN 978-7-5067-9332-2

Ⅰ . ①国… Ⅱ . ①张… Ⅲ . ①中药学—临床药学—经验—中国—现代 Ⅳ . ① R285.6

中国版本图书馆 CIP 数据核字（2017）第 116564 号

美术编辑 陈君杞
版式设计 也 在

出版 **中国健康传媒集团** | 中国医药科技出版社
地址 北京市海淀区文慧园北路甲 22 号
邮编 100082
电话 发行：010—62227427 邮购：010—62236938
网址 www.cmstp.com
规格 710×1000mm $\frac{1}{16}$
印张 20
字数 307 千字
版次 2017 年 7 月第 1 版
印次 2024 年 5 月第 6 次印刷
印刷 大厂回族自治县彩虹印刷有限公司
经销 全国各地新华书店
书号 ISBN 978-7-5067-9332-2
定价 39.00 元

获取新书信息、投稿、为图书纠错，请扫码联系我们。

卷首语

老朽束发受书，从事岐黄专业，在家父、业师指导下进入杏林，以科研、教学、临床为主，突出医疗工作，七十年风雪雨露获得刻苦锻炼，现将个人阅历、用药经验随笔写出，供作参考。其中缺点在所难免，希予批评指正！

岁在乙未抱拙山房

张志远 合十祝福

经验良药壶中堂药（下）

余在临床诊疗过程中，常把常用配药、类似药、比目鱼对应药，汇集一起，作为科研笔记、教学讲稿提纲，统一编写出谨供咂正。

1、荆芥、防风

荆芥、防风辛温解表，入肺肝二经，祛风散寒，较麻黄、桂枝和缓，与川芎、白芷配伍，为头痛要药。对身上无汗、皮肤瘙痒，同蝉蜕、白藜芦、夜交藤、薄草、晚蚕砂、鬼箭羽、地肤子、徐长卿、白鲜皮、浮萍合用，有清解外何透发之功。荆芥生用最宜痘疮初起，令其消散。与藁本、芎䓖、细辛、蔓荆子、鹅不食草组方，治鼻炎不闻香臭，味觉丧失。炒炭性能改变，例重垂疹崩漏、大便下血，多和艾叶、阿胶、地榆、旱莲草、鸡冠花、侧柏叶、灶心

张志远手稿一——荆芥、防风

12、穿心莲

　　泌尿系感染，指尿道炎、膀胱炎、肾盂肾炎，属湿热范畴，女性尿道较短，发病率高于男子。以尿热、尿频、尿急、尿痛、尿血为主要证状，民间俗称"小肠火"。传统习惯按药开八正散，虽然有效，不够理想，且复发者多。花杨通过实践，发现穿心莲、鸭跖草、蒲公英、黄芩、大黄、败酱草、紫花地丁之诸热解毒最好，特别是穿心莲首屈一指，功力彰著。若再加入瞿麦、萹蓄利水，无异锦上添花，5—10剂便能解除。尽管此药味苦难吃，为不易推广治一大障碍，兑入少量水糖予以矫味，即可转化这一弊端。所用之量，蒲公英、紫花地丁20—60克，败酱草15—20克，黄芩10—20克、大黄3—6克，穿心莲20—30克，过多令人恶心。

张志远手稿二——穿心莲

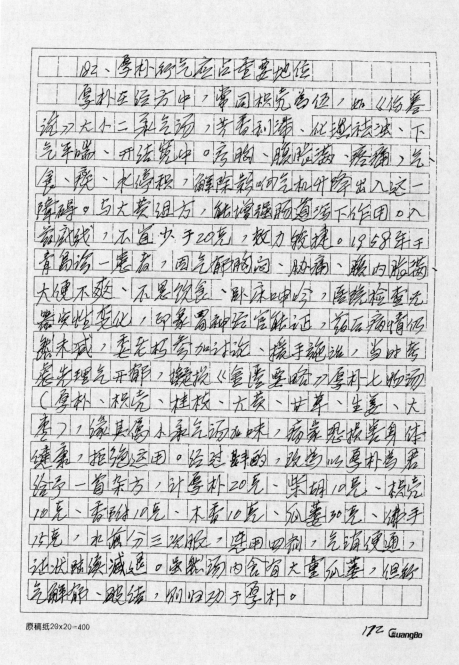

厚朴在经方中，常同枳实为伍，如《伤寒论》之大小二承气汤，芳香利湿、化郁祛浊、下气平喘、开结宽中。胸胀、腹胀满、疼痛，气集、痰、水停积，解除影响气机升降出入这一障碍。与大黄组方，能增强肠道泻下作用。入药就煎，不宜少于20克，效力较捷。1968年于青岛诊一患者，固气结脘闷、胁痛、腹内胀满、大便不通、不思饮食、卧床呻吟，医院检查无器质性变化，印象是神经官能证，药后病情仍然未减，要老朽参加会诊、援手施治，当时考虑当先理气开郁，拟投《金匮要略》厚朴七物汤（厚朴、枳实、桂枝、大黄、甘草、生姜、大枣），缘其属小承气汤加味，病家恐损伤身体，拒绝运用。经过斟酌，改用以厚朴为君，给予一首杂方，计厚朴20克、柴胡10克、枳实10克、香附10克、木香10克、瓜蒌30克、佛手15克，水煎分三次服，连用四剂，气顺便通，症状逐渐减退。虽然汤内含有大黄瓜蒌，但给气解郁、破结，则归功于厚朴。

原稿纸20x20=400

172 GuangBo

张志远手稿三——厚朴行气应占重要地位

003

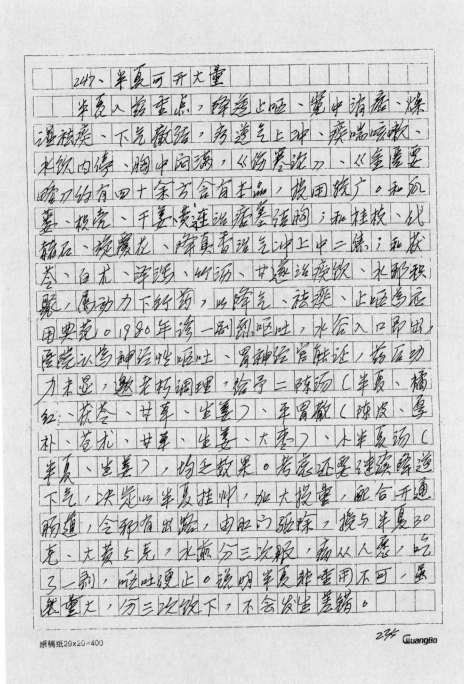

247、半夏可开大量

半夏入药重点，降逆止呕、宽中消痞、燥湿祛痰、下气散结，对逆气上冲、痰喘咳嗽、水饮内停、胸中窒满，《伤寒论》、《金匮要略》均有四十余方含有本品，使用范围广。和瓜蒌、枳实、干姜、黄连治痞塞结胸；和桂枝、代赭石、旋覆花、降真香治气冲上中二焦；和茯苓、白术、泽泻、竹沥、甘遂治痰饮、水邪积聚，靠动力下行药，以降气、祛痰、止呕为宗，用典范。1980年诊一剧烈呕吐，水谷入口即出，西医认为神经性呕吐、胃神经官能证，若西药力未显，邀老朽调理，给予二陈汤（半夏、橘红、茯苓、甘草、生姜）、平胃散（陈皮、厚朴、苍术、甘草、生姜、大枣）、小半夏汤（半夏、生姜），均乏效果。考虑还要建瓴降逆下气，决定以半夏挂帅，加大投量，配合开通肠道，令邪有出路，由肛门驱除，投与半夏30克、大黄5克，水煎分三次服，病从人愿，吃了一剂，呕吐便止。说明半夏非重用不可，单袋重之，分三次饮下，不会发生差错。

235 GuangBo

原稿纸20×20=400

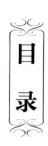

目 录

药　　论

临床处方应用标准药材…………001

投药宜考究………………………001

投药琐谈…………………………001

药物的多向应用…………………002

药宜新鲜少用陈者………………002

投药用量技巧……………………003

投药相须…………………………003

利用药物克制……………………003

慎用反药…………………………004

正确认识有毒药物………………004

药物炮制与否应持两点论………004

草木入药要先水洗………………005

莫氏遣药炮制法…………………005

投药九忌…………………………005

既往济南遣药处方………………006

药品万象…………………………006

缺铁性贫血煎药用铁炊具………007

三药水煎方法……………………007

药物不必先煎后入………………007

据情服药两法……………………008

药量不足影响疗效………………008

十虫入药…………………………008

临床慎用"五大"………………009

花类入药确有作用………………010

果子药也可疗病…………………010

"果子药"应用释义 ……………010

四维的作用………………………011

药中八维…………………………011

论动静两药………………………011

遣药的神机妙算…………………012

药物配伍有协同性………………012

同类药物的优选组合……………013

单味药物用药经验

麻黄……………………015

白芷……………………015

细辛……………………016

柴胡……………………016

葛根……………………016

蝉蜕……………………017

牛蒡子…………………017

栀子……………………017

金果榄…………………018

野菊花…………………018

土茯苓…………………018

穿心莲…………………019

夏枯草…………………019

龙胆草…………………020

白头翁…………………020

白蚤休…………………020

苦参……………………021

玄参……………………021

大黄……………………021

芦荟……………………022

豨莶草…………………022

木瓜……………………022

薏苡仁…………………023

扁豆……………………023

赤小豆…………………023

石韦……………………024

附子……………………024

肉桂……………………025

吴茱萸…………………025

山楂……………………025

槟榔……………………026

三七参…………………026

仙鹤草…………………026

川芎……………………027

丹参……………………027

郁金……………………027

益母草…………………028

远志……………………028

瓜蒌……………………028

枇杷叶…………………029

贝母……………………029

杏仁……………………029

酸枣仁…………………030

牛黄……………………030

麝香……………………030

露蜂房…………………031

菖蒲……………………031

人参……………………032

甘草……………………032

西洋参…………………032

黄芪……………………033

黄精……………………033

山药 ···················· 033

当归 ···················· 034

白芍 ···················· 034

熟地黄 ·················· 034

阿胶 ···················· 035

紫河车 ·················· 035

枸杞子 ·················· 036

旱莲草 ·················· 036

玉竹 ···················· 036

鹿茸 ···················· 037

冬虫夏草 ················ 037

罂粟壳 ·················· 037

蒲菜 ···················· 038

荸荠 ···················· 038

升麻 ···················· 038

大腹皮 ·················· 039

鸡冠花 ·················· 039

知母 ···················· 039

赭石 ···················· 040

浮萍 ···················· 040

地肤子 ·················· 040

葫芦 ···················· 041

蝼蛄 ···················· 041

甘松 ···················· 041

徐长卿 ·················· 042

功劳叶 ·················· 042

小蓟 ···················· 042

石打穿 ·················· 042

汉防己 ·················· 043

仙茅 ···················· 043

蕺菜 ···················· 043

黄药子 ·················· 044

卫矛 ···················· 044

青蒿 ···················· 044

桔梗 ···················· 044

金荞麦 ·················· 045

垂盆草 ·················· 045

赤灵芝 ·················· 045

龙眼肉 ·················· 045

葡萄 ···················· 046

蛇床子 ·················· 046

半夏 ···················· 046

鸭跖草 ·················· 047

白果 ···················· 047

木槿花 ·················· 047

野苎麻 ·················· 047

药对应用经验

荆芥、防风 ·············· 049

羌活、独活 ·············· 049

桑叶、薄荷 ·············· 050

石膏、知母 ·············· 050

金银花、连翘 ············ 050

大青叶、板蓝根 ·········· 051

蒲公英、紫花地丁 …………………… 052

牡丹皮、地骨皮 …………………… 052

赤芍、白芍 …………………… 052

威灵仙、虎杖 …………………… 053

苍术、白术 …………………… 053

藿香、佩兰 …………………… 054

佩兰、菖蒲 …………………… 054

砂仁、白豆蔻 …………………… 055

茯苓、泽泻 …………………… 055

茯苓、猪苓 …………………… 056

泽泻、何首乌 …………………… 056

通草、木通 …………………… 056

干姜、黄连 …………………… 057

木香、香附 …………………… 057

青皮、陈皮 …………………… 057

佛手、香橼 …………………… 058

降香、沉香 …………………… 058

旋覆花、赭石 …………………… 058

蒲黄、五灵脂 …………………… 058

地榆、贯众、白头翁 …………………… 059

乳香、没药 …………………… 059

桃仁、红花 …………………… 060

三棱、莪术 …………………… 060

姜黄、郁金 …………………… 060

紫菀、款冬花 …………………… 061

龙骨、牡蛎 …………………… 061

朱砂、琥珀 …………………… 062

天麻、钩藤 …………………… 062

全蝎、蜈蚣 …………………… 063

地龙、僵蚕 …………………… 063

天冬、麦冬 …………………… 064

龟甲、鳖甲 …………………… 064

杜仲、续断 …………………… 065

五味子、山茱萸 …………………… 065

人参、黄芪 …………………… 066

细辛、吴茱萸 …………………… 066

枳壳、厚朴 …………………… 066

大黄、栀子 …………………… 067

生地黄、玄参 …………………… 067

当归、肉苁蓉 …………………… 067

青黛、芦荟 …………………… 067

大黄、元明粉 …………………… 068

半夏、橘红 …………………… 068

干姜、附子 …………………… 068

麻黄、桂枝 …………………… 069

山楂、神曲 …………………… 069

当归、川芎 …………………… 069

黄芩、柴胡 …………………… 069

白芍、炙甘草 …………………… 070

生姜、大枣 …………………… 070

附子、大黄 …………………… 070

人参、石膏 …………………… 071

白术、泽泻 …………………… 071

麻黄、杏仁 …………………… 071

茯苓、甘草 …………………… 072

木瓜、牛膝 …………………… 072

黄芪、当归 …………………… 072

苍术、黄柏 …………………… 073

石菖蒲、远志 …………………… 073

天麻、茯苓 …………………… 073

熟地黄、山茱萸 …………… 074　　枸杞子、女贞子 …………… 076

黄连、阿胶 ………………… 074　　麦冬、川贝母 ……………… 076

肉桂、附子 ………………… 074　　藿香、紫苏 ………………… 076

苦参、蛇床子 ……………… 075　　香附、高良姜 ……………… 076

白芍、柴胡 ………………… 075　　丹参、三七参 ……………… 077

黄连、吴茱萸 ……………… 075　　龙眼、酸枣仁 ……………… 077

对症治疗用药经验

外感风热重黄芩、柴胡、石膏 … 078　　哮喘须开麻黄、蚱蜢 ……… 083

头痛的三宝药 ……………… 078　　乳糜尿重用萆薢、荠菜 …… 084

小儿慢惊四药 ……………… 078　　三叉神经痛处方可加龙胆草 … 084

胆囊炎要用柴胡、茵陈蒿 … 079　　腮腺炎必用贯众、大青叶、板蓝根

狂证重用大黄 ……………… 079　　　………………………… 084

贫血要加健脾益气药 ……… 079　　盗汗不止加黄芪、麻黄根 … 085

肾炎蛋白尿有妙方 ………… 080　　治哮喘突出桂枝 …………… 085

五套丸治背寒冷如掌大 …… 080　　感冒项背强直用葛根、天花粉

"五炙"之品疗咳嗽 ………… 080　　　………………………… 085

偏瘫宜多方调治 …………… 080　　乳房胀痛重用柴胡、瓜蒌、橘叶

心动过速用加味生脉散 …… 081　　　………………………… 086

家传三药治感冒 …………… 081　　淋巴管炎重用蒲公英、野菊花 … 086

滑利承气汤的适应证 ……… 081　　急性炎症加少量大黄泻火开结 … 086

伤暑养阴要用麦冬、女贞子 … 082　　虫爬病用夜交藤 …………… 087

尿路感染习用药物 ………… 082　　解除怫郁加芳香药及大黄 … 087

护肝汤稳定肝功 …………… 082　　尿路感染加柴胡、大黄 …… 087

黄连、何首乌泻南补北 …… 082　　风湿身痛加桂、附、术、羌四药

山楂、炮姜止泻 …………… 083　　　………………………… 087

消除炎块六味要药 ………… 083　　降血糖用山药、黄精 ……… 088

大量黄芪能降血压 ………… 083　　阴霾停胸加吴茱萸 ………… 088

虚寒腹痛重用附子、白芍、吴茱萸 …………………………………………… 088

腹痛应投白芷、丁香……………… 089

虚证浮肿宜大量茯苓……………… 089

哮喘、咳嗽合用紫菀、冬花……… 090

慢性支气管炎重用鱼腥草………… 090

治美尼尔氏综合征重用龙骨、
牡蛎、茯苓……………………… 090

丹毒重用蒲、紫二药……………… 091

牛皮癣须大剂土茯苓……………… 091

肝气犯胃以三药攻打……………… 091

风寒、风热重点给药……………… 091

治流感要加抗病毒、抑菌药……… 092

清热药七类………………………… 092

高热痉挛用药……………………… 093

肝火、肝阳、肝风用药…………… 093

柴胡、常山专力治疟……………… 093

退黄疸用茵陈、田基黄、大青叶
…………………………………… 094

祛痰饮用半夏、橘红、茯苓……… 094

瓜蒌、薤白合用治乳房病………… 094

瓜蒌治乳痈………………………… 095

柴胡、青蒿退热降温……………… 095

何首乌降血脂……………………… 096

山楂治脑梗阻……………………… 096

腹泻吃莲子………………………… 096

杜仲、桑寄生治腰痛……………… 097

大量黄芪、白术治腹水…………… 097

蝉蜕治失音………………………… 098

麝香用于肿瘤……………………… 098

薏苡仁治腹泻、水肿……………… 099

蒲公英消痈………………………… 099

代赭石治耳鸣……………………… 099

耳聋可开龙胆草…………………… 100

木香治休息痢……………………… 100

休息痢重用仙鹤草………………… 101

鼻炎用白、辛、藿、苍、夷…… 101

豨莶草医手足麻木………………… 101

羚羊角治惊厥……………………… 102

阳痿用肉苁蓉……………………… 102

槟榔治里急后重…………………… 102

杜仲治腰痛………………………… 103

痹证宜加桂枝、白芍……………… 103

咳喘用大量五味子………………… 104

牡蛎镇惊…………………………… 104

阿胶治水肿………………………… 105

败酱草根治乳腺炎………………… 105

治丹毒要用大黄…………………… 105

高热重用大青、板蓝、青蒿…… 106

高热宜用四药……………………… 106

治咳不宜株守三神………………… 107

调理半身不遂处方要加微量大黄
…………………………………… 107

改善神经衰弱以百合为主………… 107

吐血便血应用伏龙肝、侧柏叶 … 108

哮喘、咳嗽需要大量佛耳草……… 108

咳嗽、哮喘用干姜、细辛、五味子
…………………………………… 108

胰腺炎巧投柴胡、白芍…………… 109

胰腺炎突出柴胡、白芍…………… 109

嗜睡证重用黄芪 ……………… 109

低血压忌用黄芪 ……………… 110

胃炎三药 ……………………… 110

敛汗四药 ……………………… 110

辛凉解表三味良药 …………… 111

经方用药经验

经方值得提倡 ………………… 112

经方临床之见 ………………… 112

经方也有缺点 ………………… 113

经方宜加味投用 ……………… 113

经方嬗变多方 ………………… 113

经方遣药论说 ………………… 114

经方遣药的变化 ……………… 114

信古者不泥古说 ……………… 114

古方药物应甄别选用 ………… 115

药品生炮根据需要 …………… 115

仲景处方剂量与今不同 ……… 115

《伤寒论》以药名方 ………… 116

重视药物分析 ………………… 116

药物相配量中寓巧 …………… 116

投用古方应据症定量 ………… 117

处方投量至关重要 …………… 117

古方运用掌握技巧 …………… 117

药量变化决定投向 …………… 118

桂枝汤投量随证而变 ………… 118

阳虚心悸重用桂枝 …………… 119

小青龙汤投药技巧 …………… 119

小青龙汤药物用量 …………… 119

三承气汤投量技巧 …………… 120

腹内满胀用小承气汤加槟榔突出
厚朴之量 …………………… 120

理中汤论症投量 ……………… 120

茯苓大量应用两个重点 ……… 121

茯苓有三项作用 ……………… 121

重用瓜蒌 ……………………… 121

太阴病便溏姜附宜同量 ……… 122

经方药论 ……………………… 122

一般外感的调理 ……………… 123

医风热、温病用经方 ………… 123

麻黄为十大将帅之一 ………… 123

麻黄单用发汗力小 …………… 124

麻黄用于寒热外邪 …………… 124

麻黄与根同株异用 …………… 124

麻黄的应用 …………………… 125

麻黄脱敏 ……………………… 125

桂枝的扩大应用 ……………… 125

柴胡应用侧重三个方面 ……… 126

石膏并非大寒之品 …………… 126

石膏清热力小 ………………… 126

烦躁为热宜用石膏 …………… 127

石膏治牙痛 …………………… 127

知母治咳嗽 …………………… 128

黄芩有五功 …………………… 128
黄连泻火非利肠药 …………………… 128
大黄破血通经 …………………… 129
大黄疗狂 …………………… 129
突出大黄治狂 …………………… 130
枳实栀子豉汤加大黄治焦虑症 … 130
大黄不可多用久服 …………………… 130
板蓝根降高热 …………………… 131
山栀子为首治失眠 …………………… 131
山栀子又称小大黄 …………………… 131
百合治精神异常 …………………… 132
附子的临床三用 …………………… 132
经方附子两大用途 …………………… 132
急救回阳要用附子 …………………… 133
附子温里祛寒 …………………… 133
突出附子止痛作用 …………………… 134
附子炮制已经灭毒 …………………… 134
干姜的多项用途 …………………… 134
四逆汤内干姜质疑 …………………… 135
半夏降气止呕领先 …………………… 135
厚朴消除腹内胀气 …………………… 135
厚朴行气应占重要地位 …………………… 136
桔梗的作用 …………………… 136
桔梗可用于肺痈 …………………… 137
杏仁量大治喘嗽 …………………… 137
椒目利水平喘 …………………… 137
椒目、葶苈子合用利水定喘 …… 138
葶苈子治哮喘须伴有痰多面肿 … 138
葶苈子的强心利尿 …………………… 139
人参益气亦能升阳 …………………… 139

振发阳气要加人参 …………………… 140
白术具备四能 …………………… 140
阳虚便秘可用白术 …………………… 140
药食两用的山药 …………………… 140
病久干咳无痰，麦门冬汤加大量
　　五味子 …………………… 141
山茱萸止汗 …………………… 141
白芍的四大用途 …………………… 141
白芍有多种靶向性 …………………… 142
白芍的五长 …………………… 142
外感无汗不宜白芍 …………………… 142
解表方不宜白芍 …………………… 143
白芍养阴柔肝止痛 …………………… 143
甘草温和小补 …………………… 143
甘草治心悸 …………………… 144
甘草非点缀药 …………………… 144
甘草的利与弊 …………………… 145
甘草益气养心亦治惊恐 …………………… 145
泻药加甘草为君可以缓下 …………………… 145
甘草也是掌门药 …………………… 146
猪苓止渴利尿 …………………… 146
泽泻不宜单用 …………………… 146
合欢花催眠 …………………… 147
胸痹用薤白加味 …………………… 147
土瓜根确能活血祛瘀 …………………… 148
《金匮要略》抗风湿重点药物 … 148
吴茱萸制酸镇痛是良药 …………………… 148
开辟麻黄、甘草的多项作用 …… 148
支气管哮喘以麻黄、附子打头阵
　　…………………… 149

石膏、附子合用 …………… 149

桂枝、白芍改善妇科疾患……… 150

柴胡、黄芩均可做主………… 150

柴胡、黄芩之用……………… 150

小柴胡汤四味主药…………… 151

"红白黑"三仙入药………… 151

邪在三阳早期不可投枳壳、厚朴

………………………… 151

纠正心律不齐桂枝炙甘草领先 … 152

呕、吐、哕首推大黄、半夏、

生姜、代赭石……………… 152

石膏、附子、大黄应打破表里

界限 ……………………… 152

吴氏治痒投麻连赤汤突出连翘

………………………… 153

干姜、细辛、五味子势单力薄

………………………… 153

泻痞干姜、黄连异用………… 153

附子、大黄治寒实阴结……… 154

酸枣仁与夜交藤的比较……… 154

《伤寒论》学习三事………… 154

用药琐谈

桂枝非单纯解表药…………… 156

久病入络用桂枝……………… 156

麻黄全草分别应用…………… 157

面目水肿应用麻黄…………… 157

切勿见麻黄谈虎色变………… 157

单用麻黄、杏仁……………… 158

麻黄、石膏治热喘…………… 158

麻黄、石膏质疑……………… 159

桂枝入药分多种……………… 159

桂枝木无温经活血功能……… 159

论桂枝与白芍………………… 160

桂枝、石膏同用……………… 160

石膏不宜单用………………… 161

石膏不宜单味入药…………… 161

为石膏正名…………………… 161

石膏不宜炮制………………… 162

石膏宜大忌小、宜生忌煅…… 162

石膏三用……………………… 162

石膏运用经验………………… 163

石膏重点用途………………… 163

石膏统治表里内外之热……… 163

张、孔二家应用石膏不同…… 164

石膏与出汗…………………… 164

烦躁与石膏…………………… 164

石膏不宜针对烦躁…………… 165

石膏、寒水石清热作用有待研究

………………………… 165

石膏、附子应用区别………… 166

石膏、附子的配用…………… 166

附子、石膏并用案例………… 167

石膏与山药、牡丹皮配伍⋯⋯⋯ 167

细辛运用放开剂量⋯⋯⋯⋯⋯ 167

细辛利饮止咳⋯⋯⋯⋯⋯⋯⋯ 168

细辛、吴茱萸组方⋯⋯⋯⋯⋯ 168

人参益气止渴⋯⋯⋯⋯⋯⋯⋯ 169

人参大补元气提高三力⋯⋯⋯ 169

人参救危⋯⋯⋯⋯⋯⋯⋯⋯⋯ 170

人参救急回苏⋯⋯⋯⋯⋯⋯⋯ 170

人参救急能延长生存时间⋯⋯ 171

人参有延寿作用⋯⋯⋯⋯⋯⋯ 171

人参单用收效不显⋯⋯⋯⋯⋯ 171

治虚脱用人参、龙骨⋯⋯⋯⋯ 172

补益气血用人参、当归⋯⋯⋯ 172

双参、附子治气阳两脱⋯⋯⋯ 172

补气壮阳有三味⋯⋯⋯⋯⋯⋯ 173

黄芪的妙用⋯⋯⋯⋯⋯⋯⋯⋯ 173

黄芪平中见奇⋯⋯⋯⋯⋯⋯⋯ 174

黄芪多项用途⋯⋯⋯⋯⋯⋯⋯ 174

黄芪大量降血压⋯⋯⋯⋯⋯⋯ 174

超量投予黄芪⋯⋯⋯⋯⋯⋯⋯ 175

黄芪升阳利水也治腹泻⋯⋯⋯ 175

黄芪、白术治水肿⋯⋯⋯⋯⋯ 176

黄芪、白术大量治腹水⋯⋯⋯ 176

黄芪、当归组方的作用⋯⋯⋯ 177

黄芪、当归投量⋯⋯⋯⋯⋯⋯ 177

黄芪、豨莶草能起三重奏⋯⋯ 177

白术祛湿利水⋯⋯⋯⋯⋯⋯⋯ 178

大量应用白术⋯⋯⋯⋯⋯⋯⋯ 178

重用白术治水肿⋯⋯⋯⋯⋯⋯ 179

白术治湿痹⋯⋯⋯⋯⋯⋯⋯⋯ 179

一味茯苓可治三证⋯⋯⋯⋯⋯ 180

茯苓两用⋯⋯⋯⋯⋯⋯⋯⋯⋯ 180

茯苓治眩⋯⋯⋯⋯⋯⋯⋯⋯⋯ 180

茯苓祛饮小量无功⋯⋯⋯⋯⋯ 181

竹茹量大方见其效⋯⋯⋯⋯⋯ 181

竹茹的应用范围⋯⋯⋯⋯⋯⋯ 181

半夏降逆、祛痰饮领先⋯⋯⋯ 182

半夏可开大量⋯⋯⋯⋯⋯⋯⋯ 182

半夏、代赭石降冲⋯⋯⋯⋯⋯ 183

砂仁可投大量⋯⋯⋯⋯⋯⋯⋯ 183

砂仁消胀止泻⋯⋯⋯⋯⋯⋯⋯ 184

苍术消胀止泻⋯⋯⋯⋯⋯⋯⋯ 184

苍术可扩大应用⋯⋯⋯⋯⋯⋯ 184

苍、白二术同行⋯⋯⋯⋯⋯⋯ 185

三开门⋯⋯⋯⋯⋯⋯⋯⋯⋯⋯ 185

黄芩止血⋯⋯⋯⋯⋯⋯⋯⋯⋯ 185

黄芩清热止血⋯⋯⋯⋯⋯⋯⋯ 186

黄芩、柴胡同用降温⋯⋯⋯⋯ 186

黄芩功用超过黄连⋯⋯⋯⋯⋯ 187

黄连泻火疗狂⋯⋯⋯⋯⋯⋯⋯ 187

巧用黄连⋯⋯⋯⋯⋯⋯⋯⋯⋯ 188

防风治泻⋯⋯⋯⋯⋯⋯⋯⋯⋯ 188

防风疗痛⋯⋯⋯⋯⋯⋯⋯⋯⋯ 188

防风与白芷同用⋯⋯⋯⋯⋯⋯ 189

独活量大方见疗效⋯⋯⋯⋯⋯ 189

大豆黄卷的应用⋯⋯⋯⋯⋯⋯ 190

紫苏安胎⋯⋯⋯⋯⋯⋯⋯⋯⋯ 190

枳壳开胸⋯⋯⋯⋯⋯⋯⋯⋯⋯ 190

川贝母疗咳制酸⋯⋯⋯⋯⋯⋯ 191

川贝母与浙贝母之分⋯⋯⋯⋯ 191

山茱萸壮腰敛汗…………… 192

白薇的应用………………… 192

白薇治虚烦失眠…………… 192

五味子的四项作用………… 193

五味子医咳、喘二证……… 193

大量五味子治咳嗽………… 194

天花粉缓解痉挛…………… 194

升麻治疮痈………………… 195

大量败酱草治炎症………… 195

清虚热养阴用知母………… 195

玉竹疗燥…………………… 196

玉竹治慢性咳嗽…………… 196

葛根的功效………………… 197

葛根的临床应用…………… 197

葛根、柴胡的广泛应用…… 197

葛根治心脑血管病………… 198

柴胡有四个功能…………… 198

柴胡的四用………………… 199

柴胡十用…………………… 199

柴胡解郁作君药…………… 199

柴胡疏肝解郁……………… 200

薛氏巧用柴胡……………… 200

柴胡泄邪主宣散…………… 201

柴胡退热能列前茅………… 201

柴胡清热质疑……………… 202

柴胡与配方………………… 202

柴胡的利弊………………… 202

柴胡与他药配伍广开用途… 203

柴胡宜与他药组合………… 203

柴胡加药配方……………… 204

肝气郁结重用柴胡、瓜蒌、橘叶

　………………………… 204

围绝经期综合征用柴胡…… 204

柴胡、蜀漆为治疟要药…… 205

柴胡、黄芩多向应用……… 205

柴胡、白芍合用特色……… 205

柴胡、升麻功能钩沉……… 206

柴、葛、桂、附要运用得当… 206

凌霄花退色素沉积………… 207

旋覆花降气祛痰…………… 207

酸枣仁有多项功能………… 207

酸枣仁可重用……………… 208

惊悸不安用酸枣仁………… 208

酸枣仁敛汗………………… 209

厚朴宜于止咳喘…………… 209

厚朴花、三七花均可应用… 209

露蜂房的用途……………… 210

露蜂房治脾大……………… 210

仙鹤草治慢性溃疡型结肠炎… 210

连翘的应用………………… 211

高热重用连翘……………… 211

谈附子应用………………… 212

论附子入药………………… 212

投附子的标准……………… 213

要打破恐附子症…………… 213

乌头、附子必须去毒……… 213

附子加工去掉毒性………… 214

附子生用力锐……………… 214

附子生用扶阳疗痹………… 215

附子补阳，温里第二……… 215

熟附子回阳 …………………… 215
久病腹痛可用熟附子 ………… 216
熟附子重用能成正果 ………… 216
胆怯用附子 …………………… 217
中暑汗多也可用附子 ………… 217
附子功能抵过 ………………… 217
附子祛寒止痛 ………………… 218
附子的三用 …………………… 218
应用附子经验二则 …………… 218
雄狮附子 ……………………… 219
附子一剂六服法 ……………… 219
附子、肉桂的应用区别 ……… 220
附子、肉桂可急救回苏 ……… 220
附子、黄连、龙骨起三镇作用 … 220
乌头治关节炎之效 …………… 221
乌头量小不久煎亦有效 ……… 221
周痹重用乌头、露蜂房 ……… 221
三毒的应用 …………………… 222
蒲公英、紫花地丁宜于活胃 … 222
紫菀通二便、止血 …………… 223
紫菀、款冬花的应用 ………… 223
大黄应用广泛 ………………… 223
大黄可少开广用 ……………… 224
巧用大黄 ……………………… 224
大黄特色作用 ………………… 225
重用大黄治狂病 ……………… 225
大黄治精神分裂 ……………… 225
上焦病不忌大黄 ……………… 226
治口臭二药 …………………… 226
红姑娘利痰止咳 ……………… 227

阿胶的应用 …………………… 227
阿胶宜扩大应用范围 ………… 227
四胶的应用 …………………… 228
地黄三用 ……………………… 228
生地黄凉血润燥 ……………… 229
生地黄凉血较佳 ……………… 229
百合病用大量生地黄 ………… 229
熟地黄的应用范围 …………… 230
熟地黄的应用技巧 …………… 230
谈红曲入药 …………………… 230
苏子、枇杷叶之功 …………… 231
冬虫夏草的作用 ……………… 231
桔梗功能有三 ………………… 232
山药具六大作用 ……………… 232
常食山药有益健康 …………… 232
山药为补气药 ………………… 232
白花蛇入药无奇迹 …………… 233
草乌有特殊作用 ……………… 233
莲类全身入药 ………………… 233
炭类止血效不持久 …………… 234
冬虫夏草并非神药 …………… 234
金钱草量大排石第一 ………… 234
白果的多项用途 ……………… 235
土茯苓六项作用 ……………… 235
土茯苓开量要大 ……………… 235
菖蒲遣用四途 ………………… 236
全蝎的临床功效 ……………… 236
山楂为水果之宝 ……………… 236
山楂广医多病 ………………… 236
山楂为降血压、减肥之品 …… 237

秫米亦属药物 ················ 237
罂粟壳四种作用 ·············· 237
罂粟壳疗久泻 ················ 238
罂粟壳的应用 ················ 238
木槿花治痢 ·················· 238
九香虫治胃痛 ················ 238
龙骨治精神异常 ·············· 239
降阴火宜龙骨、牡蛎 ·········· 239
镇海金针龙骨、紫石英 ········ 239
牡蛎软化硬结 ················ 240
牡蛎治淋巴结核 ·············· 240
鼠妇、蛴螬的应用 ············ 241
水蛭、虻虫破血医狂 ·········· 241
妇科四宝 ···················· 241
妇科守门二将 ················ 242
当归的应用 ·················· 242
保健用当归 ·················· 243
阴寒便秘用当归、肉苁蓉 ······ 243
香附、甘松配方遣用 ·········· 243
女科良药益母草 ·············· 244
高血压水肿可加益母草 ········ 244
红花的用途 ·················· 244
乳香、没药的应用 ············ 245
白芍三用 ···················· 245
白芍养阴可法 ················ 245
临床重用白芍 ················ 246
论解表忌白芍 ················ 246
白芍为止痛的先锋 ············ 247
白芍、附子止痛 ·············· 247
镇痛突出白芍 ················ 247

治哮喘不用白芍 ·············· 248
丹参属于奇药 ················ 248
丹参不宜单用 ················ 248
丹参催人入睡 ················ 249
丹参、牡丹皮配伍应用 ········ 249
莲子有妙用 ·················· 249
芦根养阴生津 ················ 250
芦根药用配方 ················ 250
白蒺藜入药功效 ·············· 250
陈皮的功用 ·················· 251
陈皮两大作用 ················ 251
桔梗的作用 ·················· 251
桔梗排脓亦有他用 ············ 252
竹叶入药所起作用 ············ 252
竹叶的应用 ·················· 252
冬葵子的作用 ················ 253
重楼的特殊作用 ·············· 253
生姜的作用 ·················· 253
生姜的药用 ·················· 254
生姜、大枣合用起五项功能 ····· 254
白芷治鼻炎有特殊作用 ········ 254
夜交藤功能催眠 ·············· 255
王不留行散可以试用 ·········· 255
三用王不留行 ················ 255
大量应用菊花 ················ 256
马蜂窝治乳痈 ················ 256
天门冬滋阴降火居优 ·········· 256
代赭石降气第一 ·············· 257
胶饴的作用 ·················· 257
白前的功用 ·················· 258

麦门冬的功效·············258
薤白的功用·············258
淡豆豉解毒、治懊憹·········259
西洋参的临床应用·········259
滑石解暑利尿·············260
滑石清热消炎·············260
山栀子泻三焦火邪·········260
杏仁平喘宁咳·············261
射干也是上榜药·········261
元明粉的运用·············262
蝉蜕甘寒宜于温热·········262
金银花治疮疡·············262
银花、连翘药中圣品·······263
桑叶投量要大·············263
桑叶、菊花妙用·········264
桑、石清热要加他药·······264
徐长卿功能·············265
健胃二仁适应证·········265
川芎临床应用·············265
蒲黄的应用·············266
牡丹皮治阴虚发热·········266
诃黎勒发音、止泻·········266
夏枯草消肿散结·········267
牛蒡子消肿利咽·········267
芦荟泻火疗狂·············267
玄参平热散火·············268
青蒿清热降温·············268
青蒿冬季同样可用·········269
西瓜清暑降温·············269
浮萍透汗退热·············269

大青叶、浮萍清热宣散·······270
郁李仁、大腹皮利尿通肠·····270
参三七活血止痛·········271
三七突出祛瘀止痛·········271
延胡索行气止痛·········272
鹿茸增力壮筋骨·········272
桑、桂、远补血安神·······273
胆南星止眩解痉·········273
四宝治惊痫·············273
暑药香薷的应用·········274
柴胡代替品茵陈蒿·········274
茵陈蒿祛痰饮·············275
桃仁活血通经·············275
桃仁消肿疗伤·············275
竹沥治痰·············276
牵牛子利水消积·········276
藿香的功用·············277
神曲的作用·············277
麻子仁利肠含补·········278
猪胆汁引阳治阴·········278
朴硝不宜盲用·············278
鳖甲缩脾软肝·············279
瓜蒂催吐掌握二法·········279
龙眼的应用·············280
茯神治精神病·············280
对瓜蒌委以重任·········281
远志止咳祛痰·············281
开降化调理胸内痰饮·······282
调理肝肾经验·············282
三药组方单刀直入·········282

四时通轴转 ………………… 282

陈氏领军给药 ……………… 283

《千金方》杂中取简 ……… 283

喝绿茶健身 ………………… 284

热药健身 …………………… 284

降糖四药 …………………… 284

慎用风药 …………………… 285

风药重点为荆、羌、苏、芷、

　　柴、独 ………………… 285

临床不开傀儡品 …………… 285

食疗药物 …………………… 286

专项用药经验

对症专项用药 ……………… 287

喘咳祛痰药 ………………… 288

祛风、寒、湿要用风药 …… 288

抗风湿药及效方 …………… 289

芳香化湿药 ………………… 289

平肝息风药 ………………… 289

气郁用药 …………………… 290

降高血压药 ………………… 290

利尿药物 …………………… 291

催眠药 ……………………… 291

收敛固涩药物 ……………… 291

男女专科用药 ……………… 292

血液系统专用药 …………… 292

泌尿系统感染选药 ………… 292

保胎药物 …………………… 293

外科炎症用药 ……………… 293

养生用药 …………………… 293

延缓衰老药物 ……………… 294

延寿用保龄丹 ……………… 294

药　　论

❖ 临床处方应用标准药材

现在中药品种较杂，应统一标准以利应用，如止咳平喘要开苦杏仁、苦葶苈子；败酱草开薪蒉，不用苦菜；凌霄花开爬山虎红喇叭；佛耳草不开茎叶，用软耳朵；沉香开香气浓烈的褐色盎沉；乌头开附子母根；冬葵子开卫足花子，不用苘麻；祛痰排脓开苦桔梗，不用甜味的。可逐步纠正，提高治疗效果。

❖ 投药宜考究

原生药材，因产地、环境、气候、季节、土壤不同，所采之根、苗、叶、花、果各异，能影响临床功效，如茵陈蒿、青皮、薄荷要嫩；桑叶、人参、枳壳要老；杏仁、葶苈子、桔梗要苦味；乌头、附子、天雄要黑色。当归要秦岭产，大黄要川锦纹，三七参要云田货。茯苓正品要元谋，浮小麦要淮河北，瓜蒌、银花、柴胡要取自山东。远志、小草，常山、蜀漆可以混用，连翘根和果壳功效类似。麻黄根茎主治不一，止汗、发汗相反，蒙古草原黄芪、甘草属一流之材。项汉生《济世记》指出业医者如缺乏这些常识，就难以悬壶疗疾，无成绩可言。

❖ 投药琐谈

山药为地下根茎，地上所结圆球，名零余子，习称山药豆。将其蒸熟食之，益气固肠，医脾虚便溏，适于慢性肠炎，肠蠕动频繁证。人参芦被误认涌吐药，实际补气不低于躯干，与人参同样运用。合欢花镇静安眠和皮相若。蝎子解痉止痛，须取全体，尾巴毒针脱失，功效便打折扣。钩藤之效在钩，如单钩、双钩，则潜阳息风，降血压，治角弓反张四肢抽搐，无钩则难起明显作用。天竺黄清火祛痰，只能研粉冲服，不可水煎，否则所含不耐高热之酶破坏，就丧失了疗病成分。老朽多年遵守这些经验，开展医事服务，受益匪浅，也是患者之福音。

❖ 药物的多向应用

中医常用植物药，分根、苗、叶、花、果、寄生物，采集时间不同，所含成分不一，如青皮用嫩、人参用老、半夏用陈、腊梅花用鲜，不然影响疗效。性能有多向性，非专于一病一症，如附子扶阳，且能止痛；人参益气，且能止渴；桑叶解表，且疗肺燥；大黄初用利肠，又服便秘；柴胡宣散，且医尿频；牡丹皮活血，且能止血；西瓜清暑消渴，且又利水；牡蛎收敛，且能软坚散结；远志安神，且能祛痰；代赭石降逆，且能止血；地龙通利经络，且能治喘；黄药子止血，且能化瘤；益母草祛瘀，且能利尿；胡桃温补，且能溶石；桑白皮逐水，且能止咳；杏仁定喘，且能滑肠；诃黎勒止泻，且治喑哑；常山截疟，且可催吐；苎麻根治血淋，且能安胎，类似情况不胜枚举。尚有更特殊的现象，如麻黄发汗，其根止汗；薏苡仁固肠止泻，而根则令孕妇堕胎流产；当归量小兴奋子宫，大量抑制子宫平滑肌，起相反作用。因此要注意这些方面，否则即失去临床意义，导致药不对症、引邪入室。1958 年老朽在山东中医进修学校执教时，诊一围绝经期哮喘妇女，双目睁胀，大口呼气，黏痰上涌，不能卧床，脉滑有力，额头出汗，身上却无，投予《伤寒论》麻杏石甘汤加白芥子、地龙、桑白皮，服后反而转剧，息高不停，急更他方。反思不解，检查废渣，发现无有麻黄，误给了麻黄根 10g，始真相大白，证实麻黄根收敛作用很强，和麻黄性能的确不同。

❖ 药宜新鲜少用陈者

中药应用，从采集到进入药房，至开出，时间最好在一年之内，否则疗效降低。二陈汤中半夏、橘叶均在其中，就连阿胶亦不可久存。由于许多药物含有挥发性成分，易遭虫蛀、发霉、化腐、崩解、变质，进而影响功效，延误治疗，所以必须不断更换。即使避开潮湿，放在干燥处，也会发生以上情况，转为废品。因此南方医家喜用鲜药，如菊花、生地黄、玫瑰花、石斛、瓜蒌、败酱草、荷叶、菖蒲、薄荷、小蓟、蒲公英、竹茹、芦根、麦冬、藿香、扁豆花。老朽早年于药店坐堂时，凡植物药品色泽乏新、虫类变空、形体已碎，均不投用。

❖ 投药用量技巧

家父常言，临床开药应掌握技巧，投麻黄汤要观病下药，强壮者量大，虚弱者量小，腠理不开、发汗困难的用生麻黄，易于解表者用炙麻黄，减桂枝之量。呼吸不利，无论咳嗽、哮喘与否，均加重杏仁，大便溏泻的则减去一半，防止滑肠。继承先哲经验，要善于吸收精华，不能看葫芦画瓢，《伤寒论》厥阴病篇麻黄升麻汤方义难释，须慎重应用；王孟英《霍乱论》中只师法王氏调理热性肠炎，真正的霍乱单纯用扁豆、木瓜、晚蚕沙、滑石不易解决，且虚寒性的干姜、附子、吴茱萸证并不少见，误给寒凉药物违反辨证准则，等于东施效颦令人骇走，挖草就是菜了。

❖ 投药相须

药友唐照卿，经营商品饮片多年，从事鉴别、炮制，小有成就。曾说时方温病家投药轻淡，重浊、含毒者比较少用，不仅桂、附、姜、萸，就连石膏亦不开大量。像张锡纯先辈那样长袖尽舞，绝无仅有。介绍其石柳左川老人随症遣药特色，另具只眼，防石膏沉坠影响调节高热，加柴胡10g升发宣散；防附子、乌头之生物碱未被破坏，尚有余毒，加甘草化解；防干姜太燥，加蜂蜜滋润；防大黄攻下力猛，加萹蓄保护胃肠；防麻黄发汗过度，改用带根全草；防枳壳、厚朴损气伤正，加入人参扶原固本；防红花、桃仁、三棱、莪术、益母草逐瘀冲击冲任二脉，加当归、熟地黄补血益阴。善于深思，考虑全面，很富远见，非吾等孤陋寡闻所及，扩展了知识领域。

❖ 利用药物克制

中药临床以草根、树皮为主，故名本草，所起医疗作用能发挥选择性、倾向性，同时还有另外不利的一面，习称破坏现象，要加相克药。如调理妇女围绝经期综合征、心阳过亢、失眠多梦，投酸枣仁、山栀子易发生便溏，配入黄连可以避免；倦怠乏力投人参、黄芪易发生兴奋难眠，配入夜交藤可以避免；

精神抑郁、情志不舒，投柴胡、细辛宣散易发生血压升高，配入黄芩可以避免；阵发性出汗需要收敛，投麻黄根、五味子易发生便秘，配入柏子仁可以避免；恐惧心慌、神志不宁，投龙骨、牡蛎易发生腹内胀满，配入肉苁蓉可以避免；感觉悲伤欲哭抱有怨气，投甘草、小麦、大枣易发生胸闷，配入甘松可以避免。

❖ 慎用反药

半夏与乌头、附子相反，相传已久，医者均避之不敢同用。吴七先生曾将《金匮要略》赤丸和乌头赤石脂丸组成一方，名乌附丸，调治胸痹、心痹剧烈疼痛，放射到肩背部，或"寒气厥逆"四肢冰冷，身痛如被抽打，据其弟子言，能见捷效。计炮乌头100g、炮附子100g、干姜50g、蜀椒100g、半夏30g、细辛50g、茯苓50g，减去赤石脂，碾末，水泛为丸，每次6~9g，日2~3服，连续应用，症状消失停止。老朽未曾验证，从未盲投，录出供学者参考，就所开药物研究，镇痛功效能占优势，是向阳门第的一流良方。

❖ 正确认识有毒药物

岐黄医家运用天然药物，被称"原始疗法"，同现代的化疗形成鲜明对照，对人体不产生损害。有毒者经过炮制除掉有害物质，仍保持有效性能，如乌头、甘遂、马钱子同样可用。老朽生年唯一弱点，抱着慎重态度，投予甚少，缺乏此方面经验。民国时期山东有一宋老名医，调理类风湿、尿酸性关节炎、肝硬化腹水，腰腿疼痛行走困难，常开以上3种药物，都有特殊作用，数十年来由于加工不够标准，发生过中毒现象，并逐渐弃诸药外，十足可惜。民间所制之甘遂外用麸皮包裹火中煨烧，马钱子土炒、油炸去毛，小量配入丸、散、膏、丹；乌头水煮2小时，再加入蜂蜜入煎，即已灭毒。临床给予患者，很少见到不利情况，因而值得讨论、重新审计。

❖ 药物炮制与否应持两点论

天津友人范冬生告诉老朽，有毒药物炮制目的为清除有毒物质或转化性能，避免发生副作用，一般经过洗涤切片、碾为粉末便可，滥予加工易丧失有效成分，影响功力。酒浸上行、盐渍入肾、土炒健脾，未必尽然。延胡索醋制提高疗绩，仍继承前人经验，其他无意义的加工应当废止。老朽虽表示首肯，考虑传统炮制亦有优点与可行性，如龙骨、牡蛎、石膏火煅，易于打碎，于疮疡收口生肌；乳香、没药去油，能研细粉，外用贴敷，预防呕恶，均有现实意义，要一分为二。笔者在药店坐堂，还曾建议丸、散、膏、丹直接吞咽者，原料须上笼蒸熟，生药不宜入口，防止不洁之物进到胃中，水煎汤剂已经净化消毒，不居此列。

❖ 草木入药要先水洗

紫荣门先生出身贫寒，三代打工度日，寡亲少友，自强不息，拜雪桥老人为师，终成当世良医。据其弟子言，临证开药皆以水洗数次，涤去灰尘、杂质。煎麻黄、柴胡、旋覆花、摒弃浮沫，避免发烦；附子、乌头、天雄煎半小时去毒，捞出，换新水和他药同煮，防止不良反应；天竺黄、青黛、滑石、麝香，研粉口服，不入汤剂，恐所含之酶破坏，有效成分不能完全溶出，浪费贵重药材。此举广开眼界，可资参考。老朽在药店坐堂时，曾怂恿经理仿照执行，由于多种因素阻碍，未能实现。就目前来说，水洗药物除掉农药、化肥等的污染，更有必要。

❖ 莫氏遣药炮制法

大生堂经理莫少昆殚心《伤寒论》《金匮要略》二书，熟烂胸中，处方遣药与众不同。调理肺热哮喘，投麻杏石甘汤，麻黄蜜炙，杏仁去皮尖碾霜，直接冲服，石膏用滑石粉拌炒，甘草不制，取地下井水煮之。第1次起沸5分钟，二煎半小时，兑入竹沥水30ml，分2次服。称师传（其师蒙旗，为皇室、王公服务）给药法。其法之主导思想为麻黄炙后发汗力减，无伤阴之弊；杏仁去油变霜防止大肠溏泻；石膏加工降低大寒之性，添滑石利尿宣通津液；甘草生者不补，避免恋邪；井水火煎溶解，令药下行，沉坠痰涎，逐气不再上升，喘息可止。老朽少时曾仿照之，能如所言，但病历统计，功力未见显著提高，唯一的应学之处，突出平妥、和缓二项优点。

❖ 投药九忌

医家临床，无论经方、时方、杂方哪一派别，皆要避开遣药九忌，一是诊断未明盲目处方；二是恐方小药力不足，随意凑药；三是头痛医头、脚痛医脚，杂开一方；四是主药缺乏，辄取代品代之；五是生药没有洗涤，内含泥土、农药、化肥，配入丸散膏丹；六是有毒之物未经炮制，直接应用；七是植物根、子无有切成饮片、打碎、碾粉；八是加工时浸泡数日或10余天，丧失疗效；九是储存过久气味挥发、遭受虫蛀、原质崩解，植物花、叶、枝超过1年，作用减退，非陈旧者好，半夏、陈皮也同样。张锡纯先辈喜用新鲜生药，很有远见，但含有剧毒之品，如草乌、甘遂、巴豆、马钱子若不经制过，则能致人死亡，必须了解这些琐事。

❖ 既往济南遣药处方

济南地区对见效快易于发挥作用的药物，称"杠赛"品，常指附子、草乌、半夏、大黄、干姜、麻黄、牵牛子、瓜蒌、巴豆霜、马钱子、白头翁、诃黎勒、石膏、五味子、参三七、乳香、没药、甘遂之类，人参、黄芪、当归、熟地黄、女贞子、西洋参、阿胶、龟甲、茯苓、鹿角霜、冬虫夏草则难入选。前者要求像铃医所投膏、丹、丸、散功力倚马可待，故又呼为拔顶药。老朽居此地数十年，还发现三种情况，一是辨证重、开方轻，病历写的内容较多，授药淡淡如水，剂量亦小，有回避风险姿态；二是一笔四药，如处方生煅龙牡、银胡柴连、赤白苓芍、芩连栀柏各6g；三是书甘草卖炙甘，书白芍给炒的，文字简化、干净利落，却增加了司药人员负担，甚至漏掉一二，近年来已步入正轨，恢复传统典范。

❖ 药品万象

裘吉生《珍本医书集成》所载《蠢子医》，其临床经验可以观览，但存在想象之事令人难从，如用鹰爪治病。手抄本《赵氏医苑》亦有类似情况，调理妇女闭经开鸡爪、麻雀之喙，均无意义，虽云利气活血，须配入他药内，单独应用则未见效果。《春晖堂再笔》记有投马宝治癫痫连续发作、戌腹石（狗宝）治噎膈（吞咽困难）反胃（呕吐）、猴枣治惊厥抽搐、牛黄治高热昏迷，利用胃、胆结石疗病，却起作用。蒙、藏医人善取动物入药，已开先河，然中华传统的刀圭术，更包罗万象。

❖ 缺铁性贫血煎药用铁炊具

人体缺铁能导致贫血，或与茹素、大量喝浓茶及咖啡有关，或为痔疮、钩虫病、营养不良、各种失血疾患所引起。人体缺铁时常感觉烦躁、头晕、眼花、乏力、耳鸣、失眠、心悸、呼吸短促、记忆下降，眼睑、口唇、指甲外观苍白；小儿多见哭闹、挑食、发育迟缓、理解力低下；妇女可见畏寒怕冷、月经延期、量少。除药物调治、补血，要多吃菠菜、木耳、瘦肉、鱼类、黑米、鸡蛋、红糖、大豆、动物肝脏等含微量元素丰富的食物。老朽常以四物汤为基础，组成缺铁贫血丸，计当归 50g、大枣（去皮核）500 枚，皂矾 30g，碾末，水泛为丸。每次 3~6g，日 3 服，连用 2 个月作 1 疗程，对改善临床症状，堪称良剂。

❖ 三药水煎方法

石膏入药，一为打碎水煎；二为打碎布包，防其沉凝影响沸水滚动他药溶解。附子、乌头入药，一种可先煮 2 小时破坏生物碱，兑入煎好的他药内；二是煮好加水再放入他药合煎。麻黄入药，一种可先煎 5 分钟，掠去上沫，兑入他药内；二是煮好加水再放入他药同煎。目前附子采用第二法，石膏、麻黄均用第一法。老朽继承家传经验，石膏不用布包，附子、麻黄直接与他药同煮，节约工序，免去繁琐，仍可保持疗效，一举两得。事实证明，石膏和他药一锅合煮，溶解度升高，水煎 1 小时，药力即能释出；麻黄不宜久煎，否则降低功效；附子经过高热 2 小时，毒性会除掉，无必要延长 4 个小时造成浪费。

❖ 药物不必先煎后入

老朽对外感投予发散药，避免挥发性成分因加热跑掉，或坚硬之物难煮，不取先煎后入法，嘱其头煎煮 10 分钟，倾入碗内等候，二煎 20 分钟，两次药汤合在一起，分 3 次服，保证物尽其用。目前龙骨、牡蛎已碾为细末，不必先煎 2 小时，30 分钟便可把有效物质煎出，时间过长无益。既往执行的所谓先煎 2 小时，缺乏科学研究，不宜提倡。临床还要注意统计学数据，如麻黄汤治风寒感冒，诊疗 10 名皆愈，无说服力，100 人好了 70 人，治愈人数占 70%，则有参考价值。

❖ 据情服药两法

清代医家临床遣药，常根据人、病、时间采取两种饮法，凡体虚、邪实、病久，用重药轻投法，四逆汤、承气汤每剂分 4 次服；身强、病轻、感染时间短，用轻药重投法，保元汤、桑菊饮，每剂分 2 次服。这种给药方式，灵活、科学，值得研究发扬。费伯雄先哲所持批评态度，是指轻病开重药，与此不同。河北张锡纯老人投石膏 60~120g，趁热分数次饮下，药力连续发挥作用，患者免受损害，胆大心细，堪称给药典范。刘民叔、陈伯坛、萧琢如、吴佩衡经方四家开大量乌头、附子，也遵循这一路线，疗效超群，十足可法。老朽秉家庭训教，从执行医业起，便应用之，深受其益，故写出供社会参考。

❖ 药量不足影响疗效

吴七先生谓师法经方，由于运用不当功力未著，反成绊马索，疾呼古方误人，实乃人误古方。曾举治结胸的小陷胸为例，投予半夏、黄连 10~15g 比较规范，然瓜蒌一味则须量大，最少不下 50g，《伤寒论》标出大者 1 枚，才可扭转乾坤，缺乏重点掌握，药效就付诸东流。对此老朽深有体会，1980 年诊一 40 岁工人，中秋节饮食过饱，胸膈硬满、胀痛，医院按胃痛处理，吃了 3 剂小陷胸汤，有半夏 10g、黄连 10g、瓜蒌 15g、枳壳 10g、神曲 10g，效果不显，老朽考虑遣药恰合分寸，在量上要予以揣摩，仍照原方，将瓜蒌升至 60g，嘱其每日 1 剂，水煎分 3 次服，2 天即感觉轻松，硬痛解除，大便排泄数次，约满痰盂，乃停止给药，逐渐恢复健康。

❖ 十虫入药

虫类入药，历史悠久，但其确切疗效专题研究者甚少，通过临床验证，老朽积有部分心得。一、蜣螂虫，习名屎壳郎、推车客，每次水煎 3~9g，或焙黄研粉 1~2g，通利肠道泻下大便，治痢疾，惊风抽搐，风湿、类风湿关节炎。二、蝉蜕，亦称蚱蝉，每次水煎 6~15g，宜焙黄研粉 1~2g，解表透发风疹、麻疹外出，治风热外感，惊风抽搐，利小便，过敏皮肤瘙痒。三、僵蚕，又名白天虫，每次水煎 6~15g，研粉 2~3g，镇惊止痉挛，解热透表，散结抗癌，治痄腮，淋巴结核，咽喉炎，与全蝎、蜈蚣、白附子同用疗面瘫。四、䗪虫，习名土元，活血化瘀，治乳汁减少，月经闭止，跌打损伤疼痛，肝脾肿大，慢性盆腔炎、子宫外孕。五、全蝎，俗称螫人虫，镇痉止抽，稳定高血压，治肿瘤，肺、骨、淋巴结核，泪囊炎，神经性头痛，多种关节炎，肠系膜淋巴结炎，每次水煎 6~15g，碾粉 2~4g，失眠须吃粉剂，不要煮服。六、水蛭，又名蚂蟥，治癥瘕、积聚，破血通经，利心脑梗死，肌肉疼痛，子宫肌腺症，输卵管积液，每次水煎 9~15g，研粉 1~3g，宜与大黄组方。七、露蜂房，土名马蜂窝，消肿，治瘰，疗疮疡，医咽炎、鼻炎、支气管炎、痛风、关节炎，抗癌，散结核，起阳痿，缩尿，每次水煎 7~15g，焙黄研粉 1~3g，消炎、止痛、镇咳为三大功效。八、蜈蚣，习称节节虫，舒筋活络，治风邪身痛，癫痫，高热痉挛，颜面神经麻痹，对各种抽风、口眼歪斜、手足麻木、久咳不已，有良好的作用，应和全蝎配伍发挥效能，每次 2~4 条，水煎半小时，焙黄研粉 1 条便可，虽有毒性，食之得法，不易伤害。九、地龙，正名蚯蚓，习称蛐蟮，通络行水，解毒定惊，治高热抽搐，半身不遂，四肢麻痹不仁，支气管哮喘，痰饮咳嗽，烦躁不眠，每次水煎 9~15g，研粉 1~3g；鲜者 100 条洗去泥土，加白糖溶化，外涂臁疮即小腿溃疡，促进收口结痂。十、蜒蚰，俗叫蛞蝓，土名鼻涕虫，生于潮湿地方，清热祛火，消炎平喘，治咽喉红肿，哮喘，肺逆咳嗽，痰液量多，呼吸水鸡声，每次 30 条，水煮饮之；外涂治中风口眼歪斜，捣烂敷上以胶布盖住，日换药 1 次，10 天能愈。

❖ 临床慎用"五大"

孟河派费伯雄，七世家传医家，临床应诊主张"醇正"，突出"平妥"二字，认为天下无神奇之法，有平淡之药，平淡之极乃为神奇，"欲求近效，反速死亡"，其学说自成体系，有的同道批评俗气较重，难以救疾扶伤。实际是慢功疗病，用保健清根，无所偏倚，平中见奇，不标新立异。宣散郁火，开柴胡、薄荷在 3g 之内；治肝病促进疏泄、条达，善于调营养血，常投当归、白芍、川芎、丹参、红枣，巧取寻本。老朽在先贤影响下，亦倾向"致中和"，凡大寒、大热、大补、大泻、大毒药物，都谨慎使用，而且遣量也小。反之则易出现诸如当归腹泻，白芍胸满，黄连心慌，桔梗呕吐，干姜昏目，葛根减食，黄芪失眠，苍术口干，莲子便秘，肉桂目赤，人参烦躁，甘草水肿。这些皆属一般者，其他则不言而喻了。特别是五大带来的副作用，更为严重。

❖ 花类入药确有作用

梁励君前辈，出身书香门第，知识渊博，与老朽的父亲素有交往，自称"寒儒"。临证喜投花类药物，人呼"花先生"，以香气浓郁者居多。先生以其调理胃溃疡，厌食、打嗝、夜间疼痛，认为好怒伤肝，气犯中州，伤及仓廪之官，力主疏气降逆、芬芳宣散、香开化浊，给予患者绿萼梅9g、白玫瑰9g、茉莉花6g、厚朴花9g、紫丁香3g、玉簪花9g、红芍药9g、合欢花6g、柴胡6g、楝实花6g，每日1剂，水煎分2次服，连用7天，病情缓解，收效良好。经验告诉，香花入药舒展气机，宜于滞塞不畅，若气血亏损须要补益，则不合适，故被认为"俏皮药"。求诸实际，也非尽皆如此，仍有所需对象，凡络脉瘀阻气血运行障碍，痞闷、胀满、疼痛、四肢麻木、身上拘紧，或淋巴发生硬结，都可投用。掌握的标准是，将其放在臣、佐地位，切勿以之挂帅，当君主看待，举为上宾。老朽奉业师垂教，一般不开花类，唯妇科肝郁气滞方取而用之，因功效薄弱，常配伍他药，不单独孤注一掷，归入辅助品。老朽的父亲指出这些"不痛不痒"类，不属于迎合官吏药，确有治疗作用。

❖ 果子药也可疗病

时方派叶桂体系，因投血肉有情之品，受到徐大椿、陆九芝诸人批评，然为数不多，真正体现其特色者，仍是普通无毒性的"果子、俏皮药"，如沙参、山药、扁豆、玉竹、枇杷叶、麦冬、石斛、白芍、生地黄、稆豆、石决明、芦根、白蔻捣牡蛎、蜂蜜拌蒸白术、冰糖水炒石膏。看似不负责任，敷衍病家，但也有一定作用，若抓住一二否定全局，则欠公平。老朽曾见过一位名家，欣赏这一疗法，给予上述药物调理肺内虚热，专门开枇杷叶30g、生地黄15g、沙参15g、白芍10g、阿胶10g、稆豆15g、芦根60g，水煎分3次服，治疗肺结核咳嗽、吐血。每日1剂，7天即会好转。因此对叶派医家，要细心研究其经验，最忌贵耳贱目，随众吰喝，方可探寻真谛。

❖ "果子药"应用释义

老朽幼时学友谢遥舫，数十年未见，始知其执行医业，且卓有成就。师法张景岳、叶天士二家，喜投温补，善开"果子药"。认为患病气血已虚，不宜再以辛热、苦寒摧残气机，只可小剂温化调养，促进健康恢复，若滥予攻邪得不偿失，还会戕夺人寿，肿瘤化疗就是例证。药后食欲不振，白细胞减少，反伤于药物，乃众所周知的经验教训，不应忽视。他治浅表性、萎缩性胃炎，留下一首验方，计山药 10g、炒扁豆 10g、半夏曲 10g、佛手 6g、鸡内金 6g、砂仁壳6g、白芷 6g、甘草 3g，每日 1 剂，水煎分 2 次服，连用 10~15 天。胃酸过少，加炒山楂 6g，胀满加厚朴 6g、大腹皮 6g，隐痛不止加荔枝核 10g、川楝子 10g。老朽临床观察，有一定效果，无副作用，以 2~3 个月为期，即能长时巩固。

❖ 四维的作用

先贤张景岳以人参、熟地黄为良相，大黄、附子为大将，号称四维。人参、熟地黄属保健补品，投予身体虚弱气血双亏之人，功效缓慢，久服亦能生害，非有益无损。大黄、附子泻热通便、温里助阳，力雄效快，立竿见影，盲目服之祸不旋踵。人参、熟地黄习呼仙草；大黄、附子斩关夺隘俗名鬼药。老朽应用积有一些心得体会，发现人参量大易收佳效；熟地黄如小脚走路步履行迟；大黄若从天而降，其功倚马可待；附子祛寒镇痛，可药到病减，建立奇绩。

❖ 药中八维

《草堂随笔》谓《景岳全书》以人参、熟地黄为良相，大黄、附子为大将，实际白术、当归亦为良相，石膏、元明粉亦是大将，可称八维。其余坎炁（脐带）、紫河车（胎盘）、冬虫夏草、甘遂、巴豆、马钱子等，或物少价昂，或含有剧毒，或施治范围不广则不宜列入。曾讲白术健脾补中益气，祛湿利尿，"动肾气"通肠；当归温中养血，调月经止痛，抑制子宫收缩；石膏清热，退阳明之邪感染高热；元明粉咸寒润下，壮水制火，均有独特疗效。张介宾先贤智人一失，将其遗漏殊觉可惜。老朽同意此说，推为医门卓见。

❖ 论动静两药

业师耕读山人上承太师杜公经验，强调处方静药、动药学说，认为补、涩、固多属静止性；通、活、泻则为流动型，习称动力药。指出人参、熟地黄、龙骨、诃子皆归静的范围，香附、红花、大黄列入动的队伍，二者不同，各有界线。动药除促进静品发挥作用，起催化助力，亦可展舒自疗功能，两手俱备，如白通汤内之葱白、四物汤内之川芎，就是典型例子。这种配伍形式，含有妙意，值得认真研究、推荐师法、提升钩沉。兰溪张山雷先生所说的丸、散、膏、汤中要增入吹嘘品，即是本类药物。老朽对此深有体会，投四君子加陈皮、两仪汤加砂仁，不只拔高方效，也矫正导致胃呆厌食的弊端。

❖ 遣药的神机妙算

业师耕读山人临床遣药，非常灵活、精巧，主张学以致用，批评迎合人情抬高身价。投附子避免生物碱中毒又恐炮制过度影响疗效，开生熟各半；细辛量小，日饮2剂；白芍性寒不利体虚，开生炒2种；干姜燥烈水漂1遍；半夏麻舌均用姜制；茯神、麦冬、灯心不取红染；单开朱砂冲服；熟地黄不用砂仁拌蒸，砂仁另开入药。老人虽属南派耆宿，且和时方医家有密切关系，但从来不投"俏皮药"或有名无实物稀之品，如冰糖水炒石膏；或如用金簪串香花煎汤，调治妇女肝气横逆、潜沉木旺。嗤之故弄玄虚，视为笑谈。

❖ 药物配伍有协同性

处方遣药，要注意药物之间的协同作用，配伍一起能提高临床疗效，如麻黄与桂枝、银花与连翘、石膏与知母、浮萍与薄荷、柴胡与黄芩、当归与白芍、大黄与元明粉、枳壳与厚朴、紫菀与款冬花、熟地黄与山茱萸、香附与乌药、延胡索与川楝子、乳香与没药、三棱与莪术、桃仁与红花、天麻与钩藤、全蝎与蜈蚣、水蛭与虻虫、龙骨与牡蛎、大青叶与板蓝根、血竭与三七参、银柴胡与胡黄连、青蒿与秦艽、半夏与橘红、代赭石与旋覆花、人参与黄芪、猪苓与泽泻、白术与茯苓、羌活与独活、淡竹叶与灯心、佛手与香橼、青皮与绿萼梅、小茴香与吴茱萸、生姜与大枣、砂仁与白豆蔻、高良姜与腊梅花、穿山甲与王不留行、赤芍与牡丹皮、木瓜与牛膝、藁本与蔓荆子、白芷与川芎、防风与荆芥、薏苡仁与芡实子、海蜇与荸荠、白萝卜与青果、大葱与豆豉、干姜与附子、杏仁与皂荚、细辛与五味子、射干与牛蒡子、锦灯笼与金莲花、蒲公英与紫花地丁、败酱草与重楼（七叶一枝花）、僵蚕与羚羊角、牛黄与郁金、丹参与薤白、远志与石菖蒲、瓜蒌与桔梗、蒲黄与五灵脂、山楂与神曲、麦芽与槟榔、大戟与商陆、甘遂与芫花、郁李仁与牵牛子、木香与大腹皮、阿胶与艾叶、石斛与麦冬、天花粉与芦根、萹蓄与瞿麦、山栀子与黄连、百合与合欢花、酸枣仁与夜交藤、陈皮与竹茹、韭子与蛇床子、葶苈子与椒目、细辛与白芥子、巴戟天与仙茅、仙灵脾与肉苁蓉、锁阳与菟丝子、续断与杜仲、穿山龙与寻骨风、千年健与五加皮、雷公藤与老鹳草、黄柏与苍术、藿香与佩兰、枸杞子与桂圆、山药与黄精、蜂蜜与胶饴、红糖与芝麻、麻黄根与五味子、诃黎勒与乌梅、朱砂与琥珀、桑叶与菊花、辛夷与苍耳子、白头翁与秦皮、鹿茸与海马、谷精草与石决明、赤石脂与禹余粮、蝉蜕与大豆黄卷、红藤与鱼腥草、蜀羊泉与白花蛇舌草、茵陈蒿与田基黄、鸡内金与金钱草、麝香与苏合香、玳瑁与龟甲、珍珠母与紫贝齿、沉香与紫降香、马鞭草与益母草、山药与扁豆、狗脊与胡桃仁、女贞子与旱莲草、竹沥与枇杷叶、天竺黄与贝母、白果与罂粟壳、桑白皮与露蜂房、炉甘石与孩儿茶，都是比较典型的。

❖ 同类药物的优选组合

药物之间的有机组合，是针对疾病的联合统一战斗，大都属于以寒制热、以补益虚、以攻破滞、以活祛瘀、以化清痰、以利行水、以散解表、以宁止咳、以镇定惊、以通疗痛、以热回阳、以润养阴、以湿濡燥、以泻祛实。如人参配黄芪、干姜配附子、当归配熟地黄、知母配石膏、桂枝配麻黄、水蛭配虻虫、大黄配元明粉、麦冬配石斛、枳壳配厚朴、龙骨配牡蛎、紫菀配款冬花、乳香配没药、猪苓配泽泻、半夏配代赭石、三棱配莪术、红花配桃仁、三七参配血竭、女贞子配旱莲草、大枣配胶饴、蜂蜜配山药、枸杞子配菊花、蒲黄配五灵脂、甘遂配芫花、柴胡配黄芩、延胡索配川楝子、香附配高良姜、蟋蟀配蝼蛄、全蝎配蜈蚣、黄柏配苍术、银花配连翘、羚羊角配钩藤、天麻配胆南星、茵陈蒿配山栀子、白术配茯苓、丹参配川芎、薤白配郁金、瓜蒌配砂仁、佩兰配藿香、石菖蒲配麝香、牛黄配猴枣、马宝配天竺黄、生姜汁配竹沥、荸荠配海蜇、青果配白萝卜、神曲配麦芽、玄参配生地黄、胡黄连配银柴胡、大青叶配青蒿、薄荷配板蓝根、仙茅配巴戟天、仙灵脾配肉苁蓉、续断配杜仲、白芷配羌活、藁本配蔓荆子、荆芥配防风、辛夷配苍耳子、葱白配生姜、桑叶配菊花、射干配牛蒡子、决明子配谷精草、牡丹皮配地骨皮、白薇配赤芍、秦皮配白头翁、浮萍配蝉蜕、蒲公英配紫花地丁、金果榄配锦灯笼、穿山甲配王不留行、萹蓄配瞿麦、木瓜配牛膝、海风藤配老鹳草、小茴香配吴茱萸、络石藤配千年健、胡椒配荜茇、朱砂配琥珀、合欢花配百合、龟甲配鳖甲、珍珠母配紫贝齿、佛手配香橼、绿萼梅配玫瑰花、地榆配茜草、侧柏叶配小蓟、泽兰配益母草、干漆配䗪虫、苏木配凌霄花、狗脊配菟丝子、桂圆配阿胶、玉竹配稽豆、山楂配鸡内金、海藻配昆布、金樱子配桑螵蛸、赤石脂配禹余粮、陈皮配槟榔、牵牛子配大腹皮、莱菔子配郁李仁、商陆配续随子、山茱萸配麻黄根、诃黎勒配五味子，其他尚有赤白芍、苍白术、赤白茯苓、生熟地黄、黑白二丑、生炙麻黄、生焦三仙、糖仁瓜蒌等，提高疗效。

单味药物用药经验

❖ 麻黄

麻黄配桂枝辛温解表，经方广泛应用，在《伤寒论》中位居第二，其开腠发汗首屈一指。根含伪麻黄碱，与之相反，专于收敛止汗。老朽临床主要取其两点，一是平喘，见肺气不利，呼吸困难，喉内痰鸣，不能仰卧，师承小青龙、射干麻黄、麻杏石甘汤，加杏仁、厚朴、半夏、地龙、白芥子、旋覆花、莱菔子、细辛、紫菀，每剂6~12g，很见功力。二为利尿，见头面下肢水肿，小便量少，单方一味15~30g，或加白术、茯苓、泽泻、猪苓、冬瓜皮组成复方，效果更佳。可调治肾炎、水液代谢障碍多类水肿，若恐升高血压，添入益母草15~30g，即会避免。

❖ 白芷

白芷辛温，为镇痛良药，常用于风寒感冒、外科疮疡。气味浓烈，有较强的开窍、化浊、避秽之力，室内焚烧净化空气，驱逐细菌、昆虫。民间预防传染病邪，同艾叶、贯众、苍术、金银花、重楼放入水缸中，起防疫作用。通过临床观察，老朽掌握三个重点，一是调理阳气下陷低血压、头与颜面三叉神经疼痛，能升高血压。其次鼻炎、久医不愈的神经性头痛，前者和苍耳子、藿香、辛夷、猪胆汁、鹅不食草、露蜂房配伍，后者同川芎、羚羊角、藁本、蔓荆子、全蝎、蜈蚣、丹参组方，效果显著。第三凡胃炎、十二指肠炎或溃疡，开15~20g，加入小茴香、乳香、没药、吴茱萸、瓦楞子、浙贝母汤剂中，发挥理气、止痛、保护溃疡面的作用。乳香、没药应醋炒去油，否则令人恶心、影响食欲，前贤提倡给予生者，并不适合一切患者，要据需求而定。

❖ 细辛

细辛茎叶入药，有小毒，疏风散寒、祛痰、利水、止咳，习惯投量每次不逾 3g，目前已打破此限。第一风寒外袭头痛、身痛，同防风、荆芥、羌活、麻黄、藁本、独活、生姜为伍，3 剂便会收功。次则鼻炎、副鼻窦炎，头痛、鼻塞、流涕、发痒，和藿香、苍耳子、白芷、辛夷、野菊花配合，取效较捷。其三感冒并发肺炎、支气管炎、支气管扩张，咳嗽、痰白而稀，与白前、泽漆、白芥子、半夏、紫菀、旋覆花、小量麻黄组方，连服 5 天即能大减。《伤寒论》治咳嗽列出三品，就是干姜、细辛、五味子，经方家称为三神。五味子收敛性强，对外邪新感不利，只要加入细辛宣散，可以抵消这一弊端。

❖ 柴胡

柴胡属少阳引经药，有宽叶、狭叶之分，狭叶产南方，一般不收采入笼。山东所用大柴胡，即阔叶者，就地取材，比较驯良，副作用很少，与常山合方，专治疟疾。老朽临床投予外感发热之证，透表泄热，选配金银花、连翘、薄荷、青蒿、蝉蜕、浮萍，宣散解毒；邪居表里之间往来寒热，与黄芩、茵陈为伍，上通下达、疏理内外，功力很佳。泌尿系统感染，尿急、尿频、热痛淋漓，和蒲公英、穿心莲、瞿麦、鸭跖草、苦参、败酱草、白花蛇舌草联合，立竿见影。疏肝解郁，亦是本品压轴戏，如逍遥散以之为君，治疗情志不舒、易惹、激动、胸闷、胁痛，起条达、开结作用，同青皮、白芍、甘松、川楝子、绿萼梅、香附、八月札组方，十分适宜。张司农《治暑全书》言柴胡劫肝阴，可能考虑其性"散、发"，若与白芍并遣，则会消除此弊。投量一般 6~15g，最多 30g，升阳举陷局限 3g 左右。高血压忌服，或加夏枯草抑制之。

❖ 葛根

葛根升发，花解酒精中毒，属阳明经药。老朽临床掌握要点，第一感受风邪，头痛项强，颈部活动不适，应当首选，同川芎、白芷、藁本、麻黄、天花粉、桂枝相配，为传统常规处方；其次高血压、脑血管循环障碍，发生梗阻、血栓，口眼歪斜、舌謇语涩、半身不遂，能扩张血管、降低血压、促进血流量、改善供血不足，同川芎、大量黄芪结合，加丹参、当归、地龙、桃仁、水蛭、藏红花活血化瘀，小量大黄为引，30 天为 1 疗程，有较好的效果；第三气虚下陷腹泻、慢性肠炎，15~30g，添入泽泻利水，分化二阴，功力彰显。若胃下垂、脱肛、子宫脱出，补中益气，升提清阳，须增柴胡、升麻 1~3g。

❖ 蝉蜕

蝉蜕，鸣蝉之皮，又名蝉衣，辛凉透表，宣散风热，退云翳，定痉挛，治声音嘶哑，过敏性皮肤瘙痒。老朽临床，第一治眼科玻璃体混浊，视如云雾，早期白内障遮睛，和决明子、谷精珠、羚羊角、密蒙花、青葙子、夜明砂配伍，外点熊胆汁，收效颇好，忌反复揉搓。其二风毒、异物刺激皮肤，或吃鱼虾、海鲜，四肢、躯干、头面红斑、皮疹隆起，剧烈发痒，每次 10~20g，有脱敏作用。加入苦参、地肤子、荆芥、夜交藤、浮萍、马齿苋、凌霄花、连翘、麻黄、萆草、徐长卿、白蒺藜、鬼箭羽，比较理想。单同徐长卿水煎服之，也可获愈。宜于湿疹、荨麻疹、多种皮炎。

❖ 牛蒡子

牛蒡子又名鼠粘子，疏散风热、利咽透疹、清凉解表。与蝉蜕、薄荷合用，称小辛凉汤。老朽应用，第一调理风热皮肤瘙痒，隆起颗粒、红斑，各种过敏性皮炎、湿疹、荨麻疹，同浮萍、土茯苓、蝉蜕、地肤子、荆芥、乌梢蛇、白鲜皮、十大功劳、全蝎合用，内服、外洗皆宜。其次调理热性病咽喉红肿灼痛或已化脓，如咽炎、喉炎、扁桃体炎、口腔溃疡，和山豆根、金莲花、桔梗、板蓝根、麦冬、锦灯笼、玄参；金果榄、胖大海、木蝴蝶组方，兼含化六神丸、锡类散，效果甚佳。经验告诉，急性咽、喉剧痛加上针刺少商、合谷透劳宫，轻手揉捏喉结 20~50 次，更能提高速力。

❖ 栀子

栀子又名山栀子、越桃，清热解毒、利尿凉血，能做化妆染料。花芬芳醒脾，熏窨茗茶。前人言泄曲曲之火，乃指三焦热邪。老朽实践，第一消热证心烦郁闷、懊恼，躁扰不安，夜卧难眠，如《伤寒论》栀子豉汤。准古酌今，以其为主，配伍黄连、半夏、枳壳、白豆蔻、石菖蒲、石膏，突出升降化浊，功力超群。次则疗急性黄疸，肝炎、胆囊炎湿热弥漫，小便短涩，巩膜似金色，身似黄染，和茵陈蒿、虎杖、黄芩、鸡骨草、田基黄、大青叶、六月雪、矮地茶、连翘、少量大黄组合；转氨酶升高加升麻、垂盆草、水飞蓟、蒲公英、龙胆草、柴胡、野菊花，获效颇佳。栀子对胃黏膜很少产生刺激作用，既往怀疑有催吐反应，毫无根据，要以临床为依归，纠正过来。

❖ 金果榄

金果榄清火消炎，为咽喉科要药，小儿服用调入蜂蜜或冰糖，改变苦味无法咽下。适应范围不广，疗效确切。对于急性咽炎、喉炎、扁桃体炎、复发性口腔溃疡，配合金莲花、锦灯笼、金荞麦，名四金饮，加山豆根称四金五虎汤，消肿止痛功力十分可观。已经化脓，增添白芷、败酱草、皂刺、蒲公英、桔梗、白蔹，清化污腐、托毒外出。善后改用金银花、黄芪、西洋参、生甘草、制乳香、炒没药、重楼，优选组方。其若与金莲花相伍，如没他药随伴，不宜任意单开。

❖ 野菊花

野菊花古名薏，临床重点降血压，常投予眼与外科。第一调治眼科多种炎症，以红肿、热痛、羞明、流泪、溢血为适应对象，习开15~30g，收效良好。依据需要，强化清热解毒，加蒲公英、栀子、黄芩、紫花地丁；凉血通络，加赤芍、牡丹皮、丹参、茺蔚子；退云翳加蝉蜕、木贼草、青葙子、密蒙花；散瘀止血加三七参；症状解除、恢复视力加蕤蕤仁、谷精珠、枸杞子、生地黄、决明子、石决明。同门兄徐仞千欣赏本品，推为医眼消炎冠军。其二疮疡疔疖初起，尚未化脓阶段，可大量应用，每剂30~60g，加生甘草10~20g，防止苦寒伤胃，增入白芷、金银花、连翘、败酱草、红藤、紫背天葵、少量大黄，能提高清火、散热、解毒之力，成绩尤佳。谚语说，壶中良药野菊花，放胆用之不可怕，无论红眼和疮肿，吃到肚子就哈哈。

❖ 土茯苓

土茯苓又名奇良、土饭团、光叶菝葜，清热、渗湿、利水，祛风湿、疗疮疡、消肿瘤、治梅毒，投量要大，少则鲜效。老朽应用，第一调理湿疹、荨麻疹、银屑病、神经性皮炎、多种皮肤瘙痒、过敏性疾患、局部变异性损害，与麻黄、何首乌、徐长卿、蛇床子、紫草、苦参、蝉蜕结合，收效良好；皮肤干燥落屑，加生地黄、补骨脂、秦艽、丝瓜藤。次则对红肿热痛、毛囊炎、蜂窝组织炎很有作用，同金荞麦、紫花地丁、野菊花、白花蛇舌草、少量大黄配方，每剂 30~60g，直至 90g，即显功力。近年来倾向抗癌，抑制恶变细胞转移，常加入蜀羊泉、石打穿、黄药子、喜树果、干蟾皮、苏铁叶行列中，同时喝绿茶，吃灵芝菌、黑木耳，来缓解症状，减轻痛苦，提高抵抗力、延长生存时间。另一经验还适于尿路感染肾盂肾炎，见腰痛、尿热、出血。

❖ 穿心莲

泌尿系感染，指尿道炎、膀胱炎、肾盂肾炎，属湿热范畴，女性尿道较短，发病率高于男子。以尿热、尿频、尿急、尿痛、尿血为主要症状，民间俗称"小肠火"。传统习惯开八正散，虽然有效，不够理想，且复发者多。老朽通过实践，发现穿心莲、鸭跖草、蒲公英、黄芩、大黄、败酱草、紫花地丁之清热解毒最好，特别是穿心莲首屈一指，功力彰著。若再加入瞿麦、萹蓄利水，无异锦上添花，5~10 剂便能解除。尽管此药味苦难吃，不易推广，兑入少量冰糖予以矫味，即可转化这一弊端。所用之量，蒲公英、紫花地丁 20~60g，败酱草 15~20g，黄芩 10~20g、大黄 3~6g，穿心莲 20~30g，过多令人恶心。本方经临床观察，删掉穿心莲，其效顿减一半，故有别名一见喜之号。鸭跖草不易觅购，可以缺失，如有每剂要达到 30~50g。

❖ 夏枯草

夏枯草花穗入药，清肝明目，泻火散结，对乳痛、淋巴结核、眼睛胀痛、头昏脑涨、高血压病，皆甚擅长。第一肝火旺盛，阴虚阳亢引起的头痛眩晕、眼凸目赤、夜睡易醒、血压升高、耳鸣多梦，呈现内风萌动之象，乃适应范围。同黄芩、钩藤、野菊花、白芍、龙胆草、天麻、决明子为伍，加龟甲、珍珠母、玳瑁、石决明介类，壮水制火、镇坠潜阳，非常有益。其次行气消积，软坚散结，医乳腺增生、慢性淋巴结炎，局部肿大，形成硬块，感觉胀痛。和橘叶、穿山甲、川芎、浙贝母、香附、连翘、柴胡、制乳香、炒没药、丹参、王不留行配合，取效最快，如属结核，再增入百部、猫爪草、牡蛎、鳖甲。经验告诉，每剂投量 15~30g，方见功力。

❖ 龙胆草

龙胆草清肝利胆、渗湿泄热，能降血压、肝功转氨酶，是一味良药。第一治眼睛红肿，口苦耳鸣，胸胁胀痛，小便黄赤，同黄芩、青黛、栀子、柴胡、野菊花、虎杖、茵陈、连翘、田基黄组方，疏利湿热、宣散火邪，亦用于急性肝炎、胆囊炎、黄疸症。次则治湿热下注，小便频数，尿道涩痛，阴囊肿大，和瞿麦、萹蓄、石韦、蒲公英、穿心莲、土茯苓、半边莲、甘草梢、少量大黄配伍，作用显著。第三治热性病体温不降，烦躁不宁，手足搐搦，与僵蚕、牛黄、天竺黄、蜈蚣、全蝎、郁金、麝香、芦荟，水泛小丸，每次 2~5g，日 3~4 服，并取青蒿 10~20g、大青叶 15~30g、寒水石 15~30g、板蓝根 15~30g、石菖蒲 10~15g 煮水送下，效果甚佳。久用伤阴化燥，症消便止，否则导致津液匮乏。

❖ 白头翁

白头翁市场约有二十品种，以毛茛科为正品。苦寒清热、祛湿解毒，是医痢疾的要药。经验证明，第一对传染性赤痢或暴发性下利脓血，每次 10~20g，连服 6 剂，便可获效。如和秦皮、黄连、炒金银花配伍，功力更好。第二对休息痢、阿米巴痢疾、慢性结肠炎、非特异溃疡型结肠炎，以之为主，增入鸦胆子（龙眼肉包吞）、马齿苋、穿心莲、仙鹤草。里急后重，有排不净的感觉，再加槟榔、木香，即会逐步解除。另外以白头翁 15~40g，还可施治妇女功能性子宫出血。

❖ 白蚤休

白蚤休，色紫者名紫参，又号拳参，《金匮要略》已有记载，与此不同。本品亦称草河车、金线重楼、七叶一枝花，能清火解毒、止抽定惊。第一疮疡、疔疖初起发热，局部红肿热痛，和蒲公英、连翘、野菊花、败酱草、紫花地丁、板蓝根、少量大黄为伍，促使内消，防止化脓，连服 7 天便效。其次高热生风角弓反张、四肢拘急、抽搐不已，同大青叶、青蒿、石膏、全蝎、地龙、蜈蚣、僵蚕、猴枣、钩藤、羚羊角配合，送下三大法宝紫雪散、至宝丹、安宫牛黄丸，可取得理想作用。第三江南地区民间治毒蛇咬伤常开本品，外敷、内饮都见成果，被称家传秘方。老朽经验，不宜多用，每次煎剂，以 30g 为度。

❖ 苦参

苦参清热燥湿、利尿杀虫，内、外科皆能应用。临床重点，第一清化湿热毒邪，医皮肤湿疹、荨麻疹、牛皮癣、过敏性皮炎，内服与蝉蜕、徐长卿、荆芥、地肤子、连翘、土茯苓、僵蚕、何首乌、浮萍为伍，加全蝎、蜈蚣、乌梢蛇虫类攻毒；外用以大枫子、狼毒、硼砂、川椒、蛇床子、百部、雄黄、水银、农吉利碾末，猪油调成糊状，涂于患处，对银屑病、神经性皮炎疗效最好。其次对于心脏期前收缩，早搏明显，脉象结代，投 20~50g，置于炙甘草汤（人参、生地黄、炙甘草、麦冬、桂枝、阿胶、麻子仁、生姜、大枣）中，连饮 10 剂便会改善，加甘松、仙鹤草、冬虫夏草，可提高治愈率。第三医肠炎、痢疾、结肠部溃疡，或便溏、水泻，夹有脓血，同黄连、白头翁、穿心莲、秦皮、诃黎勒共用，综合功力非常乐观。

❖ 玄参

玄参，又名元参，清热滋阴、泻火凉血，医温病发斑外现体表，专长解化，与大青叶、板蓝根、金银花相配较好。第一治热性病高热已退，面红舌赤、口渴便秘，同生地黄、麦冬、花粉、石斛、麻子仁、龟甲胶结合，称七友汤，易见功力。第二治阴虚火旺咽喉红肿灼痛，吞咽困难，投 15~30g，和金莲花、山豆根、锦灯笼、牛蒡子、金果榄、金荞麦组方，收效迅速。老朽经验，手足心烦热，犹如火烤，然体温不高，要壮水育阴抑制伏火，奉玄参为君，加生地黄、牡丹皮、黄芩、白芍、稽豆、胡黄连、银柴胡、地骨皮水煎服之，10 剂即减大半。

❖ 大黄

大黄扫庭犁穴，有将军之称，通大腑促进肠道蠕动，利大小便，降逆气，止口鼻出血。服务临床，第一治热证阳明高热，津液耗伤燥屎难下，清火祛邪，釜底抽薪，解除内结，加元明粉助水软坚，收效极好。第二医上部火邪，头面烘热，目赤颐肿，吐血鼻衄，与黄芩、龙胆草、蒲公英、玄参、紫花地丁组方，药下如攫。第三适于黄疸型肝炎，同茵陈蒿、栀子、田基黄、虎杖、黄柏、大青叶、板蓝根合作，清化湿热，利尿涤肠，纠正肝功异常。苦寒沉降，走而不守，老朽把其专长归纳为破积泻火、攻下活血、降气开郁、消瘀化结，推陈致新，独占鳌头。入药不宜久煎，五分钟即可，否则下行之力锐减。

❖ 芦荟

芦荟味极苦，不宜煎服，只入丸、散、膏、丹，先贤叶桂、薛雪开过水煮处方，受到批评，应以为戒。清热泻火，凉肝明目，通利肠道，乃其特色。老朽应用，第一调理白血病发热出血，与青黛配伍，吃粉末，获得一定疗效，列入抗血癌药。其二对心情烦躁，坐卧不宁，失眠多梦，大便数日一行，精神亢奋有分裂现象，和龙胆草、郁金、牛黄、酸枣仁、栀子、黄连水泛成丸，取百合、夜交藤、合欢花、龙骨、牡蛎、珍珠母、紫贝齿、甘草、小麦、大枣煎汤送下，均有效果。第三对肝胆火旺，头眩耳鸣，胁下胀满，肋间攻冲作痛，便秘而干，显示郁热，同柴胡、白芍、栀子、黄芩、青黛碾为细粉，装到胶囊中，随时用之，功力可观。通过多年观察，以鲜芦荟肉质叶子，外搽治疗颜面粉刺、痤疮，耐心坚持，易于消失。

❖ 豨莶草

豨莶草虽非常用品，却有特殊作用，降血压，治四肢麻木，强筋壮骨乃其专长。老朽临床，第一凡风邪入络，血液循环障碍，或颈椎、腰椎间盘突出，上下肢麻木不仁，即可用传统名药豨莶丸，每次 5~10g，日 3 服；疼痛加虎杖、寻骨风、穿山龙、鬼箭羽、制乳香、炒没药、三七参，收效良好。第二则高血压头痛、眩晕、脑涨，手足麻木，水煎汤剂投 20~30g，最多 70g，同夏枯草、天麻、钩藤、菊花、葛根，大量黄芪 30~80g 配方，功力十分明显。经验得知，本品也医多发性末梢神经炎，手指发麻似触电状，水煮浓缩，制成粉剂，装入胶囊，随时用之，30 天可愈。

❖ 木瓜

木瓜健胃化湿、舒筋活络，产热带，属果品类。老朽习用，第一治风湿，肌肉、关节疼痛，夹有湿邪，或四肢拘急、屈伸不利、展舒便痛，同独活、伸筋草、秦艽、五加皮、细辛、青风藤、威灵仙、牛膝、穿山龙、老鹳草、千年健、两头尖组方，效果较好。其次疏通经络，缓解肌肉紧张，对不宁腿综合征，或夜间下肢抽筋，腓肠肌痉挛，都有明显作用，和白芍 20~40g、晚蚕沙 10~15g、甘草 10~20g 配伍，7 剂便愈，减量继服，预防复发。

❖ 薏苡仁

薏苡仁，渗湿利水，健脾止泻，治扁平疣，抗癌肿，疗疮痈、排脓。老朽经验，第一医胸水、腹水、腰足浮肿，小便短少，同炒白术、茯苓皮、椒目、黄芪、猪苓、汉防己、桑白皮、车前子配合。大便不爽加郁李仁、炒莱菔子，胀满加厚朴、槟榔、枳壳、木香、大腹皮，易见功效。其次治水湿潴留、肠道蠕动亢进，前后阴分化不良，大便日行七八次，和苍术、紫参、扁豆、山药、芡实子、干姜、猪苓、泽泻组方。疗绩欠佳，加赤石脂、禹余粮、罂粟壳，即会解决。第三调理传染性扁平疣，要大剂投用，每次 30~50g，加贯众 10~15g、板蓝根 15~20g、大青叶 15~30g，水煎分 3 次服，其力显著。须注意一点，因本品利尿、抑制肠道蠕动较强，可致便秘或干结难下，促进子宫收缩引起流产，慎用为宜。

❖ 扁豆

扁豆又名眉豆，叶、花、茎均入药，健脾养胃、镇呕止泻，宜煎服破坏其毒扁豆素。老朽临床，取诸重点，第一，治纳呆，中气不足，大便稀溏或久泻不止，投 30~60g，根据需要加干姜、白术、茯苓、泽泻、猪苓为佐使。其二，若夏季伤暑与饮食不当，恶心呕吐，腹泻不已，用鲜扁豆叶 60~150g，收敛良好，加入半夏、砂仁、竹茹、陈皮、苏梗、黄连、藿香、苍术、猪苓、车前子锦上添花。经验证明，扁豆之花、叶、茎作用相似，温脾、养胃、和中、降逆、化湿，乃医疗专长。将花加糖酿成蜜饯，或扁豆花酱，泡水当点心吃，气味浓郁，属保健佳品。

❖ 赤小豆

赤小豆为谷类菽科植物种子，《五十二病方》谓煮熟食之可以解痛，说明在跌打损伤方面有活血化瘀作用，同《神农本草经》所言"排痈肿脓血"，主治机制基本众流归一。《朱氏集验方》说，宋仁宗赵祯幼时患痄腮，方外人赞宁以此碾成细末涂之。其功可消、散，从通乳汁、下胞衣、利小便观察，还富有降性，《伤寒论》麻黄连轺赤小豆汤、《金匮要略》赤小豆当归散的遣用，亦完全基于这一点，现仍有以其味酸，和瓜蒂配伍，附会《内经》酸苦涌泄，指为吐药。老朽经验，本品在瓜蒂散内无非猿猴戴冠，功力很小，引吐的不是赤小豆，在瓜蒂身上。有人讲虽不能因而越之，却增加药物体积起辅助作用，实际它与瓜蒂各一份的同量，太不足道了。如真这样，淡豆豉开到一合，又做何用。一言以蔽之，不是舟楫物，既难载药上浮，也不刺激胃黏膜振发呕吐，否则谁还敢吃豆沙包或赤小豆粥。李时珍明确提出乃止吐品，一锤定音。

❖ 石韦

石韦性凉微甘，柔韧如皮，为阴崖险罅处多年生草本植物，常用于下肢水肿、膀胱湿热、尿道涩痛。黄元御《长沙药解》从其配入鳖甲煎丸研究，认为属泄水消瘀药。山东崂山所产之新鲜小叶石韦，广泛用于肾炎、尿路感染。本品施治泌尿系统结石，文献报道不多，除《五十二病方》外，唐代甄氏兄弟《古今录验方》也有记述，同滑石组方，以米汁或蜂蜜调服，名石韦散。老朽临床，主要以之利水消肿，虽调理淋病，大都局限在尿道炎、膀胱炎、肾盂肾炎。自马王堆帛书问世，才注意到兼疗结石，能和胡桃、金钱草并列，接诊七例，均有效果。

❖ 附子

附子正品为黑附子，近代陈伯坛、刘民叔、萧琢如、吴佩恒十分欣赏，每剂开之30~60g，家父将其同人参、大黄颂号三大灵药。老朽经验，重点是通络止痛、回阳救逆、温里祛寒。第一调理阳虚、命门火衰、阴盛内寒，口中乏味，舌苔淡白，精神不振，身体疲劳，易汗便溏，脉沉而微，配伍人参、干姜、肉桂很显作用。次则治疗风、寒、湿所致痹证，无论肌肉、关节，凡表现剧烈疼痛，均可给予，加入独活、全蝎、白芷、徐长卿、雷公藤（先煎1小时）、乳香、两头尖、没药、露蜂房、蜈蚣、青风藤功效最好。本品辛甘大热，对久病手足逆冷，汗出恶寒，发生虚脱现象，应用极广，救危回苏甚有功力，非一般药物能比。唯所含乌头碱毒性较大，须经高温破坏方可入口，水煎2小时便会清除，放胆用之无有闪失。

❖ 肉桂

肉桂乃桂树之皮，产东南亚，以紫红色、肉厚、油脂多者为上品。性热助阳、活血逐瘀、温通经脉，同附子合用，称回阳散寒圣药。老朽实践突出核心，与茯苓、炙甘草、龙骨配伍疗心悸忘忑不安，严重者加牡蛎、紫石英。其二和干姜相配，调理胃肠虚寒，大便溏泻次数增多，干姜之量要超过本药 3~5 倍。第三将肉桂改换桂枝，与黄芪、白芍、五味子、山茱萸、人参、白术组方，提高人体免疫力、抵抗力、修复力，治疗表阳不固经常出汗，易于感冒。也可仿照玉屏风散，再加防风少许，增强御外功能。

❖ 吴茱萸

吴茱萸辛热散寒、理气温中、制酸止痛，属阳性药物。《伤寒论》调理阴寒上冲，头痛、干呕、吐涎沫，投吴茱萸汤。老朽取向，第一治胃病灼心、泛酸、口水上泛，同半夏、盆沉香、干姜、苏梗、瓦楞子、浙贝母、小茴香、乌贼骨为伍，适于胃炎、十二指肠球炎及溃疡证。次则治肝气横冲犯胃，胸闷恶心，胁下胀痛，吃左金丸，配合柴胡、香附、白芍、半夏、绿萼梅、木香、川楝子、八月札煮水送服，嗳气加丁香、代赭石、旋覆花。事实反映，本品辣味较浓，宜从小量开始，升至 20g，否则浊烈绽放，很难下咽，与黄连结合辛开苦降，即可避免。

❖ 山楂

山楂又名山里红，叶、果肉、核仁均入药，果肉含维生素 C 非常丰富，为水果之冠；叶、果能降血压、血脂、血糖、血液黏稠度；仁对疝气、附睾炎、前列腺增生、少腹疼痛，都有医疗作用。老朽实验，第一治胃呆厌食、食肉过多、消化不良、脘内胀痛，和神曲、鸡内金、槟榔、砂仁、麦芽、白豆蔻组方，促进运化，灼心泛酸者炒焦用。第二常吃大量山楂果肉、水煎鲜叶，专降三血（血压、血脂、血黏），十分有效；也可配合夏枯草、黄芩、月见草、罗布麻、泽泻、臭梧桐、何首乌、茺蔚子、银杏叶、草决明、槐米、野菊花使用。另外，妇女产后服之，通过回缩子宫，令出血停止，减少感染，同益母草相伴，最为适宜。

❖ 槟榔

槟榔为热带干果，健胃消食，利气通滞，且能驱虫。老朽验证，第一治消化不良，胸闷腹胀，食欲低下，大便不爽，嗳气频作，同代赭石、山楂、神曲、麦芽、鸡内金为伍，组成胃肠障碍基础处方，获效很好。次则驱除绦虫，每次80~150g，水煎空腹饮之，坐在温水盆上即可引出。第三医痢疾、结肠炎里急后重，有排不尽的感觉，以之为主，加入木香行气导滞，疗力最佳。槟榔不宜经常口嚼，南亚国家土著居民有此习惯，唇癌发病占世界前位。大腹皮乃其外壳，长于利水，切勿混二为一。

❖ 三七参

三七参，正品产云南田州，亦名参三七、金不换，铜皮铁骨者佳，属五加科，与菊叶三七不同。活血、祛瘀、镇痛，且降血压、消红肿，又有止血作用，为吐衄要药。花穗已列入降血压队伍中。老朽应用，第一调治出血证，每次5~8g，日2~3服。吐血配大黄、代赭石、小蓟、黄药子，鼻衄配生地黄、栀子、黄芩，咯血配白及、蒲黄、侧柏叶，尿血配白茅根、穿心莲、黄柏，便血配地榆、槐米、仙鹤草，子宫出血配茜草、阿胶、艾叶、棕榈、鸡冠花，皮下溢血配紫草、牡丹皮、连翘、旱莲草。其次治疗外伤、骨折局部或全身疼痛，每次6~10g，日2~3服，可加当归、桃仁、红花、丹参、血竭、乳香、没药、穿山甲、苏木、刘寄奴、元胡、鸡血藤、䗪虫、王不留行，根据需要，选优而用。因有强壮健身功能，故戴参字头衔，但不会和人参平分秋华，也应考虑"参"的含意，不代表"长"及补养，否则丹参、玄参、苦参就得改名了。

❖ 仙鹤草

仙鹤草又名龙牙草，凉血止血，所含成分可提升血小板加速凝血。老朽取向，第一制止多种出血疾患，如吐血、衄血、咯血、便血、皮下出血，同白及、蒲黄、地榆、三七参、小蓟、茜草、侧柏叶、紫草、槐米、代赭石、白茅根、花蕊石、艾叶、灶心土、牡丹皮、黄芩、生地黄、旱莲草、黄药子、栀子、大黄、连翘选择配合，易见功效。次则医心律不齐，期前收缩，脉象结代，表现早搏，和人参、甘松、麦冬、苦参、桂枝、甘草、冬虫夏草组方，坚持内服、疗力显著。第三对慢性结肠炎、溃疡型结肠炎也宜投予，要与秦皮、白头翁、青黛、穿心莲、大量马齿苋结合，随着病情转化，连用2~5个月，远期成绩令人乐观，每剂达到20~40g。

❖ 川芎

川芎活血为主，兼以行气，与葛根、黄芪、丹参号四大扩张血管药，适于气滞血瘀诸证。老朽经验，治精神刺激、胁下胀满，肝胆之气郁结，攻冲作痛，同香附、柴胡、郁金、川楝子、枳壳、青皮、木蝴蝶、腊梅花组合，加白芍护阴保本，提高止痛作用。第二医脑血管循环障碍头昏痴呆，记忆力骤降，可调畅气机，开通阻塞，加丹参大量，功力明显，称疏利汤。次则施治神经性头痛，时发时止，常见于中年妇女，与白芷、藁本、全蝎、蜈蚣、僵蚕配用，效果较佳。此药不可服之过多，文献记载"气散身亡"虽无根据，但其气雄味浊走窜力强，长期应用，能对身体造成损害，确属客观事实。

❖ 丹参

丹参虽以参名，既不养阴亦不助阳，无补益之功，乃典型活血药，以散瘀见长，所云"一味丹参散，功同四物汤"，非经验家言。目前把它列为治疗心脏冠状动脉粥样硬化的要品，改善供血不足，很有卓识。老朽临床，第一调理妇女内分泌失调，月经延后、量少，甚至闭而不来，配合三棱、莪术、牡丹皮、川芎、肉桂、益母草，能通利冲脉红袖添香。其次改善心、脑动脉循环障碍，用川芎、山楂、葛根、水蛭、黄芪、地龙、䗪虫、藏红花协同组方，连续应用，效果良好。另外治下肢血栓性脉管炎，每剂80g，加当归80g、乳香15g、没药15g，水煎分3次服，师法张锡纯前辈活络效灵丹，可使红肿、凉痛得到缓解。

❖ 郁金

郁金与姜黄、莪术非一个品种，切勿混淆。行气活血、开通郁积，称郁证之金。老朽临床导向，第一治胸闷憋气、心区刺痛、有梗阻感，脉象弦紧，每次15~20g，配丹参20~30g为君，加瓜蒌、枳壳、砂仁、三七参、薤白、苏合香、川芎、白檀香相辅，收效良好，适于冠心病缺血乏氧。其次治热性疾患恢复期，精神恍惚、意识不够清晰，同石菖蒲、远志、牛黄、麝香、天竺黄、苏合香配合处方，调理神明，向健康转化。本药另一作用，对忧郁、多疑、失眠、焦虑不安，和半夏、大黄、青黛、芦荟、龙胆草、竹沥为伍，水泛成丸，每次6~10g，日 2~3 服，可使症状逐渐消失。

❖ 益母草

益母草属妇产科常用品，又名坤草，市场大量销售者为益母膏，同学兄孙厚符戏称本品同女子健康休戚与共。临床应用，以活血散瘀、利水消肿为重点。一治月经延期，量少，与当归、川芎、桃仁、桂枝、红花、丹参、三棱、莪术、马鞭草配伍，调理内分泌紊乱、冲任二脉失调。第二治子宫内膜增生，血失故道，月经来潮淋漓不止，或产后恶露过期仍行，能促进子宫回缩，压迫血管窦，完成止血，加入山楂更好。第三可畅通水道，有利尿作用，持续时间较长，和猪苓、桑白皮、茯苓皮、泽泻、椒目、大腹皮、车前子组方，可疗水肿、肝硬化腹水、水液代谢不良、下肢血运回流障碍。

❖ 远志

远志幼苗名小草，与川芎之苗蘼芜相配，称双芽汤，养血、宁心、定悸。老朽取向，第一医头目不清，记忆力下降，说话颠三倒四无逻辑性，或懒于发言表现痴呆，答非所问，同九节菖蒲、益智仁组成小方，颇易见效，不同凡响。第二疗阵发性心慌、惊悸不安、夜睡易醒、脉象频数，加酸枣仁、百合、柏子仁、茯神、龙眼、牡蛎、龙骨、珍珠母、紫石英、炙甘草，功力彰显。第三祛痰，治肺结核、支气管扩张、支气管炎、肺气肿、间质性肺炎，只要痰多都宜应用，若和葶苈子、桔梗、半夏、茯苓、海浮石合作，祛痰药力十分合拍。近代张山雷先生对其推崇备至，老友沈仲圭所开单方远志祛痰，每次 15~20g，号特异品。

❖ 瓜蒌

瓜蒌又名圆吊瓜、栝楼，分糖（瓤多）仁（种子多）两种，前者润肺止咳力强，后者兼润肠通便。老朽所取要点，第一开胸宽膈，解除闷、满、胀、痛，师法《伤寒论》陷胸汤，配合清热、降逆、消痰、化积，加半夏、黄连、枳壳、神曲、陈皮、白豆蔻、枇杷叶、降真香、炒槟榔。第二治干咳无痰或咯吐困难，投 20~50g，加桑叶、天冬、炙枇杷叶、麦冬、知母，收效较好。第三治大病、久病、热性病恢复期，或习惯性便秘，津液不足，肠道干燥，大便数日1行，常开 30~100g，并增入生地黄、玄参、麦冬、海蜇、当归、肉苁蓉、何首乌、极小量元明粉，药到即解。

❖ 枇杷叶

枇杷叶以肃降肺气、和胃止呕、利膈宽胸为主导，乃肺、胃两用药。老朽经验，第一对新感或久伤发生肺炎、支气管炎、支气管哮喘，肺气不降、痰多、咳嗽，开 15~30g，加前胡、川贝母、半夏、橘红、款冬花、紫菀、百部、白芥子、茯苓、露蜂房，收效良好；喘息不宁、呼吸困难，加苏子、麻黄、地龙、莱菔子、石韦、葶苈子；咳嗽时间较长，频发不已，加罂粟壳、马兜铃、白屈菜。第二学习叶桂先贤调治胃气上逆、嗳气呕恶，给予 20~40g，加代赭石、旋覆花、黄连、白豆蔻、干姜、竹茹、半夏曲；大便不爽加瓜蒌、槟榔、郁李仁，7 剂可愈。

❖ 贝母

贝母有多种商品，主要用川贝、浙贝二母，前者宜于内伤，润肺化痰为主，后者产于浙江象山，亦称象贝母，常投予外感，擅长清热散结。两味均可镇咳止嗽，为呼吸系统重点药物。第一治外感咳嗽，鼻塞流涕，脉象浮数，开浙贝母，和麻黄、杏仁、前胡、藿香、苍耳子、露蜂房、旋覆花组方，宣化解表，同步进行。第二治内伤连绵咳嗽，如肺结核、慢性支气管炎、肺纤维化、肺气肿、间质性肺炎，属川贝母适应证，可同紫菀、款冬花、青果、炙百部、沙参、冬虫夏草合用；痰多加半夏、泽漆、远志、桔梗、橘红、茯苓、桑白皮，干咳无痰加麦冬、瓜蒌、玉竹、梨汁。凡气管痉挛、剧咳不停，均加全蝎、蜈蚣、僵蚕、白芍、五味子、炙甘草。

❖ 杏仁

杏仁分甜、苦二种，苦者入药。因含氰苷，须炮制去毒，剥掉皮尖。能润泽皮肤，光洁容颜，可做化妆品。一则润肺止咳，调理阴虚干咳无痰，慢性支气管炎、哮喘，同瓜蒌、玉竹、川贝母、麦冬、百合、青果、知母、桑叶配方，吃胶饴、蜂蜜、花粉、罗汉果、猕猴桃，很易见效。第二肺与大肠相表里，肺燥肠道水分枯涸，糟粕秘结，和当归、生地黄、肉苁蓉、麻子仁、玄参合用，吃黑芝麻、腰果、番薯、榛子、香蕉，每日早晨空腹喝牛奶250ml，即可排出。经验告诉，把它制成杏仁茶、清音露、酱豆豉、饮料、冰糕，可起保健作用。

❖ 酸枣仁

酸枣仁属野生灌木棘的种子，有明显镇静功能，炒后添加馨香气味，在醒脾方面独具特色。临床取向，第一水火未济、心肾不交，失眠多梦，对应施治开20~50g，投入黄连阿胶汤（黄连、白芍、阿胶、黄芩、鸡子黄）内，或与百合、合欢皮、罂粟壳、夜交藤另行组方，同样有效。其次心悸不宁，夜卧加剧，有恐惧感，和柏子仁、茯神、龙齿、紫石英、桂圆、炙甘草、远志、人参、珍珠母、当归配伍，易见成果。师门传授，老杇遣用本品，不分生炒，遇有胃呆时，始用爆香者，晚上再吃灵芝粉3~6g，能提升治愈率。

❖ 牛黄

牛黄乃牛的胆结石，同马宝、狗珍、猴枣一样，都是病理产物，微苦，有清香味，染指挂甲，穿线留色，层层包裹，才属真品。功能清热解毒、豁痰开窍、息风镇惊，调入丸散，不作煎剂。现在取胆汁人工合成者，疗效未有肯定。老杇临床，第一治疗高热汗出不退，神志昏蒙，或脑膜炎、乙型脑炎，肢体痉挛，和麝香、熊胆、猴枣、马宝、羚羊角、僵蚕、全蝎制成小丸，名加味六珍丹，酌量内服；另开黄芩、大青叶、板蓝根、重楼、金银花煮水送下，发挥救危回生之力。第二治疗咽喉红肿、溃疡灼痛、水谷难入，与蟾酥、麝香、壁钱、青黛、珍珠、冰片、人指甲碾粉，吹口中患处，效果极佳。

❖ 麝香

麝香为麝鹿（又名香獐子）脐部皮囊中分泌的干燥物，含有多种激素，只入丸散，不应煎服。呈颗粒状者，称"当门子"，最好。强心开窍、活血散结、醒脑回苏、催生下胎，可内服、外用，孕妇忌之。名贵成药常含有它，如至宝丹、西黄丸、蟾酥锭，佛教人呼为莫诃婆伽。老杇投用，一是治疗高热邪陷心包，神昏谵妄，二目上吊，手足抽搐，同牛黄、猴枣、黄连、郁金、珍珠、胆南星、天竺黄、玳瑁、羚羊角、安息香、全蝎、蜈蚣、九节菖蒲组方，水泛小丸，依据需要辨证运用，对发热惊厥、脑膜炎、乙型脑炎，均见功力。其二治疗脑血管意外，发生梗死、中风偏瘫、口眼歪斜，舌强不语，和水蛭、地龙、丹参、藏红花、川芎、三七参碾粉，装入胶囊，以葛根、川芎、桃仁、当归、天麻、大量黄芪煮水送下；痰涎上涌加竹茹、半夏、橘红，疗效较佳。此药来自雄性动物，含睾丸素多，妇女不宜长期内服，防止出现男性化。曾见数位乳腺癌患者，因吃西黄丸过多，声音变粗，喉结增大，身上汗毛密集生长，附言提请注意以免导致类似事故。

❖ 露蜂房

露蜂房为马蜂窝，文献记载有小毒，实际副作用很小，主治疾患不离"炎"字。投予对象除咽炎、鼻炎、支气管炎，又可用于痛风、关节炎。老朽临床，第一凡顽固性咳嗽屡治不愈，都宜与之，常配合百部、白芥子、罂粟壳，名四神汤；干咳加麦冬，气逆上冲加半夏、枇杷叶，痰多加茯苓、沙参、橘红、远志，气管分泌物黄黏不消，加黄芩、大量鱼腥草，便会解除。第二感受风寒鼻塞、喷嚏、流涕，用单方一味 10~20g，或加藿香、苍耳子、辛夷、白芷、鹅不食草，功力显著。第三对风湿、类风湿、尿酸性关节炎，能缓解疼痛而利屈伸，有抗变形的作用，同雷公藤（先煎 1 小时）、全蝎、寻骨风、蜈蚣、穿山龙、老鹳草组方，效果最好。须要注意一点，需选大者，窝内含有幼蜂，为正品标准。

❖ 菖蒲

菖蒲入药，有石菖蒲、九节菖蒲两种，前者气味浓郁，后者属毛茛科，有较小毒性，清代先贤王孟英欣赏应用九节菖蒲，在功能方面，出入不大。老朽临床，首是开胃醒脾、宽胸化浊，与苍术、厚朴、白蔻仁、黄连、佩兰、香薷、藿香同用，对湿热蕴结，上焦膈内满闷、气短口臭，富有疗效。第二和麝香、远志、苏合香组方，治头昏脑涨、精神不振、记忆力下降，功力很佳。第三对外科手术麻醉后促使回苏，起开窍作用。第四对于胃病消化功能低下，气逆上泛、嘈杂不舒，发生呕恶感，配合竹茹、半夏、砂仁、干姜、陈皮，治绩易见。第五也可给予心肌梗死、脑血栓形成引起的供血不足证，和丹参、川芎、水蛭配伍，称血管净化汤。

❖ 人参

人参又名棒槌，棒槌鸟王敢哥喜吃其苗叶，乃多年生草本植物，寒冷地区生者最好，东北吉林和朝鲜林海雪原为其主要产地。含补气成分，有多种兴奋作用，能延缓人体细胞与脑组织死亡时间。传统习惯把芦去掉，恐引发呕吐，实际其芦中含有丰富皂苷，比躯干多，全枝同用或配合他药煎服，很少有副作用。但应注意切勿大量、久服，一是能导致失眠、多梦；二为男子夜间出现阳强、早泄，患有前列腺炎者令会阴不舒、阴囊潮湿、小便淋漓、尿出分岔、加剧痛感。人参补气，占主导地位，明人张景岳先哲谓兼可益血，归双向药物。老朽经验，应以温化开端、大补元气、助力命门虚衰为第一疗能，他则处于附属，切勿落入迷津。

❖ 甘草

甘草性味甘温，补中益气，调和诸药，解毒，缓急，有"国老"之称。仲景先师十分欣赏，运用其矫味，冲淡他药大寒、过热、苦涩、辛辣气味，纠偏去弊，防止刺激口腔、食管、胃黏膜，改善服后不舒。老朽取向，第一医心脏期外收缩，脉结代，动悸不安，房、室性间歇，有特殊作用，同人参、麦冬、桂枝、生地黄、甘松、仙鹤草相配，加苦参20~60g，便见速效。第二可清火解毒，抗炎消肿，医疮疡，疗疖，和金银花、连翘、蒲公英、野菊花、紫花地丁、紫背天葵一起，大量20~30g，防止化脓，10剂左右内消。第三心脏早搏必用生、炙甘草。然而因含激素样物质，易发肥胖、胸闷、身体臃肿，不易久服，瘦弱患者例外。第四可解除痉挛，对支气管炎、支气管炎哮喘功力明显，止咳与川贝母、百部、紫菀、款冬花、前胡、露蜂房、五味子合作，平喘加入白芥子、地龙、蜈蚣、海浮石、麻黄、苏子、佛耳草队伍中，十分可观。若携白芍各20~30g，缓解小腿转筋腓肠肌痉挛则推首选。

❖ 西洋参

西洋参主产美国，又名花旗参，性平和，补气之功较小，以益肺增液、养胃生津见长。老朽应用，第一治热证、久病伤肺，汗出过多，阴液亏耗，干咳无痰，喜欢饮水，脉象细数，与太子参、麦冬、山茱萸、青果、五味子、桑叶、川贝母、花粉、枇杷叶配方，喝蜂蜜、梨汁、橘子水，吃地栗、芦笋、罗汉果，功效明显。次则治脾胃虚弱，口干唾少，食欲不振，体瘦乏力，同山药、石斛、山楂、鸡内金，水泛为丸，每次 6~10g，日 2~3 服；亦可和花粉、鲜谷芽、玉竹、神曲、党参组成汤剂，水煎饮之，均起良效。经验告诉，协助人参并用，最利于临床。

❖ 黄芪

黄芪气味温和，产于蒙古者佳，乃补气良品。《医林改错》谓医脑血管意外所致的偏瘫，非他莫属，每剂投量 100 余克，并加活血通络药。老朽确认，第一无论脑梗死或脑出血，只要遗有半身不遂，皆以此为君。由于能降低血压、扩张血管、促进血流量，坚持应用，能取得较好的效果。师法前人，配入当归、川芎、桃仁、丹参、蟅虫、水蛭、藏红花，养血化瘀通阻，60 天为 1 疗程，在发病最初半个月内，很见特色。二能补气升阳，同人参并列，和白术、茯苓、炙甘草，名四君子汤，适于胸阳下陷、中气不足，对胃下垂、子宫脱出、肛门坠下，再加少许升麻、柴胡更好。另外尚可利尿，治下肢沉重、脚面浮肿，量大、久服，也会得愈，习称不倒翁药。

❖ 黄精

黄精为年景欠收度荒食物，山内老僧、道士称避谷药，能降血压、血脂、血糖，入口甘美，属保健良品。清初山西傅青主取之当饭，终享高龄。老朽应用，将其蒸熟，每日吃 30~60g，降血糖十分明显，与山药、黄芪、玄参、桑叶、枸杞子、苍术、玉竹配伍，收效更佳。老朽治糖尿病重视民间验方，开 30g，加山药 60g，水煮食之，3 个月划 1 疗程。同何首乌、泽泻降血脂，连服 40 天，胆固醇、甘油三酯即可落下。其次医精神不振，身体乏力，纳呆，米酒拌蒸，当点心用，补脾益气、养胃温中，能延年益寿。

❖ 山药

山药正品薯蓣，补脾、养肺、益肾，食药两用。老朽所遣，第一医身体虚弱，中气不足，行动无力，面色㿠白，食欲低下，剥皮蒸熟或蜜炙，每日吃 50~100g，亦可同人参、黄芪、炒白术、当归、甘草组合，能提高人体免疫、抵抗、修复三力，保护健康。第二调理经常感冒，不断咳嗽，痰白而稀，与西洋参、茯苓、川贝母、紫河车、大枣、冬虫夏草配伍，可改善这一亏损状态。第三治疗慢性肠炎，腹泻日久，丧失营养，大气下陷，体重减轻，和扁豆、白术、人参、黄芪、芡实子、茯苓、罂粟壳处方，分化阴阳、升阳举陷，效果甚佳。

❖ 当归

当归为健身补益之品，四物汤中名药。四味乃转轴处方，芎、归、地、芍轮流坐庄，滋阴养肾熟地黄为君，活血散瘀川芎为君，益阴平肝白芍为君，温经补血当归为君。老朽给予本药，第一润肠通便，凡久病气血不足、阴液亏损、身形瘦弱，大便干结数日一行，或肠蠕动无力、排出困难，投30~60g，就可起效，宜配合增液汤（生地黄、麦冬、玄参）加人参锦上添花，强化动力之源。二则调理妇科月经周期延后、量少，来潮腹痛，疗途广泛，功力良好，被称十医九归。常和川芎、丹参、桂枝、莪术、赤芍、益母草配伍使用，号下血汤。药市区分，谓头活血、身养血、尾破血，脱离实际，切勿拘泥，画地为牢。

❖ 白芍

白芍《伤寒论》称芍药，张锡纯先生谓利小便，验之果然。老朽取其养阴柔肝、解郁镇痛。一和熟地黄为伍，乃半个四物汤，能滋肾养肝、壮水制火，抑龙雷妄动，降升腾之阳，对精神亢奋、烦躁易怒、失眠多梦、便干尿黄，皆宜遣用。加牡丹皮、栀子、龙胆草凉血清热，功力显著。其次所含安息香酸，有较强止痛作用，适于两胁、胁下、腹内疼痛，配伍柴胡、川芎、香附、川楝子疏滞行气、通利郁结，效果最好。此外，同浮小麦、麻黄根、龙骨、牡蛎、五味子、山茱萸、碧桃干，发挥收敛性，投予体虚汗多、夜间盗汗者，很起作用。

❖ 熟地黄

熟地黄乃生地黄加黄酒蒸晒而成，属甘温药。明贤张景岳认为养阴亦能温阳，为补益健身的神品。气味精纯、大补血衰、滋培阴水，所写《新方八阵》186首处方，含有本味者占50%；《本草正》论熟地黄之文最多，共973字，获得了张熟地的绰号。老朽临床利用其平、妥、善，投量常开到50~60g，未发现令人不安之副作用，亦未见过毫芒即乖的情况。经验表明，第一医阴虚火旺，五心烦热，颜面烘烘然，体温不高，同玄参、麦冬、地骨皮、知母、女贞子、白芍、山茱萸合用；若有低热，改为生地黄，加黄芩、胡黄连、银柴胡，给予原因不明或消耗性疾患，每日1剂，坚持勿停。二治糖尿病食欲过强，日进数餐犹觉量少，与玉竹、黄精、枸杞子、山药配伍，即可制止。第三调理脑萎缩、老年性痴呆，头昏沉，记忆大减，指鹿为马，不知饥饱，说话失去逻辑，能改善脑组织缺乏营养的老化状态，加当归、山茱萸偕行，添丹参、川芎、桂枝、水蛭、三七参、藏红花活血祛瘀，长期口服，效果可观。

❖ 阿胶

阿胶成分以驴皮为主，加少量药物、豆油、冰糖熬之，压作板块，又名驴皮胶，山东东阿乃其原始产地。滋阴润燥，补血止血，属保健品。市场广泛应用，已制有阿胶枣、阿胶浆、阿胶酒。老朽取向，一治虚火内扰，精神过度兴奋，睡眠困难、惊恐易醒，仿照古方交泰丸、酸枣仁汤、黄连阿胶汤，与黄芩、酸枣仁、黄连、白芍、百合、合欢皮、夜交藤、罂粟壳结合，获效较速。次则调理血证，凡吐血、咯血、衄血、尿血、便血，或妇女月经量多、淋漓不止，功能失调性子宫出血，均可投予，除配入常规药，要和针对性较强的小蓟、白及、侧柏叶、地榆、仙鹤草、代赭石、蒲黄、茜草、三七参、黄芩、鸡冠花、黄药子合用，成绩最佳。逆气上冲的口鼻溢血，加小量大黄为引，可使降下，出血立停。

❖ 紫河车

紫河车又名人胞、胎盘，与坎炁（脐带）功能相似，补虚益气、温中养血，乃血肉有情之品，因含多种激素和不耐高温物质，不宜水煎，均以低温烘干碾成粉末入药。老朽所遣，第一对纳呆营养不良，气血皆亏全身无力，精神疲惫，形体羸弱，有特殊作用。若抵抗力、免疫力、修复力低下，同人参、黄芪、当归、菟丝子、熟地黄、刺五加、白术、红景天、冬虫夏草配方，疗力显著。第二对神经衰弱，头昏、心悸、气短、记忆力下降，民间经验，用紫河车1个，焙干，研细面，每次10g，日2~3服，2个月为1治程，可获得较大的改善。

❖ 枸杞子

枸杞子养肝明目、补阴益血，属延年增寿药，有降血糖作用，产宁夏者佳。事实说明，第一治疗慢性肝炎，右上腹部不舒，身体乏力，口干舌红，消瘦，脾大，澳抗大三阳有转肝硬化趋势，每日吃 20~30g，配合煎服西洋参 3~6g，能保肝维持健康；白蛋白低下加炒白术、人参、黄芪、三七参、郁金，可使之上升。第二治疗营养状况不良，双目干涩，泪液减少，视力下降，易于疲劳，宜和羊肝炖服；或同熟地黄、山茱萸、菊花、女贞子、麦冬、谷精珠组方，连用 15~30 天，即会改善。老朽经验，枸杞子当水果吃，能保存许多人体所需成分，水煎饮则功效失大半。

❖ 旱莲草

旱莲草品种不一，以墨旱莲为正宗，补肝肾之阴，凉血而止血，能治急剧性须发变白，与女贞子合成之二至丸，已在社会上销售多年。老朽投向，第一用于阴虚蕴热，营养不良，头发、胡须色素脱失，干而早白，同当归、女贞子、枸杞子、侧柏叶、熟地黄、山茱萸、白芍、菟丝子、阿胶、紫河车、龟甲胶、五味子配伍，持续应用，3 个月为期，功效较好。第二对多种出血证，易见硕果，常和白及、仙鹤草、花蕊石、蒲黄、栀子、黄芩、三七参、生地黄、牡丹皮、小蓟、茜草、紫草、槐米组方加减，药到即消。

❖ 玉竹

玉竹又名葳蕤，养阴生津，润燥止渴，且能益气。前人说其性不寒不热用代参芪大有殊功，事实证明，其力甚低，并不足信。老朽所取，第一治疗胃热生燥，阴液耗伤，口干舌红，消化不良，频频饮水，与生地黄、花粉、石斛、山楂、石膏、知母、山药、白芍、西洋参、乌梅、海蜇组合，便见疗效。第二治疗肺有虚火，干咳无痰，鼻内乏涕，喉中作痒，大便秘结，和桑叶、川贝母、玄参、麦冬、沙参、五味子、百合、枇杷叶、天冬配方，富有明显成果。临床所见干燥综合征，因分泌物减少，以口干、眼干、鼻干、阴道干、皮肤干较多，常取玉竹煎服，可得到缓解。

❖ 鹿茸

鹿茸乃雄鹿头上初生的半角化物,尚有肉质状者,色紫,习称茄子茸。属血肉有情之品,碾粉调入丸散,不应煎服。温督健脑、补肾壮阳为其专长。老朽倾向,第一凡中年男女精神不振,眩晕善忘,感觉乏力,血压偏低,体重下降,同人参、黄芪、紫河车、远志、益智仁、冬虫夏草、牛羊猪的脊髓,制成胶囊,按时应用,功力超凡。第二对于肾阳亏损,腰酸腿软,便溏尿多,白带频仍,行走无力,生殖器勃起困难者,和韭子、仙茅、肉豆蔻、菟丝子、仙灵脾、巴戟、肉桂、熟附子、山药、杜仲、蜻蜓、海狗睾丸组方,效果显著。经验告诉,本品升腾,若虚火上炎、口干、咽痛、耳鸣、眼涩、吐血、鼻衄,都不宜用。

❖ 冬虫夏草

冬虫夏草为冬虫死后夏日虫体头上长出的长棒状子座,属寄生菌类,产于西部高原地区。能抗疲劳、止咳平喘、提升免疫力、抑制癌肿发展转移、减少糖尿病并发症、降低放化疗不良反应,起保健作用。晚清官僚阶层取其与肥鸭炖食,谓养阴益阳、补肺壮肾,医病后虚损或劳伤吐血,异常名贵,现在除入药外,已成馈送亲友的礼品。老朽经验,第一保护肝脏,扶正祛邪,对乙肝、丙肝病毒有抑制功力,促使患者向好的方面转化,澳抗阳性逐步变阴,同人参、枸杞子、板蓝根、虎杖、龙胆草、蒲公英合用,多吃蘑菇,易于恢复健康。第二治神经衰弱,倦怠,记忆力下降,噩梦纷纭,睡中惊恐,和远志、桂圆、百合、五味子、酸枣仁、当归、山药、熟地黄配伍,效果斐然。第三兼疗神经性眩晕、梅尼埃病,水泛成丸,每次1g,日2~3服。

❖ 罂粟壳

罂粟壳属毒品类,不宜久服,否则成瘾。最初来自印度,性味苦温,形似核桃。入药者为已经提取出鸦片的废壳,主要作用八个字,催眠、镇痛、止咳、停泻。老朽遣予重点,一是支气管炎,咳嗽久而不愈,投5~10g,和款冬花、露蜂房、紫菀、百部、白屈菜组方,药到病解。其二慢性肠炎、便溏,日行五六次,或腹痛即泻,肠道功能紊乱,给予7~12g,立竿见影,覆杯可瘳,同苍术、穿心莲、猪苓、泽泻配合，一般不过5剂。三治失眠夜难入睡，稍卧即醒，携手酸枣仁、黄连、阿胶、莲子心、合欢皮、夜交藤一起应用，对神经衰弱、焦虑不安、思想分驰、心猿意马，都有效果。

❖ 蒲菜

蒲菜乃水蒲的根茎，又名蒲棒，山东济南所产较多，故称蒲乡。和菰（茭白）、竹笋在餐桌上并呼三白，以清热、开胃、利水、泻火为之四长。老朽每逢炎暑季节，遇到苦夏证，胸闷、泛恶、倦怠、不思进食，就取本品加榨菜烧汤，或和猪肉做成蒸包吃，能退热邪、醒脾、宽中、增强营养。次则调理下焦湿热，小便短赤、灼痛，同白茅根、绿茶、西瓜翠衣、冬瓜水煎服之，作用甚佳。蒲菜保阴、消除人体炎风，有类似白虎汤的美誉。

❖ 荸荠

荸荠亦名马蹄、地栗、凫茈，产淡水湖中，茎名通天梗，通利三焦火邪。功能清热、育阴。老朽取向，一治肺燥液亏干咳无痰，舌红少苔，同青果、罗汉果、川贝母、麦冬、玉竹、白萝卜、阿胶、五味子、蔗浆结合，每剂100~200g，便会奏效。二医肠道粪干或习惯性便秘，与海蜇（或水母）100~200g组方；对肝气、胆火横逆攻冲，胁肋发胀、刺痛，也有功力。《绛雪园古方选注》所载之雪羹汤，就是荸荠、海蜇二味，被先贤王孟英推为济世小剂。凡遇大腑燥结、更衣困难，体温正常，无发热现象，加《温病条辨》增液汤（玄参、麦冬、生地黄），注水行舟，2剂即可攻下。

❖ 升麻

升麻属举陷药，常加入补益方，其解毒作用知者较少。很久前东北鼠疫流行时，曾有大量应用的，可惜未见药效总结。老朽经验所及，第一清热解毒，凡急慢性肝炎、胆囊炎谷丙、谷草转氨酶升高，每剂30~60g，水煎分3次服，很易见功。同龙胆草、虎杖、五味子、茵陈蒿、水飞蓟、垂盆草合用，收效更佳。第二医上部火邪，湿热升腾，目赤、牙痛、口腔溃疡、头面丹毒、淋巴结炎，加大黄少许，并无恶心、呕吐、胸膈不舒的副作用。如与白芷、蒲公英、野菊花、连翘、黄芩、重楼、败酱草、紫花地丁、金荞麦组方，收效甚速。须要注意一点，凡肥胖人、脂肪肝谷丙、谷草二酶往往均超出正常范围，以减体重为主，单纯降低转氨酶，仍会反弹升高，不起疗本作用。

❖ 大腹皮

大腹皮为槟榔的外壳，亦名大腹毛，长于消积除满，宽中利水，排胀。老朽经验，一疗腹膨水肿，小便不畅，如晚期肝硬化腹腔积液、原因不明性下肢浮肿，每剂 15~30g，和茯苓、泽泻、桑白皮、猪苓、汉防己、椒目、葶苈子配伍，能提高功效，戒盐、咸物 100 天；若身体比较坚实，在投予人参、黄芪、白术基础上，可加入炮制过的甘遂、牵牛子、大戟、芫花、商陆、续随子，成绩更好，切勿盲用，以防水去人亡。第二凡脾失健运，胃内停积，水液潴留，胸脘痞满，嗳气，腹胀难忍，同炒山楂、神曲、苍术、谷芽、枳壳、木香、厚朴、鸡内金、小量大黄组方，令病机转化，治愈率上升。

❖ 鸡冠花

鸡冠花为园林观赏类植物，以花萼扁平似雄鸡头上红冠而得名，入药消炎止血。老朽根据民间经验，调理妇女阴道炎，子宫颈糜烂，白、黄带下证，开15~30g，有血丝者谓之赤带，加三七参、炒荆芥穗，均见功效；同芡实子、穿心莲、败酱草、苍术、土茯苓配方，更上一层楼。学习兰溪张山雷前辈，把本品同黄柏、海金沙各等量，碾末，水泛成丸，或与白果各半打作细粉，装胶囊内，每次 5~10g，日 2~3 服，均可获得良好的治果。前者称黄金冠，后者即白鸡散，乃家传验方。

❖ 知母

知母清热保阴，润肺滋肾，因与石膏并用之白虎汤而闻名。老朽验证，首先可调理燥邪上犯频发咳嗽，特别是深秋气候变化咽喉刺痒，慢性支气管炎、间质性肺炎，以干咳无痰为适应对象。家父常和川贝母配伍，制成二母丸，随时服之，收效很好。其次治口、眼、咽、鼻、阴道、大便、皮肤干燥综合征，同当归、生地黄、何首乌、麦冬、玉竹、女贞子、白芍、瓜蒌、麻子仁一起组方，连用 15~30 天，即会缓解。

❖ 赭石

赭石降气凉血，以疗上部吐血、鼻衄为主，出代郡者称上品，故名代赭石。老朽首先取其平胃镇呕，降逆气上冲，嗳气、打嗝，开 20~60g，同半夏、降真香、旋覆花、干姜、小量大黄 1~3g 组方，为大顺汤，对食管炎、反流性胃炎、高血压、神经性呕吐，功力较速；泛酸加象贝母、小茴香、吴茱萸，口苦加茵陈蒿、竹叶、栀子。其次治胃和鼻黏膜破裂出血，与生地黄、三七参、黄芩、少量大黄 3~6g 配伍，号增一四圣汤，蝉联饮之，效果可观。临床须知，应作煎剂，不宜丸散口服，防止影响胃肠功能，发生坠胀、隐痛。

❖ 浮萍

浮萍为水生植物，善发汗解表，止痒消肿，宜于外感风热、过敏性皮疹。经验告诉，第一治感冒发热、流行性热邪体温升高证，与青蒿、大青叶、黄芩、柴胡、连翘、板蓝根合用，降温快，疗程缩短，5 日内转愈，号不倒翁方。山东先哲黄元御非常赏识此药，推称解除温病、清热退热的一品掌门官。第二调治皮肤病湿疹、荨麻疹、皮炎、原因不明的多种瘙痒，均见功力，同白蒺藜、赤芍、苦参、徐长卿、白鲜皮、萹草、地肤子、连翘、麻黄、蛇床子、蝉蜕一起配伍，收效甚捷，亦可制成水丸，每吃 5~10g，日服 2~3 次。民间铃医叫抬头见喜。

❖ 地肤子

地肤子乃扫帚菜种子，清热祛湿利小便，以皮肤瘙痒、外科疮疡为主疗对象。老朽幼时喜吃其嫩叶，放锅中煮水焯熟，加大蒜泥、芝麻酱凉拌食之，属夏令冷餐，十分爽口。临床应用，重点调理过敏性皮肤疾患，如云片状红肿、粟粒样疹点、瘙痒，时起时伏，常与接触花粉、灰尘、羽毛、异物、稀有金属，吃海产品有关。每次开 30~60g，水煎分 3 次用，取其脱敏，功效良好。配上徐长卿，名二仙饮，能佛面贴金光泽照人。师门传授，除口服尚可淋洗，由本品牵头，加苦参、麻黄、土槿皮、狼毒、苦楝皮、蜀椒、大枫子组成一方，坐浴、浸泡、搽洗患处，可利用多种形式，提高治愈率。

❖ 葫芦

葫芦性平，种类不一，以劈开盛水之瓢葫芦和装酒用的亚腰葫芦为正品，铃医杆挑卖药、岐黄商店门挂葫芦，叫作唤头。刀圭家开业，称悬壶济世。老朽临床主要取其利水消肿，凡膨脝患者，按之凹陷不起，都可应用。每剂投量20~80g，鲜品加倍，连服5~7天，小便递增，腹部、下肢隆凸塌陷，浮肿回退，易见功力；伴恶心现象加生姜、陈皮、半夏，心力衰竭加黄芪、葶苈子，肾炎眼睑如卧蚕加麻黄、益母草，肝硬化腹大脐出加白术、猪苓、牵牛子，针对性好。民间处理水肿证，无论心性、肝性、肾性、营养不良性，常开鲜品1个，打碎，水煮分4次服，连吃5天，水肿便消，十分经济、适用。

❖ 蝼蛄

蝼蛄又名土狗，性味咸寒，到处皆有，能就地取材，利水通淋、消除水肿，焙黄入药，每次5~8g。老朽临床常和推车客（蜣螂虫）、蟋蟀配合，碾粉，各10g，加半边莲20g，水煎分3次服，很见其效，命名三虫汤。推车客攻坚破积，兼通肠道，民间谓之屎壳郎，清代王孟英利用开二阴，下大小二便，祛邪。蟋蟀也叫斗鸡、蛐蛐、秋虫、促织娘，对泌尿系统感染，尿道灼热、涩痛，或湿邪泛滥小便短少，下肢浮肿，压之凹陷，都有效果；且治小儿夜睡遗尿，碾粉装入胶囊，吃2~3g，日3服，坚持长用，即可断根。

❖ 甘松

甘松温里散寒，开郁、行气、止痛，调整心律。老朽首先取其醒脾健胃，促进食欲，如胃、十二指肠球炎与溃疡证，仅此一味便可见效；同高良姜、香附、蒲公英、白芷、延胡索相配，更为显著。次则治心脏功能失调，时速时缓，表现为心律不齐，期前收缩搏动间歇，和桂枝、生地黄、炙甘草、麦冬、人参、阿胶、冬虫夏草组方，根据需要，加入苦参20~60g，坚持久服，即能纠正。家父经验，妇女内分泌失调，气郁，易动肝火，唠叨不休，与柴胡、白芍、香附、石决明、龙胆草合用，甚有裨益。1955年遇一类似患者，医院诊断围绝经期精神病、脑萎缩、自主神经功能紊乱，久医不愈，按气滞不舒施治，嘱其单买甘松一味，每次30g，水煎分2次服，连用30天，情况顺转，减去大半。

❖ 徐长卿

徐长卿又名一枝香，辛温解毒，消炎镇痛，利尿退肿。老朽临床，第一抗过敏，医皮肤疾患、瘙痒不已，如荨麻疹、银屑病、湿疹、慢性皮炎，内饮、外涂皆宜，开15~30g，和土茯苓、凌霄花、何首乌、苍耳子、乌梢蛇水煎口服，称六福汤，收效较好。第二治风湿、类风湿、尿酸性关节炎、坐骨神经痛，以疗痛为主，同鬼箭羽、汉防己、老鹳草、制乌头、雷公藤（先煎1小时）、穿山龙、炒没药、寻骨风配在一起，功力最佳；也可打成水丸，每次5~10g，日2~3服。民间单方"一条龙"，专调身上瘙痒，肌肉、关节疼痛，就是徐长卿碾为粉末制成的。

❖ 功劳叶

功劳叶分狭叶、阔叶两种，性味苦凉，作用相同，王孟英先贤以之水泛为丸，疗全身刺痒闻名本草。老朽取其清热养阴、润肺益气，医肺结核，支气管扩张，间质性肺炎久嗽不止，或伴有头晕耳鸣、午后低热，同百部、白芥子、银柴胡、黄芩、胡黄连、茯苓、天南星、露蜂房、佛耳草、麦冬、白屈菜、地骨皮、白果、五味子组方加减，连用10~15剂，效果良好。另外和黄柏等量，水煎浓缩，打成颗粒，施治妇女子宫、宫颈、阴道炎，白、黄带下，每次3~6g，日3服，名柏叶丹，亦见伟功。

❖ 小蓟

小蓟俗名萋萋菜，清热凉血，利水解毒，民间度荒蒸熟而食，叫刺儿粮。老朽临床，疗一切血证，如吐、咯、衄、尿、子宫出血，皆宜投予。同荠菜、白茅根、茜草、蒲黄、仙鹤草、卷柏、黄药子、阿胶、三七参合用，易提高效果。开量要大，一般30~60g，鲜者加倍。其次治紫癜，无论过敏或血小板减少，和连翘、大枣、地榆、花生衣、紫草、三七参配方，成绩都有可观。经验告诉，药味平妥，无任何不良反应，要坚持长服，获得彻底痊愈。

❖ 石打穿

石打穿又名石见穿、月下红，苦寒清热、消炎解毒。近代取其散结化痰，用于炎块、肿瘤、恶疮、癌变。老朽验证，首先治急、慢性肝炎，干呕、食欲不振、乏力、右胁下胀满隐痛，胆红素、转氨酶升高，投 30~60g，同茵陈蒿、六月雪、柴胡、龙胆草、虎杖、田基黄、大青叶、黄芩、栀子、蒲公英、板蓝根组方，连续应用，能令症状缓解、肝功恢复、澳抗五项转阴。次则内饮、外敷，医疗乳腺炎红肿、灼痛，防止化脓，也有较好的效果。因对本品不够了解，仅限于施治癌肿，是错误倾向，要纠正过来。

❖ 汉防己

汉防己与木防己不同，作用较异，汉防己辛苦性寒，以利水、消炎、镇痛为主，且通下乳汁，古方有己椒苈黄丸。老朽遇风湿、类风湿关节红肿变形、热痛，甚至下肢虚浮水肿，只投一味 15~35g，便会生效。和雷公藤（先煎）10~15g、制草乌 5~15g、制乳香 10~15g、老鹳草 15~30g 配伍，称五虎汤，功力较强。业师经验，在治疗多种关节炎过程中，以此为主，再加入全蝎、蜈蚣、炮制过的马钱子，能更上一层楼。鲁北地区流传一首验方，由汉防己、雷公藤二味合成，专医历节风，即风寒湿所致的关节炎顽证，有效率很高。

❖ 仙茅

仙茅属石蒜科多年生草本植物，又名地棕、婆罗门参，乃温性补肾壮阳药。老朽阅历，首先医原发性高血压，头重脚轻，走路如踏棉絮，和炒杜仲、仙灵脾组方，能热化下元，改善症状、下降血压，称三妙汤，已经 50 年，屡用皆效。其次治神经衰弱记忆不好，性生活冷淡，阳痿勃起无力，同巴戟天、狗脊、菟丝子合剂，或制成水丸，长期服之，疗力很佳；单方一味加韭子，也起作用。

❖ 蕺菜

蕺菜即鱼腥草，清热解毒，利水消肿，应用要投大量 20~60g，不宜久煎，以防降低其效。因有鱼腥气味，个别患者闻之欲呕，乃为缺点。老朽临床界定，首先医肺痈，脓内夹血，有恶臭味，可内消脓肿，和苦桔梗 10~20g、浙贝母 15~25g、蒲公英 30~60g、芦根 30~60g 配方，每日 1 剂，分 3 次服，很易见效。次则治泌尿系统感染，小便频、急、热、痛，腰酸不舒，如尿道炎、膀胱炎、肾盂肾炎，同萹蓄、败酱草、瞿麦、穿心莲、大黄、紫花地丁组合，连用

10 天，症状逐渐消失。香港陈存仁强调其有抗生素样的作用，在消炎方面，功力确实突出。

❖ 黄药子

黄药子又名黄独，金线吊虾蟆，平热凉血，为治甲状腺机能亢进颈围粗大要药，常同夏枯草、浙贝母、猫爪草、牡蛎配方，兼抗肿瘤与甲状腺结节。老朽投予重点，解除咯血、吐血、功能失调性子宫出血，和白及、蒲黄各 200g，水泛为丸，或装入胶囊，每次 3~5g，日 2~3 服，称二黄一白，很富疗效。妇女崩漏不止，取鸡冠花 10~20g 煎汤送下，成绩更佳。

❖ 卫矛

卫矛又名见肿消、鬼箭羽，可活血化瘀，通经络、下月经、破积聚、止疼痛。老朽应用，第一医妇女内分泌失调，月经延后、量少甚至闭而不来，同红花、丹参、川芎、益母草相配，加黄酒 60ml 入煎，来潮前 7 日开始，口服 8 天，连用 3 个月经周期，收益较佳。第二治风湿、类风湿、尿酸性关节炎，解除疼痛为之专长，和雷公藤（先煎）、络石藤、海风藤、石楠藤组方，坚持久服，效果最好，称三痹五味汤，为沂蒙地区民间验方。

❖ 青蒿

青蒿又名黄花蒿，透汗解肌，医低热暮热早凉，如青蒿鳖甲煎。老朽临证对多种流行性疾患，凡高热不退皆授此药，一般是 20~40g，增入大青叶 25~40g、板蓝根 30~40g，水煎分 4 次服，4 小时 1 次，日夜不停，体温恢复正常为止，称三鼎汤；呕恶加半夏 10g，功力令人满意；也可添入黄芩、柴胡、寒水石提高治效，开量要大，方显雄威。

❖ 桔梗

桔梗又名土人参，假西洋参，宣化肺气、散寒止咳、祛痰排脓。老朽验证其首先能消除脓液，对肺痈形成的脓疡，有解毒排出作用，每次 10~30g，量过大易刺激胃黏膜使人呕吐。同瓜蒌、红藤、芦根、鱼腥草、紫花地丁合作，称化腐汤，蝉联用之，效果良好。次则治支气管扩张、炎症咳嗽，以痰多为主，加半夏、橘红、沙参、紫菀、远志、鼠曲草、旋覆花，民间谓之转阳汤，坚持口服，疗力显著。因性升提，凡上焦火旺、食欲不振、小儿呕吐、妊娠恶阻，要谨慎而用。

❖ 金荞麦

金荞麦即野荞麦，又名金锁银开，可消肿解毒，清热，为验、便、廉的良药。老朽实践，首先医咽、喉、舌、唇、扁桃体炎，红肿灼痛，开 30~50g，水煎分 3 次服，能立刻见效。和金果榄、金莲花、锦灯笼配伍，谓之四金汤，成绩更好。次则消乳痈、肺脓肿，以发热、㽲痛、肿胀、吐脓血为适用对象，同瓜蒌、野菊花、红藤、虎杖、蒲公英、白毛藤、白花蛇舌草、蜀羊泉组方，防止感染，有内化效果。若患者吞咽困难，加牛蒡子 15~30g。

❖ 垂盆草

垂盆草又名仙人指甲、鼠牙半枝莲，可清热解毒、消肿疗痈。老朽实验，首先医急、慢性肝炎，低热、乏力、恶心、右胁下不舒，谷丙、谷草转氨酶升高，投 20~40g。水煎分 3 次服，与虎杖、龙胆草、升麻、水飞蓟、茵陈蒿、山楂、蒲公英组方，获愈颇捷。其次治疗疖、疮疡、毒疹，可单独应用 30~60g，同连翘、石打穿、大蓟、野菊花、紫背天葵、七叶一枝花配合在一起，民间铃医谓之良友汤，效果很强。

❖ 赤灵芝

赤灵芝为原始菌类全株，已能人工培植，含有多种氨基酸，能降血脂，抗衰老，提高人体免疫力、抵抗力、修复力，属比较理想的药食双用品。老朽除取其养生能延年益寿外，重点医治夜间失眠，梦幻纷纭，醒后不易入睡。以超微技术破壁碾为细粉，装胶囊中，口服 3~10g，日用 2~3 次，简单易行，持续20 天，效果显著。和百合、酸枣仁、黄连、合欢花、莲子心水泛成丸，亦有同样功效。历史上所说的仙草、长生不老药，就是指的紫色灵芝。

❖ 龙眼肉

龙眼肉乃桂圆白瓤，甘甜温补，与荔枝作用相似，干燥后取出转为黑褐色。

多食影响消化，易致鼻衄。老朽投用，据归脾汤医神经衰弱意，重点解除长期失眠，头昏眼花，心悸气短，记忆力下降，每服 20~30g，日食 2 次，获益较佳。同龙骨、酸枣仁、牡蛎、合欢皮、全蝎、浮小麦、茯苓、罂粟壳合方，即传统名药九仙饮，寓补于镇静之中，更会提升效果。

❖ 葡萄

葡萄又名蒲桃，从汉代张骞通西域始传入内地，越北王士雄推为滋阴补血上品。老朽遥承先父教诲，将其多种保健作用移植到医疗上，主要是夏季消暑，生津止渴，补充营养，通过酸性收敛，预防汗出过多。红色粒大者，即玫瑰紫，含糖分多，维生素饱和，应季价高。取汁 5000ml，同苏叶 300g、乌梅肉 1500g、山楂肉 500g、藕粉 1500g，打成小丸，乃梅苏丸加味方。每次 10g，日 2~4 服，治口干倦怠、食欲不振，表现纳呆，于苦夏病人不愿吃药者，非常有益。需要掌握一点，最好含化。如天天喝葡萄汁 20ml，3 个月面色红润、增加光泽。

❖ 蛇床子

蛇床子又名野茺蔚，果实入药，降血压，补肾壮阳，医生殖器勃起无力。老朽临证，以外用为主，凡湿疹、脚癣、荨麻疹皮肤瘙痒，或妇女阴道滴虫、霉菌感染白黄带下，都可应用。和苦参、百部、大枫子、蜀椒、苍耳子、萆草、硼砂、狼毒、徐长卿、枯矾、白鲜皮煮水淋洗、坐浴，或制作栓剂放入，效果甚佳。治疗疥疮，选上述药，再加硫黄、雄精、红砒、水银，用猪油调成软膏，涂于患处，2 周即愈，冀南流传的"一品枪"，就是此方。

❖ 半夏

半夏又名野芋头，降逆止呕、燥湿化痰。老朽取向，第一医胃气上冲，对恶心、干哕、食不下行，或高血压"血菀于上"之头痛、呕吐，配伍生姜、橘红、代赭石、极少量大黄，下气镇冲，见效很快。先师处理卒中证推为圣品。次则治气逆咳嗽，痰涎过多，同茯苓、白芥子、紫菀、旋覆花、生姜、葶苈子、降真香结合组方，即铃医掌握的宣化汤，功力称捷。在临床上属于虎药，也是日习的伴郎药。

❖ 鸭跖草

鸭跖草又名竹叶活血丹，清火利水，疗咽喉充血、腹大腿肿。老朽投用，第一治泌尿系统感染，尿道、膀胱、肾盂肾炎，表现尿频、尿急、尿热、尿痛，以鲜品 150~400g，水煎分 3 次服，连用 5 天，均能见效。和穿心莲、萹蓄、石韦、鱼腥草、柴胡、车前草、白花蛇舌草、极小量大黄配伍，更为可观，称七日热淋汤。第二医头面、小腿丹毒，红肿灼痛。如与金银花、石打穿、蒲公英、重楼、野菊花、牡丹皮、紫花地丁组合，其效倍加提高。功力较缓，人们笑称"钟馗嫁妹报恩药"，非大量应用不易挽回沉疴。

❖ 白果

白果乃古老名木银杏树所结之果，性温收敛，有小毒，不可多服。叶降血脂与黏稠度，和山楂叶、杜仲叶配伍，为下三高（血压、血脂、血黏度）的要药，称三叶丸。老朽应用，一是调理支气管炎，间质性肺炎久咳不止，宜养、涩双向施治，授 15~20g，加五味子、罂粟壳各 10g，水煎分 3 次饮之，称三圣汤，连用 10 天，便见其功。二则医阴道炎、子宫颈糜烂，分泌物多，白、黄带下长时不停，与鸡冠花、黄柏组方，谓之甲子汤，占有验、便、廉等多项优势，效果明显可观。

❖ 木槿花

木槿花为落叶灌木的花冠，清湿热、消炎肿、利小便，常栽于溪边、地头、宅旁空旷处。老朽投用，一是医夏、秋季节肠炎腹痛泻下，开 20~50g，鲜者加倍，水煎分 3 次服，数日则愈；感染痢疾加马鞭草、旱莲草、仙鹤草，即三草一花汤，血和脓性物便止。第二治肺炎、支气管炎，频发咳嗽，久而不已，同款冬花、百合花、旋覆花、罂粟花组方，名五萃汤，亦有良效。民间经验，此药以疗腹泻为主，煮汤添加白糖给予小儿，比较好喝，称益婴饮。

❖ 野苎麻

野苎麻清热凉血，能保胎、解毒，西南地区剥其纤维编织凉衣或作防蚊幔帐。老朽阅历，将鲜嫩全株（叶、梗、根）30~80g，水煎分 3 次服，对咯血、吐血、衄血、尿血、便血、妇女崩漏、月经周期量多，普遍有效。和黄芩、阿胶配伍名净中汤，药力增强。其次治先兆流产阴道出血，取根 30~90g，单方一味，每日水煎 1 剂，分 3 次饮下；加续断、杜仲、白术、黄芩、桑寄生、菟丝子、砂仁组于一起，效果更好。家父指为安胎首选方。

药对应用经验

❖ 荆芥、防风

荆芥、防风辛温解表，入肺肝二经，祛风散寒，较麻黄、桂枝和缓，与川芎、白芷配伍，为治头痛要药。对身上无汗，皮肤瘙痒，同蝉蜕、白蒺藜、夜交藤、萆草、晚蚕沙、鬼箭羽、地肤子、徐长卿、白鲜皮、浮萍合用，有清解外向透发之功。荆芥生用最医疮疡初起，令其消散。与藁本、辛夷、细辛、蔓荆子、鹅不食草组方，治鼻炎不闻香臭，嗅觉丧失。炒炭性能改变，侧重疗崩漏、大便下血，多和艾叶、阿胶、地榆、旱莲草、鸡冠花、侧柏叶、灶心土、三七参、仙鹤草、棕榈炭配伍。防风长于疗痹，通行经络，治四肢关节疼痛，习与天南星、独活、地龙、桑寄生、威灵仙、秦艽、豨莶草、千年健、老鹳草、地枫、五加皮、全蝎、石楠藤相伴。二者功效比较，都宣肺疏肝，有解痉作用，而荆芥只取茎、叶、花穗，偏于上行，侧重疗疖红肿，升提可止下窍出血。防风用根，除调理肌肉、筋骨疼痛，尚有解砒毒作用，携绿豆、甘草煎服，即可化危转安。

❖ 羌活、独活

羌活、独活，辛温宣散，均祛风湿、通痹止痛，作用相似，共同辉映，凡风、寒、湿所致，易见其效。羌活气味雄烈，透表发汗，较独活力强，理头顶之邪，横行手臂，偏于治上。独活气香味薄，性质较缓，侧重下行，医腰、膝、足部疾患，且能催眠、降低血压。第一治外感头痛以羌活为主，独活居次；肌肉、关节疼痛以独活为主，羌活居次。根据需要加入白芷、秦艽、荆芥穗、蔓荆子、青风藤、穿山龙、寻骨风、制乳香、炒没药、雷公藤（先煎1小时），增强功力。第二调治颈、腰椎病，背酸腰痛、四肢麻木，运用二味宣化温散、疏经活络，取效甚好。老朽经验，羌活、独活各有专长，若分别选配防风、细辛、桂枝、海风藤、附子、乌头、丁公藤、徐长卿、防己、五加皮、老鹳草、千年健、牛膝、白花蛇、桑寄生、豨莶草共同组方，可使疗绩焕发，药能转捷。

❖ 桑叶、薄荷

桑叶、薄荷为轻，可去实，辛凉解表药，疏散风热，医温邪初起，疗目赤肿痛，常与菊花、牛蒡子、连翘、淡豆豉、木贼草合用。桑叶善理火热灼肺、鼻燥、干咳无痰，和沙参、麦冬、川贝母、枇杷叶、百合、梨膏相配，易于见功。薄荷宣散之力较强，可解除皮肤瘙痒、透发瘾疹，多与蝉蜕、浮萍、升麻、忍冬藤、赤芍、蒲公英、葎草、芦根组方。二者临床应用，同中有异，区别点桑叶甘苦，能坚胃阴，煮汤代茶生津止渴；和芝麻为伍补肝益肾，对血热发白、两目昏花有一定疗效。薄荷气味香烈，长于辟秽，不宜久煎，疏肝解郁，发汗作用较桑叶为优，且宽中除胀、祛暑止痛，抑制阴道滴虫，独具特色。临床验证，对应风热外感，最好联合运用，相互促进十分有益。

❖ 石膏、知母

石膏、知母，一属矿石，一为植物，适于伤寒传入阳明，或温病邪入气分，其泻火退热之力，在寒凉药对中，堪称上品，《伤寒论》白虎汤就是以此做核心组成的。石膏微辛，清肺、胃大热，有解肌作用，习和薄荷、浮萍、黄芩、连翘、柴胡、板蓝根配伍，适于有汗者，汗出而喘，仲景先师给予麻杏石甘汤就是例证。煅后外敷，疗疮疡生肌收口，与乳香、没药、孩儿茶碾粉，胶布盖住，易见功效。知母滋水养阴，泻火之力低于石膏，疗烦渴、潮热、骨蒸之力则为石膏所不及，同生地黄、沙参、白芍、地骨皮、黄柏、龟甲合用，能升高治率。二者特点，石膏成分水煎难溶，配入他药才易析出，投量要大，可开到150g；知母镇静、质润多液，宜于阴亏肠燥，口无渴感、便溏忌服。

❖ 金银花、连翘

金银花又名二宝花，清热解毒，用于风热疾患，属广谱抗菌药。老朽除外感时令病与疮疡、疔疖，主要用于传染性赤痢，里急后重，下脓血便，以红白糖炒之，每剂 30g，加槟榔 6g、黄连 6g、木香 6g、白头翁 10g，7 天之内收功。其次和当归各 60g、丹参 30g、全蝎 10g、地龙 10g、䗪虫 10g、蜈蚣 2 条，日服 1 剂，分 3 次用，调理血栓性脉管炎，使青紫发凉、夜间剧痛得到缓解。其次以 20g 沸水泡饮，蝉联不停，医复发性口腔溃疡、白塞综合征，加入蒲公英、败酱草、紫花地丁更佳。

连翘清热解毒、消痈散结、镇呕止痒，果实名为连翘，籽称连翘心，作用相伴，疗湿热、火邪入心，烦躁不宁。经验告诉须大剂投用，要达到 15~40g，始显功力，否则难以药下病除。首先医疮疡初起，局部红肿热痛，尚未化脓，可开 20~30g，配合白蚤休、野菊花、紫花地丁、蒲公英、少量大黄泻毒，尤其对背上搭手痈，内消很快。其次治温邪稽留，身体发痒，汗出低热不退，有如虫爬；或头面烘热、腮腺炎，同浮萍、青蒿、柴胡、大青叶、赤芍、蝉蜕、玄参组成一方，获效最好。

金银花、连翘凉性发散，兼清热毒，对温病之邪在卫气留恋，应用桑叶、薄荷、菊花、豆豉、桔梗、牛蒡子相伍，既能促进药力发挥，也可提高治愈率，缩短疗程，有利恢复健康。

❖ 大青叶、板蓝根

大青叶、板蓝根为菘蓝的不同入药部分，性味苦寒，长于清热凉血、泻火解毒，乃抗病毒要药，二者性味、归经、功效基本相同，常一起合用。大青叶侧重泻热化斑，和大量水牛角、紫草、生地黄、牡丹皮、玄参、青蒿、白茅根为伍，5 剂就会见功。板蓝根解毒、消肿之力优于大青叶，和薄荷、金银花、连翘、黄芩、蒲公英、野菊花、紫花地丁配伍，对丹毒、痄腮、猩红热，收效较好。老朽临床用之颇多，体会深刻。第一治病毒感染，如流行性感冒、腮腺炎、带状疱疹，持续高热，可给予患者每味 25~50g，成绩显著。若添入柴胡、贯众、黄芩更上台阶。第二治急性咽炎、喉炎、扁桃体炎、口腔溃疡，红肿、疼痛、水谷难下，加进苦桔梗、金果榄、金莲花、牛蒡子、山豆根、金荞麦、锦灯笼，水煎日夜服，伟力易彰。第三治暴发性热证，体温升高久而不降，要开大量，并加黄芩、寒水石、青蒿、黄连、金银花，便秘再增大黄、元明粉，迅速攻下。另外凡肝炎功能失常、澳抗阳性、出现黄疸，都应考虑立即起用。

❖ 蒲公英、紫花地丁

蒲公英、紫花地丁，性味苦寒、利水化湿、解毒消痈。既能内服，也可外敷。相对而言，蒲公英清热散结之力较强，应用范围广泛，有利胆作用，宜于乳腺炎；紫花地丁化解炎肿、丹毒颇占优势，且医毒蛇咬伤。两味主治、适用对象，基本一致，被称"姊妹药"。老朽临床，第一凡疮疡、疔疖红肿灼痛，初起投予最好，与野菊花、败酱草、连翘、金银花、紫背天葵配合，防止化脓，皆可内消。第二治泌尿系统感染，尿道、膀胱、肾盂肾炎，再加他种泻热、利水、抑菌药物，如萹蓄、瞿麦、黄芩、海金沙、穿心莲、大黄、土茯苓，提高功效。二者皆要给予大量，开30~100g，否则作用不显。

❖ 牡丹皮、地骨皮

牡丹皮、地骨皮，皆清血分之热，"血凉则阴得复"。牡丹皮清热、行血、散瘀，乃凉血活血药，且降低血糖。老朽应用，一医血热妄行，鼻衄、红斑、皮下出血，和小蓟、蒲黄、地榆、赤芍、生地黄、紫草配伍；退热祛火加黄芩、栀子、黄连、连翘、板蓝根，易见功效。二医长时低热，持续不已，同白薇、胡黄连、银柴胡、青蒿结合，适于肺结核、消耗性疾患、原因不明的发热证。地骨皮侧重益阴，入肺祛火，与桑白皮、白及、侧柏叶组合，疗咳嗽吐血。二药相比，牡丹皮长于泻实，地骨皮倾向补虚，牡丹皮治无汗骨蒸，地骨皮则解除有汗的骨蒸劳热，此为分水岭。

❖ 赤芍、白芍

赤芍、白芍均为寒性药物，功效各异。一味苦，清血分之热，凉血散瘀；一味酸，养血敛阴。赤芍治热邪入里迫血妄行，吐衄、斑疹，与生地黄、牡丹皮、小蓟、紫草、侧柏叶同用；治经闭或血失故道的崩漏证，与当归、红花、蒲黄组方；医心绞痛、心肌梗死，扩张冠状动脉，增加血流量，降低心肌耗氧，与川芎、黄芪、丹参、葛根、三七参、毛冬青、藏红花结合；疮疡初起促之内消，与金银花、连翘、蒲公英、败酱草、小量大黄联手。白芍补阴虚血亏，与当归、熟地黄同用；治外感表虚有汗、恶风，与桂枝组方；医睡时盗汗，醒后辄止，与浮小麦、五味子、龙骨、牡蛎、山茱萸、糯稻根、碧桃干结合；治小腿抽筋腓肠肌痉挛，不能屈伸，与大量甘草联手；医肝阳上亢，头痛眩晕，血压升高，与菊花、黄芩、夏枯草、天麻、钩藤、石决明配伍，疗效显著。区别点是凉血化瘀，使用赤芍；滋阴养血、补正为主，则开白芍。还应注意，白芍虽可壮水生津，却有利尿之弊，但功力较小。

❖ 威灵仙、虎杖

威灵仙、虎杖能祛风湿，对四肢疼痛、屈伸不利、关节炎症，有明显医疗作用。因非大寒、过热之品，可同时共投。虎杖性凉苦泄，宜于风湿热痹，常和忍冬藤、豨莶草、秦艽、络石藤、地枫、海桐皮、老鹳草、寻骨风、路路通为伍。威灵仙侧重辛散，除祛寒镇痛外，可用于肢体麻木、筋脉拘挛，与独活、五加皮、穿山龙、徐长卿、千年健、青风藤、伸筋草相互组方。二者临床特点，虎杖广谱抗菌，清热解毒、利胆退黄、活血行瘀之力领先，配入天花粉、枇杷叶、川贝母、前胡、海浮石、竹沥等药内能豁痰止咳，给予肺热气喘、小儿肺炎，很见效果。威灵仙煮水加陈醋含咽，专治鱼骨梗喉。

❖ 苍术、白术

汉代之前不分苍白，《神农本草经》只写术字，从陶弘景《名医别录》始有苍白记载，宋代《政和本草》才提出苍、白二术的名称。二者可单独入药或一方同用，其共性均能燥湿健脾、利水止泻。白术温补脾阳重在运化，益气固肾，为安胎良药，属四君子之一。苍术辛香发散，祛风胜湿，侧重却邪，泻而少补，无论苍术和白术，都是伤阴耗液之品，凡阳盛津亏口干唇燥、舌绛乏苔、大便秘结者，皆不宜服。

苍术气味香烈，避秽防疫，开胃进食，促使运化，含维生素 A、胡萝卜素较多，能医夜盲证。第一凡胸腹胀闷，经常呕恶，嗳气时作，消化不良，宜芳香化浊，激发胃肠动力，与砂仁、白豆蔻、厚朴、藿香、陈皮、半夏曲、佛手、代赭石、佩兰、麦芽、高良姜配伍，易于发挥疗效。第二凡脾气亏损，运化功能低下，嗜卧，大便滑溏一日数行，同人参、山药、白术、茯苓、扁豆、刺五加组合；中气下陷加升麻 1~3g，柴胡 2~4g，黄芪 10~30g；脐部隐痛，按之则舒，加白芷 3~10g，令功力提高。第三治下焦湿邪，带下、肢肿、腿痛，选与黄柏、牛膝、海金沙、汉防己、泽泻、独活、威灵仙、千年健一起处方，成绩较佳。民间经验，常以之塞鼻截疟；和白芷、艾叶、雄黄、零陵香装入布囊，佩戴身上，或于室内点燃，净化环境、驱逐昆虫，可以防疫。

白术扶正益气，第一重点调理虚弱精神不振，头昏目眩，全身乏力，与人参、干姜、茯苓、黄芪、砂仁、甘草合用，提高"谏议之官"的运化功能。加入龙骨、牡蛎、天麻、当归、川芎、泽泻，治神经性眩晕、梅尼埃病，有明显效果。第二治脾阳不足，腹胀积水，小便不利，下肢水肿，开30~90g，策划投用，无毒副不良现象，和黄芪、茯苓皮、车前子、苍术、猪苓、桑白皮同方，大剂多服，功力显然。还应注意，食之过久，易动肾气，反令大便增多。

❖ 藿香、佩兰

藿香辛温解表，清暑化湿，和中止呕，开胃进食、散四时不正之气。第一治一般性感冒，头痛鼻塞、脉象浮紧，恶寒无汗，与荆芥、柴胡、防风、麻黄、葱白、淡豆豉合用，颇有效果。第二治鼻炎、鼻窦炎，头痛喷嚏、鼻痒流涕、声如从瓮中出，同苍耳子、辛夷、白芷、猪胆汁、露蜂房、鹅不食草，水泛成丸，长期服之，缓解症状，防止复发。湿邪郁结，气机阻遏，胸闷不舒、嗳气纳呆，口臭、舌苔厚腻，加入黄连、薄荷、苏叶、砂仁、厚朴、白豆蔻、苍术、石菖蒲处方中，获益良多。第三和苍术、香附、艾叶、川芎、木香、紫苏、乌药、草果、山奈、肉桂、厚朴、罗勒、香樟木、零陵香、檀香、沉香配伍，以藿香居主，碾为细粉，加工制成作佛事圆柱形的线香，在厅堂、卧室内点燃，可抑制细菌、病毒，驱除蚊蝇等各种昆虫、蛇蝎，有很强的防疫功用。

藿香、佩兰，均为芳香化浊药，能醒脾解暑、宣化湿邪，治中焦壅遏，食欲不振，有和中止呕作用。然藿香性温，常与苏叶配伍，外解表邪；治脘闷和厚朴、陈皮同方；与鲜佩兰、鲜薄荷、鲜石菖蒲制成清凉饮料，开胃提神，预防中暑。佩兰善理湿困脾阳、内浊上泛，口中甜腻的"脾瘅"证，有言曰"治之以兰，除陈气也"。《本草纲目》谓置诸头发内，抵消油气，使之无恶味，呼为省头草。藿香、佩兰，主要临床区别，前者偏于宣散解肌，止呕之力强；后者祛湿化浊见长，无发汗功能。

❖ 佩兰、菖蒲

佩兰舒肝郁、祛蕴结。菖蒲辟浊、祛秽、开窍、行滞，治湿邪中阻口黏胸闷。石菖蒲长于健胃醒脾；水菖蒲芳香较浓，侧重祛湿豁痰；阿尔泰银莲花的根茎名九节菖蒲，功专开窍回苏，在净化厚腻舌苔方面，疗效基本一致。佩兰、菖蒲二药，辛苦偕行，可助胃运，温健脾阳，活跃气机，调畅阻遏，有化浊治绩，解除胸闷，促进食欲，恢复健康。老朽实践，曾单独使用佩兰、菖蒲，净化舌苔均不十分理想，合于一起，佩兰10~18g，菖蒲15~20g，收效甚好，6~10剂气机展舒，湿浊、厚腻之苔随消而化；退去缓慢，加入苍术、厚朴、白豆蔻6~10g，辛开苦降，就会解决。

❖ 砂仁、白豆蔻

砂仁、白豆蔻，产自热带，为芳香化浊、醒脾健胃、宽中镇呕的优良药物，前者侧重安胎，后者降气宣化力强，都有温中作用。老朽临床，凡上、中二焦湿热弥漫，胸闷、呕恶、舌苔厚腻、口有秽气，以白豆蔻为君，配合藿香、黄连、苍术、竹茹、苏梗、厚朴、石菖蒲、佩兰当佐使，效果易见。其次脾湿胃呆、脘内胀满、口中乏味、无饥饿感，以砂仁居主，加入草豆蔻、枳壳、半夏曲、炒山楂、生谷芽、鸡内金、瓜蒌皮、高良姜充佐使，功力甚捷。二味之皮，称砂仁壳、白蔻壳，作用极差，非支厦之材，无有大用。

❖ 茯苓、泽泻

茯苓、泽泻，皆属利尿药，一为菌核，一为块茎，临床功效并不相同。泽泻性寒擅长泄热，治湿浊小便不利与萹蓄、瞿麦、琥珀、石韦、海金沙同用；医痰邪上冲，头目眩晕，如坐小舟，与半夏、白术、茯苓、天麻、胆南星同用。前人认为本品有泻无补，以泻而不峻、利水不伤体阴为特点，六味地黄丸、补中有泻的方剂内，多以泽泻、茯苓配伍应用，防止因补积热，令补而不腻，邪有出路，导之下行。

茯苓性缓，偏于补虚，有淡渗作用，健脾益气、宁心安神，含补泻双重功能，补而不猛，泻而无伤，既善扶正又可却邪。老朽投放重点，一疗心悸不安，精神恍惚，恐惧易醒，时感空空然，尊为君药，加当归、炙甘草、龙骨、桂圆、牡蛎、桂枝、琥珀、紫石英辅助。二可行水消肿，开30~60g，给予虚弱患者，如轻度贫血、蛋白缺乏、营养不良性面浮、腿脚水肿，选择黄芪、山药、当归、人参、刺五加、白术、玉米须相佐，吃猪皮、喝牛奶、预后甚好。

❖ 茯苓、猪苓

茯苓、猪苓甘淡性平，均为菌核，渗湿利尿，用于蓄水、痰饮、肿胀、小便不利。二者比较，茯苓行水之力不如猪苓，补而益气，功能健脾，对湿停中焦同山药、干姜、扁豆、莲子、赤小豆配合，作用很佳。猪苓泄而无补，和苍术、滑石、黄柏、益母草、车前子为伍，专疗肾炎、水肿、妇女白带；与木通、海金沙、淡竹叶、金钱草、萆薢、白花蛇舌草、瞿麦、鸭跖草组方，治淋浊、尿路感染诸证。二药临床区别，茯苓以补为主，养心定悸安神，利水居次要地位，如四君子汤；猪苓利尿超过茯苓，且有抗癌作用，乃古花新放的传统品。在调畅水道方面，二者联手桂枝、白术、泽泻合成的五苓散中，都是不可缺少的干将。

❖ 泽泻、何首乌

何首乌、泽泻，为水谷代谢药，前者润肠，后者利尿，二味配伍，宜水制服丸。施治重点，第一降血脂，减少人体胆固醇、甘油三酯的超量，改善血液黏稠度。由于消除脂肪，去掉多余水分，可以减肥。第二降脂祛肿，利大小便，通导肠道，疏浚州都之官，化解腹内自由基，转变膨腹胀满。文献所言何首乌黑鬓发益寿、泽泻轻身"行于水上"，同其降脂泻水、促进代谢密不可分。第三兼降血糖，和山药、黄芪、黄精、玉竹、桑叶、枸杞子、苍术、玄参、山楂、黄连、牛蒡子合用，即平步青云。

❖ 通草、木通

通草乃古之通脱木，属五加皮科，用其茎髓；木通古称通草，自《本草纲目》始有此名。清热利湿、通畅尿道、引火下行。对湿热阻遏小便短少，其色黄赤，尿出涩痛，和茯苓、泽泻、车前子、茵陈蒿、灯心、滑石、半边莲、石韦组方，发挥较好作用；乳房胀痛，通络下奶，和天花粉、漏芦、桔梗、穿山甲、王不留行相偶，有明显效果。通草气味皆薄，利水逊于木通，以催乳为重点，同猪蹄、鲫鱼、金针菜、牛鼻、丝瓜络、冬葵子、路路通汇聚一起，就是山东流传的下奶药。木通品种不一，主五淋、开窍，与生地黄、甘草梢相配，治心烦失眠、口舌生疮，导热从小便而出；极苦，不宜单投。先哲王孟英经验，久服尿中排精，关木通还会造成肾功衰竭，目前已弃而不用了。

❖ 干姜、黄连

干姜、黄连合用，寒热并施，源于《伤寒论》，辛开苦降，通利气机，宽胸，开心下痞塞，在泻心汤内属于对药。老朽从事刀圭，遣用较多。第一加入丹参、苏木、川芎、砂仁、枳壳、郁金、薤白、三七参，治胸闷憋气，甚至绞痛放射到左肩部，改善心脏冠状动脉供血不足。纠正脾胃运化不良，食欲不振，同鸡内金、神曲、麦芽、山楂、绿茶相配，连服4~6剂，很见效果。第二大便溏泄日行量多，或诊为慢性肠炎，以干姜、黄连各10g，饮用1周转归正常，加穿心莲6~12g更佳。赤痢在此基础上添入秦皮、白头翁、木香、马齿苋、槟榔，即可得愈。

❖ 木香、香附

木香、香附辛散苦降，理气，开郁行滞，通而止痛，在内、妇、外科领域，常联合投用。木香性温，调理胃肠，凡脘闷不适、食积难化，和枳壳、厚朴、陈皮、鸡内金、半夏、石菖蒲、白豆蔻相配；下痢脓血里急后重，与槟榔、黄连、仙鹤草、白头翁、鸦胆子为伍，功力较好。香附除同甘松、高良姜、九香虫、丁香医治胃痛外，主要疏肝，消散乳腺增生，习和橘叶、川楝子、瓜蒌、荔枝核、乳香、没药、夏枯草、小金丹共用；缓解痛经，同当归、川芎、吴茱萸、泽兰、乌药、肉桂、延胡索组方，易见效果。二者区别，木香针对消化系统，有利胆疗能，医胆绞痛、胆囊炎、胆结石；香附侧重妇科，转化精神抑郁"不得隐曲"，药到病除，有利气之帅的称号。

❖ 青皮、陈皮

青皮、陈皮，一为橘之幼果，一为成熟剥下的外皮。青皮力猛，气味雄烈，长于疏肝破气，通滞开结，治胁痛与柴胡、川楝子同用；治乳房胀痛与橘叶、丹参、腊梅花同用；治疝气与乌药、荔枝核、小茴香、吴茱萸同用。陈皮之力较缓，偏于理脾行气，燥湿化痰。李时珍指出陈皮如配伍他药，和泻则泻、和升则升、和降则降，的确是心得体会之言。治恶心呕吐与生姜、竹茹、半夏、苏梗、黄连、灶心土同用；治气积腹胀与枳壳、木香、厚朴、槟榔同用；治咳嗽多痰与杏仁、细辛、茯苓、葶苈子、泽漆同用；治腹痛泻下，泻后仍痛与防风同用。肝气犯胃，土被木克，二味也可一方合服。

❖ 佛手、香橼

佛手、香橼为常绿木成熟的果实，能理气、宽中、行痰、止呕。佛手是用全果，治胸闷、不思饮食，与砂仁、白豆蔻合作。香橼入药只取外皮，宜于肝郁气结、胸肋胀痛，可和柴胡、香附、甘松、绿萼梅、玫瑰花相配；内停痰饮阵发性咳嗽，同陈皮、半夏、桔梗、紫菀、茯苓组方，易见功效。二者气味醇厚，香而不烈，疏肝并不伤正，健脾为胃行其津液，亦弗碍阴，乃开上之品，非下降药物。两胁、上腹部不适、乳房胀痛，应联合使用。

❖ 降香、沉香

降香乃降真香树心材，沉香为沉香树的树脂状物，气味辛温，皆有降气作用。降香散瘀止痛，辟秽祛疫，治浊邪内阻泛恶、腹痛，与苍术、藿香、石菖蒲、晚蚕沙合用；治跌打损伤气滞血瘀，与当归、红花、乳香、没药组方；医冠状动脉粥样硬化所致的心绞痛，同丹参、川芎、檀香、郁金配伍。沉香助阳坠痰，用于肾不纳气喘促不宁，痰声辘辘最为适宜，可与黑锡丹同服；寒邪上冲呕吐、腹内肠鸣，和肉桂、吴茱萸一起，很有效验。

❖ 旋覆花、赭石

旋覆花、赭石降逆下气。前者善除胃中噫气，后者镇咳祛痰力强。两味相配，首见于《伤寒论》旋覆代赭汤。老朽经验，第一调理胃气上冲，胸内痞满，嗳气频作，食物反流，加半夏、干姜、黄连、小量大黄，平逆下气，辛开苦降，提高肃化功能。第二治疗脘闷气痰上升，呼吸不利，咳嗽涎多，加半夏、橘红、川贝母、紫菀、款冬花、茯苓、葶苈子、车前子，安肺行水，畅通气机，清化浊邪，很见疗效。家父从其红、黄色泽，称朱金二仙汤，处方习开全福花。旋覆花枝、叶又名金沸草，列入止咳药内，作用较差。

❖ 蒲黄、五灵脂

蒲黄属花粉类，生者行瘀，炒则止血，适于吐血、衄血、尿血、便血、崩漏等证，创伤出血、舌肿口疮，以之外涂。与五灵脂相配，专治心腹疼痛、妇女痛经，增强五灵脂中和作用。因五灵脂之排泄者为寒号鸟，名赤足鼯鼠，粪便入药，亦名蒲矢合剂。蒲黄临床，制止各种溢血，包括紫癜，同小蓟、牡丹皮、黄芩、白及、三七参、仙鹤草、侧柏叶、花蕊石组方，均有效果，上部之血出而难止，加大黄1~3g降下，能立竿见影。次则调治月经周期缩短、量多，功能性子宫出血，和地榆、茜草、艾叶炭、旱莲草、阿胶、贯众、生地黄、芥穗炭配合，吃荠菜、龙眼，功力超群。五灵脂擅长散瘀止痛，给予各种不通则痛之证，活血之力与乳香、没药类似，近年来施诸冠状动脉粥样硬化供血不足的心绞痛，可使得到缓解。二药临床，蒲黄能轻度收缩子宫平滑肌；五灵脂则缓和子宫平滑肌痉挛，同其他抑制子宫收缩的香附、延胡索组成处方，对围产期腹痛不已者，最为适宜。

❖ 地榆、贯众、白头翁

地榆、贯众、白头翁，性味苦寒，凉血。地榆偏于收敛、贯众促进子宫回缩、白头翁祛瘀生新，兼消积聚，配伍清热泻火、涩以固脱。投量因病与人而异，一般用15~30g，最多50g，每日1剂，水煎分3次服，连用5天，调治崩漏，即子宫出血，功效比较理想。若血已止，减去1/2量，继续饮之，10剂后给予四物汤，选加养肝、益肾、温化冲任二脉药物，如仙灵脾、肉苁蓉、枸杞子、何首乌、杜仲、黄精、狗脊、补骨脂、鹿衔草、龙眼、红糖，即可巩固，防止复发。每味之量，切勿超过10g，仙灵脾例外。

❖ 乳香、没药

乳香、没药，开始由中东阿拉伯国家进口，乃树脂凝固物，必须醋制、烘干，以免刺激胃黏膜引起泛恶、干哕，不宜过量。二者合用已成习俗，称并蒂莲花、比目鱼药。行气活血、消肿止痛，化腐生肌，只有清贤王勋臣不开乳香欣赏没药。乳香理气散结居优，没药活血化瘀为其专长。经验说明，第一凡疮疡、疔疖破溃，洗净伤口，以之填敷，能煨脓生肌长肉，即《医学心悟》海浮散，功力很强。第二止痛，凡撞击、骨折、软组织损伤，或者闪腰岔气，和血竭、三七参组方，口服、外用，均有卓效，称斩关夺隘的良将先锋。

❖ 桃仁、红花

桃仁苦平、红花辛温，功能活血散瘀、医跌打损伤。桃仁含油脂较多，润肠濡枯。治肺痈初起促之内消，与冬瓜子、薏苡仁、桔梗、芦根同用；治阑尾炎尚未化脓，与牡丹皮、红藤、大黄、元明粉同用；治肠燥便秘、粪块硬结，与杏仁、麻子仁、松子仁、蜂蜜、何首乌同用。红花少开活血，量大破血，兴奋子宫平滑肌收缩增强，为桃仁所不及。治经闭和当归、赤芍、三棱、莪术、桂枝、益母草同用；治心绞痛扩张冠状动脉、改善心肌缺血，和丹参、川芎、山楂、仙灵脾、三七参、降香同用。

桃仁去皮尖，炮制入药。治妇女月经延期，量少，闭而不潮，与当归、川芎、肉桂、䗪虫、马鞭草、丹参、鸡血藤、王不留行配合，很易见效；血下色暗成块状，加三棱、小量大黄；伴有乳房发胀加青皮、瓜蒌、香附、木香。红花分草花、藏花，二者作用相似，藏红花柔润性强，色泽鲜艳，亦是食物添加剂，功效居优。对久病入络四肢麻木、疼痛，以之为主，加苏木、桂枝、丹参、川芎、鼠妇、乳香、没药、三七参、独活、豨莶草同步组方，可取得一定成果。老朽临床，以藏红花、三七参各半，碾粉，制成水丸，每次1~2g，日2服，能医高血压二目巩膜充血，7日即愈。

❖ 三棱、莪术

三棱、莪术，行气破血，消积止痛，二者并用，对化除癥瘕、积块有较好作用，而且尚可抗癌。治妇女闭经、来潮腹痛、子宫肌瘤、卵巢囊肿，与桂枝、牡丹皮、延胡索、香附、细辛、穿山甲、丹参、琥珀、凌霄花、赤芍、茯苓配伍；医饮食停滞，胸腹胀痛，和沉香曲、枳壳、槟榔、木香、谷芽、鸡内金、牵牛子组方，均有效果。实践证明，莪术理气散结之力强于三棱，属血中气药；三棱破血逐瘀的功能比莪术为优，习称气中血药。

❖ 姜黄、郁金

姜黄、郁金，都属姜科植物，一取根茎，一取块根，适于跌打损伤，胸、胁、腹部刺痛，有行气化滞、活血祛瘀、消癥散痞的作用。因入药部分不同，所理之证各异。姜黄味辛，走窜力强，侧重疏利气机通行痹阻，对肩臂活动受限升举疼痛，易见效果，常与当归、川芎、桂枝、红花、地龙、三七参、鸡血藤结合；且能促进子宫平滑肌收缩，同贯众、酸枣仁、山楂、小蓟、蒲黄、艾叶、薏苡根组方，抑制崩漏出血。郁金苦寒，长于清热凉血，治疗吐衄、尿血，习与生地黄、牡丹皮、赤芍、茜草、玄参、黄芩配伍；若加入牛黄、黄连、石菖蒲、连翘心、冰片、麝香、紫雪丹行列中，可解除热浊蒙蔽清阳、火犯心包引起的神志昏迷，有开窍回苏作用。二药尚能使胆汁增加分泌、缓和心绞痛、改善躁狂精神分裂症。

❖ 紫菀、款冬花

紫菀取根，款冬花用未开放的花苞，二味化痰止咳、平喘，功力相似，经常配伍应用。紫菀辛散苦泄，祛痰力强，优于款冬花；款冬花止咳嗽作用较好，超过紫菀一筹。前者只要咳嗽多痰，咯出不爽，无论初起或久病，外感或内伤，均可投予；且有医治小便尿血作用。后者温性颇大，适合偏寒之证，煦肺下气，专调咳嗽，若与百合同用，剂量各半，则转燥为润，化温成平，统治多种久嗽，收效甚佳，名百花汤，添入哈士蟆油，更上台阶。

❖ 龙骨、牡蛎

龙骨为古生物化石，牡蛎乃海中介类贝壳，有平肝潜阳、镇惊安神作用。前者偏于收敛固涩，后者以软坚散结见长。二味合用，溯源于《伤寒论》，常与茯苓、桂枝、炙甘草相配，施治惊恐为主。老朽取向，第一治阴虚火动沉阳上浮，头眩耳鸣，心悸易惊，失眠多梦，同朱砂、百合、酸枣仁、阿胶、珍珠母、黄连、合欢花、夜交藤、天麻、龙胆草、紫贝齿处方，功力良好。第二治烦躁不眠，幻象丛生，奔走街衢，吵闹骂詈，大便数日1行，精神分裂，和枳壳、竹沥、礞石、橘红、沉香、郁金、黄连、铁落、大黄、元明粉、醋炒芫花组织在一起，水煎，送服控涎丹，硕果立见。经验告诉，二味平和稳定，宜大剂授用，少则寡效。躁狂者开到30~100g，配伍大黄，增至20~40g。

龙骨、牡蛎，虽异中有同，仍存在药效差别，重点是一镇惊，一潜阳。龙骨救脱优于牡蛎，牡蛎软坚散结、抑制胃酸上泛，则独掌帅印。牡蛎调理肝阳化风，阴虚阳亢，头痛眩晕，血压升高，感觉上重下轻，与玳瑁、白蒺藜、紫贝齿、龟甲胶、白芍、夏枯草、野菊花珠联合璧；或热邪伤阴，阴不恋阳，阳气外浮，汗出不止，与人参、黄芪、麦冬、五味子、龙骨、糠谷老结成对子，疗力十分显著。

❖ 朱砂、琥珀

朱砂又名辰砂，为天然矿石，琥珀乃松、枫之类树脂埋于地下形成的化石样透明物，二者镇惊安神、定惊催眠，常配合广泛使用。朱砂虽汞类，然偏于解毒，治小儿痰热惊风、气喘抽搐，与天竺黄、僵蚕、胆南星、牛黄、虎杖、地龙、猴枣、全蝎、蜈蚣同用；治心火过旺，烦躁不安，睡后易醒，与丹参、黄连、阿胶、莲子心、百合花、鸡子黄同用。琥珀重镇之力逊于朱砂，而利水通淋、活血散瘀则称独秀，属其专长。治小便不畅、淋漓、疼痛，和白茅根、生地黄、白木通、甘草梢结合，疗经行腹痛，月经周期延后，量少，或慢性盆腔炎，与红花、牡丹皮、延胡索、莪术、没药、罗勒、刘寄奴组方最佳。

❖ 天麻、钩藤

天麻、钩藤，平肝、止痉、降血压，对肝阳上扰内风萌动导致的眩晕、抽搐比较适用。天麻性平，医脑炎，高热抽风，角弓反张，肢体痉挛，与蝉蜕、僵蚕、地龙、全蝎、羚羊角相配；医头痛、目糊、失眠，加入介类潜阳，和黄芩、白芍、白蒺藜、牡蛎、胆南星、石决明、龟甲、珍珠母共用。钩藤甘寒，长于清火，其力在细枝嫩钩中，以理头胀为主，常同青黛、栀子、桑叶、薄荷、菊花、川芎为伍。二者的区别，天麻祛湿豁痰，治头眩眼黑、手足不遂、促进胆汁分泌，镇痛之力较好；钩藤不可久煎，和马宝、羚羊角、桑寄生组方，对孕妇子痫有缓解作用。老朽经验，天麻研粉冲服，比汤剂为优，能节约药材1/2；钩藤入沸水中煮 2~4 分钟，否则会丧失 70% 的疗效。肝阳化风头痛脑涨，尽管血压不高，投予这两味药物，同样水到渠成。

老朽在临床上，凡高血压脉象弦劲责责如偃刀，用天麻、钩藤加夏枯草、野菊花、山楂叶，水煎服之；便秘添槐米、茺蔚子、草决明。梅尼埃病头眩、耳鸣、恶心呕吐，和半夏、橘红、白术、泽泻、桂枝、龙骨、牡蛎汇集，连饮20 剂，效果明显。

❖ 全蝎、蜈蚣

全蝎、蜈蚣均入肝经，属解毒、息风、定痉药，医四肢抽搐、角弓反张、神志昏迷，亦用于诸疮疡、肿毒、瘰疬、风寒湿痹、关节疼痛等证，内服、外敷皆可。全蝎之力在尾，长于通经活络、降血压、止痛，治颜面神经麻痹，和僵蚕、白附子相配，名牵正散；治顽固性头痛，与川芎、天麻、白芷组合，获效较佳。蜈蚣药力锐猛，比全蝎毒性稍大，重点以抗惊厥为主，常同天麻、钩藤、地龙、羚羊角、石决明、珍珠母、紫贝齿互伍，有缓解效果。二者在微量元素方面含锌最多，宜入丸散口服。事实告诉，全蝎止疼超过蜈蚣，以大剂稀莶草煎汤送下，消除四肢麻木，手足活动失灵。蜈蚣不仅抑制结核杆菌，能疗瘰疬、骨痨，且对恶性肿瘤也起作用，目前大都和黄药子、石打穿、露蜂房、山豆根、半枝莲、龙葵、干蟾皮、山慈菇、水蛭、土茯苓、马钱子、铁树叶、白屈菜、喜树果、菝葜、木鳖子、野葡萄根、白花蛇舌草、六神丸、云南白药分别试用、观察，统计得效率。

全蝎、蜈蚣功能相伴，联合应用，第一治风寒刺激局部，颜面神经麻痹，口眼歪斜，口服粉剂各 2~3g，日 2~3 次，患侧湿毛巾热敷出汗，避风 10 天，成绩卓然。第二医风寒湿外邪袭入经络，疼痛不已，四肢屈伸不利，同雷公藤（先煎 1 小时）、防风、秦艽、独活、穿山龙、寻骨风、制草乌、制乌头、细辛、徐长卿组合一起，收效很好。

❖ 地龙、僵蚕

地龙、僵蚕皆系镇惊之品，对肝风内动，头目眩晕，四肢搐搦、神志不清均宜应用。地龙咸寒，偏于清热，和射干、半夏、茯苓、葶苈子、杏仁、桔梗、枇杷叶配伍，发挥止咳定喘作用；与葛根、黄芩、钩藤、槐米、山楂、茺蔚子、夏枯草结合，降血压明显，时间持久；同稀莶草、全蝎、络石藤、桑寄生、防己、薏苡仁、秦艽、虎杖、牛膝、独活组方，治风湿热痹，手足屈伸受限，关节红肿灼痛。僵蚕散风力强，侧重祛痰开结，除与全蝎、蜈蚣配伍疗口眼歪斜外，常携防风、赤芍、白蒺藜、野菊花、谷精草、决明子、密蒙花医目赤肿痛。二味临床各有特色，地龙糖水化服，可给予躁狂型精神分裂；僵蚕加入桔梗、锦灯笼、山豆根药队中，能愈咽喉火热灼痛，且对慢性支气管炎、过敏性荨麻疹有较好的作用。

❖ 天冬、麦冬

天冬、麦冬均属甘寒之品，补液生津，其力相伴，对肺阴不足干咳无痰、肠燥便秘，常配伍应用。天冬寒凉性大，擅长滋养肺、肾之阴，力专效宏，治高热病后口渴，与天花粉、蔗浆、生地黄同用。麦冬尚入心胃，医心烦不安、舌色绛红，与莲子心、黄连、竹叶心、连翘心同用；疗胃阴耗伤，口干食少、舌光剥无苔，与沙参、石斛、玉竹、乌梅、西洋参、五味子同用。二者比较，天冬能退虚热，清肺中之火，补肾水亏损；麦冬止咳、强心、利尿，位居优势。

麦冬与天冬合作，称二冬汤。老朽经验，第一投予慢性支气管炎，阴虚内热、咽喉发痒，久咳无痰，和百合、青果、川贝母、瓜蒌、罗汉果、五味子、蜂蜜、梨汁、甘草相配，功效易显。第二治热性疾患津液大伤，身形消瘦，渴欲饮水，和天花粉、西洋参、石斛、桑椹子、知母组方，吃樱桃、葡萄、猕猴桃、草莓、西瓜，症状可消。第三治肠道干涸，或习惯性便秘，粪块燥结，久不下行，润枯濡开，和玄参、麻子仁、当归、肉苁蓉、香蕉、鲜牛奶萃集，注水行舟，治绩可观。

❖ 龟甲、鳖甲

龟甲、鳖甲，为滋阴潜阳药，退虚热骨蒸，止睡中盗汗，凡肾水不足、肝阳亢盛，皆可投予，常和熟地黄、白芍、知母、牡蛎、青蒿、阿胶配伍。龟甲长于健骨养髓，补阴止血，治小儿囟门不合，腿膝软弱无力，与龙骨、海马、木瓜、牛膝、千斤拔同用；治妇女热扰冲任二脉崩漏下血，与生地黄、小蓟、女贞子、旱莲草、贯众、黄芩同用。鳖甲侧重散结、化癥、消痞，治肝脾肿大，与三棱、莪术、马鞭草、三七参、鬼臼、阿魏、䗪虫、刘寄奴同用；治子宫肌瘤、卵巢囊肿，与肉桂、露蜂房、细辛、桃仁、鬼箭羽、水蛭、虻虫、制甘遂、炒芫花同用，水泛成丸，口服，2~4个月为1疗程。

鳖甲滋阴涵阳生用，散结醋煅入药。与龟甲结合，能吸纳潜阳，实际滋阴可降火，火被抑制阳亢即收藏，故有潜阳作用。实践证明，第一医水亏火旺，头眩耳鸣、烦躁易怒、入睡困难、血压正常、脉象弦数，宜同女贞子、黄连、石决明、白芍、龙胆草、珍珠母、酸枣仁、天麻、钩藤、何首乌、羚羊角、茺蔚子组方，功力很佳。第二治肝硬化、班替氏综合征，在辨别分析病情基础上，给予郁金、三七参、龟甲、鳖甲各200g，水泛为丸，每次5~10g，日2~3服，效果显著；也可和三棱、青皮、莪术、香附、柴胡、桃仁、红花、川芎、丹参、穿山甲配伍，提高临床转化率。老朽经验，肝炎、肝硬化蛋白倒置、异常，加人参、白术，制成胶囊口服，上升白蛋白、下降球蛋白。阴虚阳亢者，要吃三笋（竹笋、芦笋、莴苣笋）、二白（蒲棒、茭白），极有裨益。

❖ 杜仲、续断

杜仲、续断温补肝肾，有强筋骨、壮腰膝的功能，对腰痛、腿酸、下肢软弱无力、胎动不安，与白术、木瓜、桑寄生、狗脊、菟丝子、砂仁为伍，效果颇佳；和山药、益智仁、覆盆子、芡实子、鹿衔草、补骨脂、桑螵蛸、金樱子、山茱萸、鸡冠花配伍，用于小便频数、崩漏下血、白带不止诸证。杜仲以补益为主，配锁阳、肉苁蓉、巴戟天、仙茅、鹿茸、韭子、冬虫夏草，医性交早泄、阳痿不起。续断补中寓行，侧重活血止痛，在骨科方面，有促进组织再生能力，用于跌打损伤，多与桃仁、红花、穿山甲、桂枝、大黄、苏木、伸筋草、乳香、没药、川芎、当归、三七参一起组方。二者不同点，杜仲保胎之力不如续断，久服可减少胆固醇吸收，炭化后降低血压；续断虽然祛瘀生新，有行血作用，但因含相当多的维生素 E，故在抗妊娠流产治疗不孕症过程中，被视为别生面的良品。

❖ 五味子、山茱萸

五味子、山茱萸乃植物的果实，性味酸温，都属收敛药，有养阴生津、敛汗止泻、固精补肾的作用。五味子增强记忆、促进胆汁分泌，改善血液循环，止汗、止渴、止泻，世称三止；山茱萸利尿抗癌，对放疗、化疗造成的白细胞下降有助其升高之力。

五味子临床，第一医体弱易汗，气液双亏，与人参、麦冬配伍，名生脉散，加浮小麦、龙骨、黄芪、牡蛎、麻黄根，收效较佳。第二治咳嗽日久，影响肺功能，转成慢性支气管炎，同紫菀、款冬花、马兜铃、罂粟壳、白屈菜结合，痰多加桔梗、旋覆花、茯苓、佛耳草，易见疗绩。第三治脾胃不健，中气下陷，长时腹泻，慢性肠炎，和人参、黄芪、赤石脂、白术、茯苓、补骨脂、薏苡仁组方，分化阴阳利尿，加猪苓、泽泻，效果甚好。老朽经验，尚有三项功能可以利用，一升提血压；二纠正肝功，下降谷丙、谷草转氨酶；三医神经衰弱头昏、心悸、梦多。所含辣素存于仁中，入药必须打碎，不然无有辛味。

山茱萸，取肉去壳，对遗精、阳痿、血崩有效。老朽取其导向，第一调理读书阅报不能持久，时间稍长则"目眩无所见"，同熟地黄、枸杞子、菊花配伍，水泛为丸，功力显著。第二治男六十、女五十岁进入围绝经期，感觉腰痛腿酸、头晕耳鸣，和杜仲、女贞子、旱莲草、续断、狗脊、牛膝、鸡血藤携手，普遍见效。第三医大气下陷汗出不已，心悸、怔忡，手足厥冷、动则头眩，呈现虚脱之象，以之为主，加人参、黄芪、附子，开 40~60g。另外，家父经验，如肾不纳气，呼多吸少，哮喘、腹泻，以山茱萸 30~50g，水煎送服黑锡丹，可起救急作用。

❖ 人参、黄芪

人参、黄芪，阳性温化药，益气，帅血循环，能解除人体疲劳，配合附子、干姜急救亡阳休克。二者同中有异，人参大补元气，生命垂危，心脑功能衰竭者，饮之可延长存活时间，且对肾阳不足，生殖器勃起无力，或举后即痿，能发挥良好作用。黄芪壮阳力量较小，扩张血管、降低血压、收缩汗腺、利尿消肿，乃其专长，为人参不及。两药合用，配入白术、炙甘草，"甘温除热"，可医人体免疫力低下，表现功能性低热，体温稽留 37.2~37.5℃，每日 1 剂，疗效很佳。临床用量，人参 10g 左右，黄芪要达到 30~40g。

❖ 细辛、吴茱萸

细辛、吴茱萸，辛温祛寒，一散一补，相互为用。前人提出细辛不过钱说，不要拘泥，根据无考，老朽处方每剂投予 20g，未发现不良情况，但应掌握适应对象、所需标准。细辛、吴茱萸虽属常用药，若口服过多，易发生头昏、目糊、口干、舌上觉辣的不良反应，通过观察，除因其气雄味辛外，尚与其温热宣发、腾气升阳作用有莫大关系。吴茱萸可令胃酸减少，消化力下降，对胃酸缺乏证、萎缩型胃炎，须慎重使用。于《伤寒论》四逆汤中加入吴茱萸 7~15g，可提高温里回阳效果。

❖ 枳壳、厚朴

枳壳、厚朴，在大承气汤中位居臣位，亦属佐使药，以行气开结，消胸、腹胀满为主。对内在亏损脾虚运化不良者，不可轻投，否则不仅症状未除，反而更加严重。只有在补益处方基础上，必要时授予小量，配合白术、木香、砂仁、生姜，始可应用。老朽调理此证，皆取保本为前提，酌入范志神曲、香橼、玫瑰花，给予健康状态较差、体弱易病者，胸、腹胀满的现象便随之而去。二者世称兄弟药，一偏于治上，一侧重疗下，由胸、腹之界划分。

❖ 大黄、栀子

大黄、栀子性寒味苦，为止血退黄清火药，常用于热性病、肝炎、胆囊炎。大黄利肠通便，不可久煎，宜治大腑秘结；因开上泻下，研粉冲服，对吐血、鼻衄立竿见影，其效极佳。栀子调理心烦不宁，懊憹不能入睡而失眠，成绩良好；再加百合、酸枣仁、黄连、合欢皮、莲子心，作用更会提高。二味组方，除《伤寒论》茵陈蒿汤外，习用者为栀子金花丸。

❖ 生地黄、玄参

生地黄、玄参，滋阴凉血，壮水制火，滑润肠道，解除人体干枯。在清热处方内加入二者，能协助降温退热，增强黄芩、大青叶、青蒿、板蓝根、柴胡、石膏、寒水石的作用。生地黄调理口干、吐衄、肺阴亏损咳嗽，比较擅长。玄参治疗咽喉红肿、疼痛、颜面烘热、毒火外泄发斑，为一支艳花。加入麦冬，即《温病条辨》名方增液汤。

❖ 当归、肉苁蓉

当归、肉苁蓉二药同用，较为少见，但在润肠、滑利、通导大便、下行秘结方面，巧用其滋枯濡燥的共性来配伍，解除消化道这一病理状态，很有意义，称一枝独秀。当归养血调经，专理冲、任二脉，在妇产科领域，重点适于盆腔疾患，如子宫、卵巢、输卵管病变，促进发育，改善内分泌失调，提高妊娠率。肉苁蓉温肾助阳，补下力强，转化男性生理功能，对性生活淡漠、阳痿、早泄、精子活动力低下、液化时间长，都有良好的作用。

❖ 青黛、芦荟

青黛、芦荟，降肝火、退热邪，属苦寒药。二者合用，见于当归龙荟丸。

近代研究，对慢性白血病有一定作用。青黛在水中难溶，只宜吞粉末，不入煎剂。芦荟通利肠道，泻下燥结，久服易致便溏、乏力，脾虚肾衰。1987年医一男子，性急易怒，动辄骂詈，时发躁狂，数日如厕1次，二目直视，身形瘦长，表现神经质，即授予青黛150g、芦荟80g，水泛为丸，每次5g，日3服，连用15天病去大半，又吃1料，恢复正常。

❖ 大黄、元明粉

大黄、元明粉，乃《伤寒论》大承气汤泻火通下的两味主药，前者降气消积、活血破瘀，攻利而不软坚；后者软坚缺少攻下之力。双方配合，对高热阴液亏耗、大便干燥或习惯性肠内秘结，都宜应用。如身体虚弱，可加人参、西洋参，保护元气，扶正祛邪，提高疗效，黄芪利水切勿添入。须注意一点，凡攻下之品，均摧残生机，只能救急，禁止久服，防止影响患者健康。

❖ 半夏、橘红

半夏、橘红，一降逆，一利气，抑制逆气上冲，开上启下。二味相配，燥脾醒胃，肃肺平喘，祛痰止咳，名二陈宣化汤，加代赭石15~30g，易见其功。凡哮喘、咳嗽痰多气逆上冲者，都要加入。1982年诊一脑梗阻，头痛呕吐、口角流涎、二目呆直、气喘咳嗽、脉象弦滑、语言障碍、血压正常，医院委老朽调治，即开半夏20g、橘红25g、代赭石30g、生姜50g，水煎分3次服，连进2剂，呕止喘停，痰亦减少。半夏分清、法、矾、仙露多种，随证选用；橘红开化州者为上品。

❖ 干姜、附子

干姜、附子，四逆汤主药，用途很广，以温里回阳为特长。前贤经验，干姜不遇附子，只健胃无兴阳之力；附子少干姜，难以发挥大热功能。二味配伍，则温经散寒，纠正脉微、出汗、倦卧、四肢冰冷、真阳衰竭的厥逆证，效果良好。岭南陈伯坛先生每剂药附子投到150~200g，通过久煎破坏乌头碱，去掉毒副作用，并不影响疗效，值得研究此法。老朽临床，常开黑附子，也可取乌头、天雄代替，为了回阳救急，切勿混入漂淡的附子，即药肆疗售的淡附子。

❖ 麻黄、桂枝

麻黄、桂枝，《伤寒论》首推圣品，属于对药。麻黄宣散利水，配杏仁医哮喘；桂枝活血通络，伍白芍收敛止汗。两者合用，开鬼门、启腠理，发汗解肌，调和营卫，乃治外感风寒袭表不可分割的比目鱼药，如传统名方麻黄汤。老朽经验，在剂量上，麻黄超过桂枝，发汗力强；桂枝大于麻黄，则转为疏利经络、化瘀之方。1987 年诊一患者，感冒恶寒无汗、舌苔白腻、脉象浮紧、体温升高、眼睑水肿，给予麻黄 15g、桂枝 10g、生姜 15g、大枣（劈开）5 枚，每日 1 剂，分 3 次服，连用 5 天，症状解除，小便增多，水肿消失。

❖ 山楂、神曲

山楂、神曲，属食疗药。山楂降血压、血脂，消肉积，宜于胃酸缺乏症，如泛酸较多，用炒过的，谓之焦山楂。神曲含酵化物，重点催化米面停滞，有半夏曲、范志曲、采云曲数种。二味组方，醒脾健胃，促进食欲，发挥消化作用，对餐后营养成分的吸收，颇见裨益。加入麦芽、槟榔、鸡内金、谷芽、苍术、厚朴、陈皮，效果更佳。老朽经验，凡纳呆、消化不良，每日喝绿茶 3 杯，也很有帮助。

❖ 当归、川芎

当归补血养血，川芎活血行血，两药配伍，名佛手散，调理冲、任二脉，温化肝、脾血液亏损，为四物汤组成之半。老朽经验，对妇女子宫、附件发育不良，内分泌失调，月经延后、量少，均有作用。先师遗言，加 3~6g 丹参，收效更好。1962 年医一 30 岁女子，面黄肌瘦，表现肝、脾气血不足，营养低下，月事五六十天 1 潮，点滴即无，给予当归 30g、川芎 15g、丹参 5g、人参 10g、砂仁5g，每日 1 剂，水煎分 3 次服，连续应用，凡 27 剂获得治愈，经水按时而来。

❖ 黄芩、柴胡

黄芩、柴胡，为《伤寒论》小柴胡汤内主药，黄芩清热凉里，柴胡疏表解肌，二味相配，泄肝胆火邪，发散郁积、风热，在时令病中和解少阳。和白芍为伍，滋水护阴，制肝阳亢盛，宣胆气沉结；同青蒿、大青叶、板蓝根、重楼组方，治高热停留，持续不降，有明显疗效。投量为黄芩 15~25g、柴胡 20~30g，才可达到标准程度，一般 4 剂即愈。同时也可用于低热，即东垣老人所说阴火上升，习称功能性发热，开解表、消炎药不起作用者，加黄芪、人参、炙甘草，将量压缩 2/3，只取 1/3，每日 1 剂，水煎饮之，很见功力。

❖ 白芍、炙甘草

白芍、炙甘草，滋阴柔肝、补中益气。两味相配，能镇静、缓急、润养、酸甘化阴。医咳嗽加川贝母、玉竹、款冬花、五味子；治腓肠肌痉挛小腿转筋，要大量投用，每剂用白芍 20~40g、炙甘草 15~30g，效果很好，其抽痛难忍的症状，2 剂即可解除；给予胃病、肠系膜淋巴结炎，腹内疼痛屡发不已，水煎分 3 次饮下，也可覆杯得疗。

❖ 生姜、大枣

生姜止呕、大枣和胃，属食药两用品，互为配伍，《伤寒论》投用最多。临床保健，能中和酸、辣、苦、咸，发挥矫味功能。家父认为放入温补处方，易提高药物疗效。于行气活血、逐水破积汤剂中增加干姜、大枣，可保护人体内在脏腑正气不受损伤，乃一举双收，应当重视。1980 年一妇女求诊，经常恶心，面无华色，脉象沉弱，嘱其每日取生姜、大枣各 40g，水煎分 2 次服，连用 1 个月，竟然治愈，恢复了健康。此后凡开该方时，又添红糖 20g，强化补力，称炉中加炭。

❖ 附子、大黄

附子温里镇痛，助阳祛寒；大黄下气行血，破瘀通便。二药合用，首见于《伤寒论》《金匮要略》。民国初年德州老儒罗芷园在北京行医时，以之施治疝气下坠，极力推荐此药对的特殊作用。临床验证，的确有效。老朽遵照先贤提示，常将二者投予男子附睾发炎或精索静脉曲张，在处方内加丹参增强活血化瘀之力，命名为三将汤，可获得较好的效果。业师医阴寒内结，手足冰冷，肠道蠕动无力，大便数日 1 行，开附子、大黄，加人参、肉苁蓉，代替传统的半硫丸，称虚人降下汤，疗绩甚伟。1985 年去成都开会，遇一慢性附睾炎患者，兼有前列腺炎、精索静脉曲张，大便秘结，即给予附子（先煎 1 小时）20g、丹参 20g、大黄 6g，连用 5 剂，症状大减，唯阴囊尚有隐痛，又加乳香、没药各 10g，继服 10 天，症状逐渐消失。

❖ 人参、石膏

人参益气生津，石膏清凉泄热，寒温合用，攻补双施。在医热性病过程中，由于高热气液两亏，应考虑人与疾病的矛盾，以石膏祛邪、人参保护机体，解决人和病的关系，即对立统一性。老朽经验，二味治发热汗出不止，体温持续不退，均可收效。挚友孙华堂对其作用推崇备至，呼为圣品。事实告诉，加入青蒿、大青叶、板蓝根，见功更捷。1970 年于青岛诊一夏季热患者，汗出淋漓，高热 40℃持续不下，吃药、打针效果不显，给予石膏 100g、人参 15g，药后体温开始下降，入夜又复升高，即于方内加青蒿 15g、大青叶 50g、板蓝根 50g，水煎分 4 次服，4 小时 1 次，连饮 3 剂，病退人安。

❖ 白术、泽泻

白术、泽泻，为古方泽泻汤。白术健脾益气，泽泻消脂利水，二味配伍，医痰饮内停、腹满水肿、肠内辘辘有声，属适应对象。老朽治头眩脑涨、血压升高、大便稀薄、痰涎量多，特别是肥胖人，经常用之，计白术 30g、泽泻 40g，加天麻 15g，名家传荡饮汤，不仅症状解除，血压也随着降下，收效很佳。小品论文《蒲甘老人札记》叙述较详。在减肥处方中取白术 300g、泽泻 300g、何首乌 300g，碾末，水泛成丸，每次 6~10g，日 3 服，连用不停，能令体重下降，身形瘦消。

❖ 麻黄、杏仁

麻黄、杏仁，二者配合，宣肺理气，止喘宁嗽。《伤寒论》之麻黄汤、麻黄杏仁石膏甘草汤，皆以此药为重点。凡外感风寒病邪在表，肺与皮毛相通，气机郁遏，哮喘、咳嗽，以麻黄、杏仁开、发、宣、降，便可解决这一病理状态。家父常在方内加白芥子 6~15g，对冬季感冒气逆哮喘、咳嗽痰多，服之即效。若同百部、射干、半夏、橘红、白屈菜、露蜂房组于一起，锦上添花，更为理想。恐惧麻黄升提血压，增入黄芩 6~10g，就能抵消。对支气管炎、支气管扩张、过敏性哮喘，均宜应用。

❖ 茯苓、甘草

茯苓宁心定悸，消饮利水；甘草补中益气，调理心律不齐、脉象间歇。二者合用，仲景先师谓之茯苓甘草汤。老朽临床，凡惊悸不安，感觉忐忑，便以此两药授之，疗效可观。加大枣肉，名镇神汤，功力提高一筹，堪称上乘佳剂。前人常于方内增添龙骨、牡蛎，调理精神疾患，如受惊而恐、遇事则惧、幻想干扰、噩梦不断、小儿多动症，皆有明显作用。1984 年诊一老妇，自从看到室内窜出一条白蛇，日夜喊叫，稍睡便醒，导致行为失常，求仙拜佛，多方求治，终乏效果。即以茯苓 40g、甘草 15g、大枣肉 50g，加浮小麦 100g，水煎分 3 次服，连用 3 剂，病情稳定，而后又加龙骨 30g、牡蛎 30g，约 25 剂，逐渐痊愈。

❖ 木瓜、牛膝

木瓜为热带水果，健脾益肾；牛膝分川、怀两种，活血通络兼壮腰膝。二味组方，医腰腿酸痛、膝关节炎，居于优势。老朽经验，凡腰脊劳损、肌纤维炎、下肢疲软行走无力，都可投予。水月寿僧人制成水丸，布施进香者，谓之如来丹。加白芍、甘草，治腓肠肌痉挛、不宁腿综合征，功效最好，先师命名芍药甘草牛膝木瓜汤。实践告诉，以木瓜、牛膝配入狗脊、杜仲、续断，再加乳香、没药、鬼箭羽、两头尖、三七参，可治腰椎间盘突出、强直性脊柱炎、坐骨神经痛。

❖ 黄芪、当归

黄芪益气、当归补血，二味相伍，气为血帅且能摄血，用诸失血后遗症，故名当归补血汤。老朽汲取前人经验，对气血双虚患者，如大病初愈、卧床日久体力未复、产后羸弱、月经量多，以及紫癜、营养不良、再生障碍性贫血，均可使用，师门主张加入人参，称保本汤，功力升高，其效更觉理想。1967 年诊一乡村干部，胃溃疡吐血，大便黑褐色，病程已历 3 年，颜面苍白，精神不振，嗜卧懒起，授以黄芪 50g、当归 20g、人参 15g，加三七参 10g，水煎分 3 次服；10 天后改为 2 日 1 剂，共服 27 剂，完全治愈，且未复发。

❖ 苍术、黄柏

苍术芳香化浊，黄柏清热泻火，均有祛湿、渗利水液作用，古人组方，名二妙丸。老朽临床，重点医疗下焦湿热之邪，腿足红肿、热痛、有烧灼感，习称下注，如湿疹、丹毒、附睾炎、膝关节炎、前列腺炎，皆易见功。根据需要，可选加金银花、连翘、蒲公英、海金沙、萆薢、薏苡仁。妇女阴道炎、子宫颈糜烂，出现白、黄、赤色带下，都可在此两药的基础上加白果、芡实子、鸡冠花，即先师所遗宝坤汤，效果最好。凡女性下部感染、瘙痒、炎症明显，要配合外洗、坐浴，用苦参、蛇床子、萹草、徐长卿、仙鹤草、狼毒煮水，其力甚捷。

❖ 石菖蒲、远志

石菖蒲芳香开窍，健胃醒神；远志祛痰止咳，调理大脑催化记忆。两味并用，对精神失调、神经衰弱、脑体萎缩、智商低下、后天性痴呆症，坚持口服，均可见效。老朽经历，凡感觉脑力不足、思想不集中、疲惫、健忘、记忆功能下降，给予此药加当归、川芎、藏红花，李春峰前辈谓之苏脑汤，疗绩更佳。1982年诊一石家庄患者，7个月前，从夜间小便起床开始，经常头昏、打哈欠，逐渐神志昏糊、痴呆、表情淡漠、记忆力直线下降，有时不知关门，走错道路。医院诊为脑血管阻塞，打针吃药、扩张血管、降低血脂，改善供血，无明显好转，即于苏脑汤内加石菖蒲15g、远志15g，水煎分3次服，连用10剂已见反响，而后又添入葛根、丹参、水蛭，在回途中挽回，生活已能自理，精神状态恢复了80%。

❖ 天麻、茯苓

天麻镇肝息风，止抽定痉；茯苓祛饮利水，宁心安神。二者配伍，能抑痰饮上冲、风邪内动、原发性高血压。老朽实践，对癫痫、迷路积水、末梢神经炎、原因不明眩晕、梅尼埃病、神经性眩晕出现的头痛、耳鸣、抽搐、麻木、目眩、阵发似坐小船，皆可投用；加半夏降逆，成绩更佳。先师据其疗风、痰、水之因素，命名三治汤。每剂所开之量，天麻10~20g、茯苓20~40g、半夏10~15g，属一般标准。若头眩严重，可将茯苓增至60g，再添白术15~20g、泽泻 20~30g，临床疗效十分显著。

❖ 熟地黄、山茱萸

熟地黄滋阴补血，山茱萸收敛固涩。二味同方，可医阴虚血亏、肾关作强失调、汗出液脱、二便过多。老朽所知，下元不足，阴血内伤，口干舌红，腰痛腿酸，小便淋漓，大量与之均有作用；腰肌劳损、腰肌纤维炎、功能性变化，也属适应对象；如加狗脊、木瓜、牛膝，徂徕地区民间称五品汤，更易提高效能。1990 年诊一医护人员，发病 7 个月，腰部软、酸、疼痛，感觉似折状，客观检查，无任何不良变化，乃功能性，非病理器质范围。当时即授以熟地黄50g、山茱萸 50g、狗脊 20g、木瓜 30g、怀牛膝 30g，水煎分 3 次服，连用 15剂，日见好转，把量压缩一半，又饮了 20 剂，已恢复健康。

❖ 黄连、阿胶

黄连苦寒泄热，阿胶养血滋阴。二味配合，即《伤寒论》黄连阿胶汤中主药的简化方。可降心火、益肾水，令心肾相交，乃呈《周易》既济交泰图像。医神经衰弱、阳邪过扰、烦躁不宁、杂念纷纭、思绪万千，以致很难入睡，而且梦多。老朽经验，加莲子心、百合花，习称四友煎，如登山望月，效果更好。1991 年诊一大商，长期失眠，已历 3 个春秋，心烦意乱，噩梦不绝，痛苦不堪，对人生失去信心，家人恐其自杀，乃来就医。即开黄连 15g、阿胶 15g、莲子心 15g、百合花 30g，水煎分 3 次服，下午开始，至夜间 10 点吃完，连用 12剂，情况好转，感觉乐观。嘱咐将量减半，继续勿停，共 40 余剂，彻底治愈。

❖ 肉桂、附子

肉桂辛热活血，附子温经回阳，二者组方，温里祛寒、促进血液循环、蒸发气化、大补元阳。老朽临床，凡身体虚弱、舌苔白厚、恶寒怕冷、出汗较多、腹内经常隐痛、大便溏薄、尿液清长、喜食热物，都可辨证投用。加人参一味，补气、壮阳、暖血，称养生汤，能提高功力、增强疗效。1985 年遇一老妇，体形肥胖，约 90 公斤。出汗、疲劳、嗜卧、呼噜彻夜不停，脉象沉迟，怕见风冷，嗜饮烫嘴热汤，大便日行数次，表现一系列阴寒状况。授予肉桂 10g、附子（先煎 1 小时）20g、人参 15g，水煎分 3 次服，8 剂症情大减，又继用 10

剂，已基本治愈。

❖ 苦参、蛇床子

苦参清热渗湿、调节心律；蛇床子温肾兴阳，医生殖器勃起无力。两者配伍在外治领域，以炎症、过敏（接触花粉、异物、皮毛、灰尘、骤感风冷、吃鱼虾海鲜）、皮肤红斑状瘙痒为重点，如湿疹、风斑、荨麻疹、原因不明性小红颗粒，均见功效。妇女阴道炎、子宫颈糜烂、外阴白斑证，也有良好的治绩。老朽临床，以解决"痒"字为主，煮水洗浴、涂抹、制成栓剂放入，对滴虫、真菌感染，抑制作用很强，乃传统比目鱼方。曾诊一30岁女子，开始患滴虫性阴道炎，4个月又检出白色念珠菌，灼热、刺痒、分泌物黏稠似豆腐渣，频下不止，夜间加剧，已无法工作，即授予二药各300g，水煮置大盆中坐浴，每日3次，共15天，完全治愈，并未复发。

❖ 白芍、柴胡

白芍滋阴、养血、止痛；柴胡疏利气机，散热解表。二者配伍，以柔润缓肝、调理木克脾土、抑制阳亢、化郁熄火为主。老朽临床，若肝火过旺、气机阻遏，尤其妇女易惹、善怒、暴躁、嗳气、胁下胀痛，且牵及背部，皆可应用。一般是白芍占3/5，柴胡占2/5，否则柴胡伤损津液，导发燥感。先师常加川芎提高药力，谓之平消汤。经验告诉，柴胡虽然宣散透汗解表，对护阴保本不利，因有大量白芍收敛与补充水液，毫无大碍，放胆投向实践，不会导致风吹湖干。

❖ 黄连、吴茱萸

黄连、吴茱萸共同组方，辛开宣散、苦降泻火，古名左金丸。老朽心得，对胸闷脘胀、呕恶、泛酸、灼心、嘈杂、隐痛，消化道反流性炎变，如胃炎、食管炎、胃窦炎、十二指肠炎与溃疡症，均可应用。加蒲公英抑制幽门螺杆菌，称吴蒲黄三味汤，功力甚佳。1992年医一乙型肝炎病毒携带者，肥厚型胃炎猝然发作，上腹部胀满、酸水多、嘈杂、吃饭即吐，脉弦鼓指，一按便得，就开此方授之，提高了吴茱萸投量，计黄连20g、吴茱萸10g、蒲公英30g，水煎分3次服，连用10剂，病状解除，基本治愈。

❖ 枸杞子、女贞子

枸杞子甘平，女贞子苦凉，二者配伍，补肝益肾、滋阴凉血。老朽投向，对神经衰弱、头昏耳鸣、口干舌红、夜卧多梦、记忆力下降、腰酸腿痛、未老白发丛生，持续应用，功力可观。以之碾粉，打成颗粒，习称黑红丸。民国初年观音庵老尼月光禅师加熟地黄、山茱萸，治腰痛、耳鸣、视物不清，效果显著。1955 年曾诊一教师，由于工作劳累、编写讲义，二目看东西模糊、健忘、头发脱落、下肢软而无力，腰痛难以俯仰，脉象沉细，即给予枸杞子 30g、女贞子 20g、熟地黄 30g、山茱萸 20g，加牛膝 15g，每日 1 剂，水煎分 3 次服。连用 1 个月，所有症状，都已消失。

❖ 麦冬、川贝母

麦冬滋肺润肠，川贝母祛痰散结，二味配合，医口干、喉痒、咳嗽、痰出困难。友人步玉如推崇此药的功效，谓其师孙伯华先生尊之为养肺汤。老朽经验，凡华盖内伤，干咳无痰，舌面光红、午后低热、大便秘结，表现阴虚肺燥，尤其进入秋季天高气爽、湿度大减，更易发生这一疾患，要及时应用。一般是侧重治燥，开麦冬 20~30g；主疗咳嗽，川贝母领先，给予 10~15g，量不宜多。若肺热久而不退，加天冬 10~20g、石膏 30~40g。

❖ 藿香、紫苏

藿香散四时不正之气；紫苏温里安胎、解鱼蟹中毒。二者配方，发表散寒、透汗解肌，以芳香化浊为重点。宽中止呕，能医胸闷、食欲不振、气冲泛恶。老朽临床，对感受湿邪、胃内停滞、浊饮上升、妊娠恶阻、秽物聚结，皆起作用。如加苍术，称三开汤，疗效还能提高。若清除外邪、降浊止呕，藿香、紫苏可以同量；突出发汗则重用紫苏。苍术开胃力强，燥性较大，最易伤阴，切勿久服。

❖ 香附、高良姜

香附行气开郁，高良姜散寒止痛，二味合方名良附丸，调理肝气冲胃，舌苔白腻，上腹部胀满刺痛，遇寒冷、吃冷食加剧。凡消化系统胃、十二指肠炎症和溃疡病，皆可服之。对胆囊炎、慢性肝炎、早期肝硬化，右胁下不舒、牵及后背不断隐痛，均有较好的作用。老朽临床，在两药基础上加入柴胡疏理肝胆、开郁散结、宣发少阳、泻厥阴风木，通过特殊催化，令清气上升、浊邪下降，功力更为理想，数十年白衣实践，效果甚佳，命名良附柴胡利气汤。柴胡非领航药物，不可多开，每剂以 10~15g 左右为宜，升散过度，导致体虚元气受损，反蒙其害。

❖ 丹参、三七参

丹参、三七参，活血散瘀，三七参尚能止血镇痛，乃其不同处。老朽应用，二味组方，适于内、外、妇、伤各科。投予重点，一是心脑血管硬化，能软化血管、降下血脂、促进血流量，改善供血不足，施治脑血栓、脑梗死，心脏冠状动脉硬化心绞痛、梗死病；二为疗跌、打、撞、压骨折、软组织损伤，疼痛不已。碾粉，水泛成丸，或制作片剂，丹参占 2/3，三七参不超过 1/3，名双虹丹，每次 5~8g，日 2~3 服，都见良效。

❖ 龙眼、酸枣仁

龙眼肉、酸枣仁配伍，甘平而酸，补心养血、定悸安神。老朽临床遣用，凡神经衰弱、焦虑、失眠、健忘、怔忡、惊恐、心绪不宁、思想不集中，投予较多。适应对象掌握惊、悸、恐、夜不入睡 4 个症状。亦可加丹参活血，促进血液循环，纠正大脑功能失调，改善细胞代谢，获效很佳，乃命曰正神汤。若疗力不够理想，添入龙骨、牡蛎、珍珠母、阿胶、龟甲，即可青云直上、鼓乐飞天。酸枣仁生熟作用相仿，不一定都要爆炒入药，此说已写至《杏苑寄语》中。

对症治疗用药经验

❖ 外感风热重黄芩、柴胡、石膏

老朽幼时见一瞽医，70余岁，因家族斗殴，被石灰烧毁二目。谈吐不凡，能背诵《诗经》《论语》《古文观止》诸家华章。口述《伤寒论》方，只加减一两味，群呼瞎大爷。他用白虎汤调理外感风热，头痛、口渴、发热、无汗，加黄芩20g、柴胡10g、山楂10g健胃，防止食欲下降，极具巧思，一般5剂便愈，命名红果柴芩白虎汤。老朽也套取此方，给予流行性感冒呈现风热型，确有疗效，录出供同道参考。其中石膏投量要达到30~60g，否则功效不足，难保成绩。

❖ 头痛的三宝药

岐黄耆宿贺仲书，年九十仍从事临床，所开处方小而精，易于总结经验。分析药理，医头痛无论偏正，排除器质性病变，只要属于神经、血管性，喜投以川芎茶调散减味，有川芎15g、羌活15g、白芷15g、细辛6g、薄荷30g、全蝎10g、蜈蚣2条，每日1剂，水煎分3次服，7~15天为1疗程。呈刺痛感加藏红花3g。方义以通窍、宣散郁结为主，重点用川芎、羌活、白芷三药。老朽师法投予患者，均称饮后效果显著，宜推荐广之。

❖ 小儿慢惊四药

武进庄一夔，调理儿科，发表超群言论，认为禀赋不足、久病未复、误服寒凉、攻下过度，均能损害脾胃，吐泻不已，转为慢惊，当此之际，应以人参、白术养胃气，肉桂、枸杞子救其肾亏，因寒、实之邪一经吐泻即被排出，只有温补才可挽回健康。本说看似偏颇、荒唐，但富现实意义，宜列为独特见解，供临床参考。老朽虽不赞成这一观点，却不敢埋没杏林之花。

❖ 胆囊炎要用柴胡、茵陈蒿

亚急性胆囊炎，一般表现右上腹部疼痛，放射到肩胛，伴有恶心、低热、胁下不舒。《秋水医案》将《伤寒论》茵陈蒿汤与大柴胡汤组合一起进行调治，不论有无黄疸，均投茵陈蒿、柴胡二味，且加姜黄、鸡骨草。计柴胡 15g、枳壳 15g、黄芩 15g、半夏 10g、白芍 15g、生姜 9 片、大枣（劈开）10 枚、山栀子 15g、茵陈蒿 15g、大黄 6g、姜黄 15g、鸡骨草 20g，每日 1 剂，水煎分 3 次服，连用 5~9 天。曾说非结石不可多用大黄，易伤元气，反会增重炎症，令病程拖长。老朽师法此方效果明显，能迅速见功。

❖ 狂证重用大黄

秦若陶先生，民国时代乡镇医家，清末科甲考试连战三捷，后离开仕途教书育人兼业岐黄，胆识超群，以经方、董大驰骋吉林。老朽少时见其调治躁狂型精神分裂，一妇女约 40 岁骑垣上屋，打骂不分亲疏，在街巷脱衣不知羞耻，二三日不食仍到处乱跑，有邪劲。民间迷信在室内挂钟馗像，至庙中烧香拜佛，却愈演愈烈。他认为热度侵入阳明，冲昏头脑，意识丧失，应迅速攻下，开了大承气汤加味，计大黄 60g、厚朴 20g、枳壳 20g、元明粉 40g、山栀子 60g，水煎分 3 次使人灌之，饮后症状稍减，又加石膏 60g。第 3 天排除恶臭大便，秽气难闻，病况转好。这一方法并不居奇，关键放在量上，2~3 剂吃了石膏 120g、大黄 180g，才通开大腑，将火邪、燥屎祛除。其药量说明病情之严重，但作为施治精神分裂来讲，则属一般，能把《伤寒论》处方移植于杂症，确是功勋。

❖ 贫血要加健脾益气药

老朽临床调治各种类型的贫血，于对证处方内加入健脾、补肾、益气、养血药，不仅起辅助作用，亦属栋梁之品，如熟地黄、山药、当归、人参、黄芪、白芍、女贞子、白术、川芎、枸杞子、桂圆、甘草、山茱萸、阿胶、酸枣仁、红景天、荔枝、蜂蜜、肉苁蓉、狗脊、杜仲、茯神、党参、何首乌、黄明胶、仙鹤草、龟甲胶、槐米、旱莲草、麦冬、大枣、龙骨、牡蛎、鲜藕、荸荠、三七参。其中不少尚有止血功能，可选择配伍，增强疗效。

❖ 肾炎蛋白尿有妙方

老朽调理慢性肾炎，在辨证论治处方内常增入专病药物，高血压加黄芪 60g、夏枯草 20g；水肿加益母草 20g、葫芦瓢 30g、泽泻 15g；血尿加阿胶（冲）15g、穿山甲（冲）5g。尿蛋白是一种顽固性症状，极难消除，一般用白茅根、芡实子、天花粉；身体转为虚弱时，可补气、助阳、养阴，投白术 15g、党参 15g、人参 9g、黄芪 30g、鹿角胶 15g、山药 15g、乌贼骨 15g、龟甲胶 15g，方能生效，且勿被"炎"字局限，否则中药即不易大显身手了；若兼糖尿病尿糖加蚕蛾 9g、沙苑蒺藜 20g。

❖ 五套丸治背寒冷如掌大

民间医人乜山魁，长期在农村执业，广泛接触各科患者，见闻多，知识面广，经验丰富，乃一大实践家。受刘河间开发郁结、宣通气液学说影响，重视祛邪，以开为主。对痰饮病胸闷、哮喘、眩晕、咳嗽，感觉背部如碗大一片冷凉，常投戴元礼五套丸：天南星 50g、半夏 50g、白术 50g、茯苓 100g、高良姜 50g、木香 50g、青皮 50g、陈皮 50g，碾末，水泛成丸，每次 4~7g，日 3 服。老朽临床体会，加入桔梗 50g，增强涤痰除饮功效，收效甚佳。

❖ "五炙"之品疗咳嗽

时方派名家丁云乡，晚年疗绩大著，名噪医林。曾对老朽讲，无论外感、内伤、凡调理咳嗽，都要在相应处方内加入五炙，指炙紫菀、炙款冬花、炙百部、炙旋覆花、炙枇杷叶，对表里两证均无妨碍，收效很好。乃临床半个世纪经验总结，秘而不宣，保守一生，带入天国毫无意义，故表而出之，以告同道。老朽承接前辈善言，按法遣用，确属良药。

❖ 偏瘫宜多方调治

医本仁术，在救治危重病人过程亦要冒些风险，因此张考峰先生写有《悬崖医话》，认为脑血管意外中风偏瘫，单纯仿照《医林改错》投补阳还五汤益气活血，比较局限，与传统辨证论治无法吻合，收效并不理想。他说应从温化、补气、养血、通络入手，同时共举，且有侧重点，否则易作茧自缚。对老朽讲，所选药物除大量黄芪 30~120g、当归 15~30g、何首乌 15~30g、川芎 15~30g、鸡血藤 15~30g 外，还有人参 9~15g、丹参 9~15g、山楂 9~15g、地龙 9~15g、制附子 9~15g、红花 6~10g、桃仁 6~10g，再加入相应之品，组成处方，每日 1 剂，水煎分 4 次服。连用 30 天，改 2 天 1 剂，4 次饮下；连续 6 个月，见到明显好转，生活能自理，恢复大半。此言确切，为经验之谈。

❖ 心动过速用加味生脉散

凡无病理性症状，时而出现数脉，谓之心动过速，属心律不齐，发作时间数分钟、几小时、十余日不等；突然停止，尔后再行发作，感觉心慌，天长日久，能引起心力衰竭。老朽经验，可用生脉散加味，即党参、麦冬、五味子、当归、玄参各 9g、甘草 6g、酸枣仁 30g、龙骨 15g，每日 1 剂，水煎分 3 次服。如效果不佳，加甘松 9g、牡蛎 15g、甘草增至 9g，连续不停，恢复正常为止。

❖ 家传三药治感冒

感受风热或风寒化热，投桑叶、浮萍、菊花、连翘、银花、薄荷无效，可给予葛根、黄芩、柴胡各 15~25g，能解表退热。水煎分 3 次服，5 小时 1 次，连饮 3~5 剂，便会痊愈。此乃老朽家传小方，应用多年功效甚佳，属简易疗法。如恶心呕吐，是葛、柴升发现象，加半夏 9g 即止。

❖ 滑利承气汤的适应证

吴七先生善于运用古方，亦喜组建新方，认为《伤寒论》四承气汤（小承气、大承气、调胃承气、桃核承气汤）均以通下为主，缺乏濡润、攻不伤正之品，对虚弱人不太适宜。因而创制了滑利承气汤，治热性病恢复期阴亏津液减少、习惯性便秘、肠功能紊乱燥屎干结。此方能同四承气汤媲美，被称五大承气汤，其中有大黄 6g、枳壳 9g、麻仁 15g、炒莱菔子 30g，水煎分 3 次服，气虚无力加人参 9g。老朽临床，除上述所言之适应证，也常给予肠道多种梗阻、慢性阑尾炎、老人活动量少导致的肠蠕动瘫痪症，均见卓效。

❖ 伤暑养阴要用麦冬、女贞子

现代药理研究，对慢性、迁延性疾病，身体虚弱，免疫、修复力不足，可取人参9g、红景天9g、刺五加9g、五味子9g水煎饮用，能提高非特异性防御能力，改变应激反应，通过调节使人体转归正常，起适应原样作用。老朽在此基础上又加入了麦冬9g、女贞子9g，代替生脉散，给予夏季伤暑汗多、神疲、倦怠、口渴、溲黄，功能较好，是治疗气阴两亏的双向处方。

❖ 尿路感染习用药物

泌尿系感染，包括尿道炎、膀胱炎、肾盂肾炎，以尿急、尿频、尿热、尿痛为主证，其次为尿血、腰痛。老朽与医院协定方，投石韦、瞿麦、萹蓄、大黄、黄芩、土茯苓、蒲公英、紫花地丁、败酱草。发热加大青叶、柴胡、鸭跖草；感觉腹中胀、坠、痛加木瓜、木香、乌药；血尿加小蓟、白茅根、蒲黄；尿含蛋白加芡实子、龙骨、牡蛎、金樱子、荠菜、桑螵蛸；尿培养见细菌生长加银花、连翘、鱼腥草、野菊花；腰部剧痛加续断、狗脊、杜仲、露蜂房；尿有结石加虎杖、鱼脑石、金钱草、琥珀、鸡内金、海金沙、蜀羊泉、白花蛇舌草。

❖ 护肝汤稳定肝功

老朽临床治疗各类肝炎，在迁延过程当中，肝功能时好时变，主要为转氨酶、胆红素、球蛋白不断升高。此时除据实际情况辨证施治，还要加入相应调控药物。经过筛选，有4种值得入档，组成了护肝汤，计垂盆草15g、田基黄15g、郁金9g、豨莶草20g，配入所投处方内，水煎分3次服，每日1剂，收效很佳。

❖ 黄连、何首乌泻南补北

1957年老朽执教山东中医进修学校，暇时给诸门生讲述《周易》爻辞，根据乾坤二卦，阳实阴虚，结合刘河间强调"心火常盛、肾水易衰"，丹溪"阳有余、阴不足"之理，曾拟出一方，治疗神经衰弱失眠证，交通心肾，泻南补北，使水火相济，转化成泰然为安。有黄连200g，何首乌400g，碾末，水泛成丸，每次 6~9g，日 3 服，15~30 天为 1 疗程。经过观察，功效良好，比之黄连、肉桂组合的交泰丸，兄弟同选，毫无逊色。

❖ 山楂、炮姜止泻

不知撰人释门《普度录》，流传抄本，载有一首验方，名止泻丸，有山楂（去核）300g、炮姜 200g，碾末，水泛为丸，每次 6~9g，日 3 服，医寒性、消化不良性腹泻，日四、五行，如水或稀粥样，宜于暴发和慢性肠炎，数日即见功效。因能健胃进食，也可给予小儿。老朽曾试用多次，果如其然。

❖ 消除炎块六味要药

慢性炎块，经过行气、活血、化瘀日久不消，要加抗肿瘤药，使壅者通、郁者达、结者散、坚者软、回缩变小直至消失，有较好的作用。常投的有白蚤休、石打穿、白毛藤、蜀羊泉、鳖甲、牡蛎、白花蛇舌草、黄药子、猫爪草、土茯苓、海藻、山慈菇、阿魏、浙贝母、穿山甲、乳香、没药、瓜蒌、夏枯草、苏铁叶、漏芦、半枝莲、蜈蚣、蜣螂虫、孩儿茶、天南星、雷丸、薜荔果、白屈菜、喜树皮、水杨梅、泽漆、楤木根皮、蝼蛄（土狗）等，依据病情选择组方。老朽临床经验，消除炎性包块，有六味良品可视为重点，即大黄、䗪虫、乳香、没药、鳖甲和三七参。

❖ 大量黄芪能降血压

顽固性高血压，常见投予任何药饵均如水掷石，毫无反响，此时应于对证处方中加入大量黄芪，很有疗效。老朽拟订了一首补气降压汤，计黄芩 15g、杜仲 15g、钩藤 15g、益母草 15g、川芎 15g、藁本 15g、槐米 15g、夏枯草 15g、三七花 6g、黄芪 100g，头眩加天麻 15g、耳鸣加龙胆草 15g。每日 1 剂，水煎分 3 次服，连用 7~15 天。若功效不太显著，可把黄芪升至 150g。经过病例观察，无不良反应。

❖ 哮喘须开麻黄、蚱蜢

呼吸系统支气管哮喘，常于夜间发病，开始鼻流清涕，喷嚏，咳嗽，继则胸闷呼吸困难，张口抬肩喘而不休，伴有哮鸣者，甚者口唇紫绀，出汗，吐出黏痰，逐渐缓解。持续时间 3~60 分钟不等，个别可达数日，反复发作，十分痛苦。老朽以《伤寒论》麻杏石甘汤、小青龙汤调治，尔后在山东省中医院又采用三拗汤（麻黄、杏仁、甘草）为基石，加入对证药物，并组成止哮汤，计麻黄 9g、杏仁 9g、白芥子 9g、石韦 9g、地龙 9g、半夏 9g、射干 9g、蚱蜢 10 个、炒莱菔子 15g，每日 1 剂，水煎分 3 次服，连饮 7~15 天。要戒烟、酒，少吃鱼虾、海鲜、甜食、咸物，躲开灰尘、花粉、羽毛，避免精神刺激，减少复发，很有效果。

❖ 乳糜尿重用萆薢、荠菜

乳糜尿常见小便混浊乳白色，甚者凝结成块，排尿困难，吃含大量脂肪食物加剧。时止时发持续不停，过劳后频繁出现。日久会导致营养缺乏身形消瘦，头昏，面容㿠白，体力下降。老朽处理此症，常以六味地黄丸加减，组成乳糜尿汤，有熟地黄 15g、山茱萸 9g、山药 18g、茯苓 9g、泽泻 6g、萆薢 18g、芡实子 15g、莲子 15g、白果 9g、荠菜 30g，每日 1 剂，水煎分 3 次服，连用 15~30 天。并多食芹菜，巩固功效。

❖ 三叉神经痛处方可加龙胆草

三叉神经痛是一种顽固性疾患，中医谓之面部猝痛，表现为头面一侧阵发性剧痛，如刀割、锥刺。常因触及脸皮或口腔黏膜突然发生，不久停止，留有麻胀感，也可于吃饭、哭笑、喝水、大声叫喊又行发作。1 日数次或数日 1 次，无规律性。老朽习投疏利经络、温散寒邪之方，颇有功效，开大黄附子细辛汤，计大黄 3g、附子 9g、细辛 6g，加白芷 20g、川芎 15g、全蝎 10g、白芍 30g、龙胆草 9g，每日 1 剂，水煎分 3 次服。其中龙胆草泻肝火，属经验药物，添入能提高疗效。若口干阴火上泛去附子，加夏枯草 15g、天麻 9g、钩藤 20g。

❖ 腮腺炎必用贯众、大青叶、板蓝根

流行性腮腺炎，由病毒传染，俗称痄腮，多见于冬春季节，且患病者多为 15 岁以下儿童。首先一侧耳下部肿大，伴有恶心、头痛、发热，相继波及对面，亦可两侧同时并起。若不抓紧治疗，能并发睾丸炎、脑膜炎，女孩则影

响卵巢，导致结婚不孕。老朽临床常投予清热解毒药物，开蒲公英30g、银花15g、大青叶20g、板蓝根20g、贯众15g、夏枯草15g、玄参15g、连翘15g、柴胡9g，名解温毒汤。水煎分4次服，5小时1次，连用4天。其中大青叶、贯众、板蓝根为抗病毒良品，不要缺少。再取大黄粉加醋调成糊状，涂于患处。同学兄孙厚符主张在处方内加僵蚕6~15g，分化毒邪，很值得参考效法。

❖ 盗汗不止加黄芪、麻黄根

《木樨轩旧存》记录淮南医家治阴虚盗汗喜投白芍、山茱萸、五味子、龙骨、牡蛎、浮小麦、桃奴（碧桃干），汗出似水衣衾尽湿，加黄芪、麻黄根益气收敛，称补元固津汤。老朽临床习开本方，每剂黄芪60g、牡蛎40g、麻黄根20g、桃奴3个，其它均用9~15g，功效颇好。若效果不太理想，将山茱萸、五味子升至30g、浮小麦90g。

❖ 治哮喘突出桂枝

山东聊城杨氏海源阁曾藏有若干珍本医籍，因售卖、兵燹已全部亡失。据当地同道介绍有一抄本未署作者，名《药笔零拾》，其中言及《伤寒论》麻黄汤专治哮喘，遣量特殊，每剂将桂枝定为20g、麻黄10g、杏仁6g、甘草6g，加细辛9g，水煎分2次服。老朽经过研究，投予临床，有明显功效。无痰加麦冬15g，痰多加茯苓20g，给予支气管扩张、过敏性哮喘患者，比较适宜；久哮、喘息眼睑浮肿者加石韦10g。老朽从事医药工作70年，突出活血温化，以桂枝为君疗哮喘还是首案。

❖ 感冒项背强直用葛根、天花粉

外感风寒项背强直几几然，《伤寒论》投葛根汤，《金匮要略》尚加瓜蒌根，即天花粉。不难看出，解除几几然的症状，主要靠葛根与天花粉二味。因而老朽每遇此证，便用葛根汤加瓜蒌根，多例数据表明，功效较好；以之调理颈椎病头眩、耳鸣、手麻、脖子转动不舒，亦有医疗成绩；经验告诉，于汤内加入天麻、独活、茯苓、豨莶草，能提高效果。1980年曾在医院组建一首处方，突出葛根、天花粉，减少麻黄、白芍之量，名葛花解痉汤，计葛根15g、瓜蒌根20g、桂枝12g、天麻9g、独活15g、茯苓30g、豨莶草30g、甘草6g、生姜9

片、大枣（劈开）15 枚、白芍 9g，每日 1 剂，水煎分 3 次服，连饮 15~30 天，拍片显示，有可观的改善。外感麻黄 9g，颈椎病 3~6g。

❖ 乳房胀痛重用柴胡、瓜蒌、橘叶

妇女乳腺小叶增生，双侧乳房内有弥漫性柔软物，或韧性的肿块，无明显压痛，外观皮肤正常，大都于月经前加重，以胀痛为主，经期过后逐渐消失，习称乳癖证。调治用疏肝理气兼软坚散结法，投《伤寒论》四逆散加味方，老朽喜开柴胡 15g、白芍 9g、枳壳 9g、甘草 3g、香附 9g、橘叶 30g、夏枯草 9g、瓜蒌 15g、郁金 9g、丹参 9g、象贝母 9g、木香 9g，每日 1 剂，水煎分 3 次服，7~15 天转愈。也可采取活血化瘀结合行气疗法，促使月经来潮，病情即止。通过实践验证，逍遥散、柴胡疏肝散的功效，均不及本汤。1970 年统计，有效率达 90%。同道建议宜加穿山甲 9g，因物稀昂贵且属保护动物，故割爱未有添入。

❖ 淋巴管炎重用蒲公英、野菊花

外科急性淋巴管炎，常发于四肢，有手足创伤史，为化脓性细菌侵入引起。多表现病灶上部沿手臂或小腿出现一条明显的红线，迅速向肢体近端发展，红肿热痛，全身发热、恶寒，触诊有硬索感，中医谓之疮毒"走黄"，严重者可发生蜂窝组织炎、败血症。老朽经验，要饮大量清热解毒药，投蒲公英 40g、重楼 15g、败酱草 20g、紫花地丁 30g、连翘 20g、银花 30g、野菊花 30g、大青叶 30g、黄芩 15g、板蓝根 30g、牡丹皮 15g、大黄 3g，每日 1 剂，水煎分 3 次服，一般 8 天即愈。

❖ 急性炎症加少量大黄泻火开结

老朽临床多年发现，凡遇急性炎症，无论大便干燥与否，只要属于实邪，在处方内加入大黄 3~6g，可通行瘀阻、清热、活血、祛瘀、利痰、泻下、宣开经络，防止药物守而不走，能起向导与助力作用，尤其对精神分裂痰、火、气、血凝结，如缺乏本味，就失去了治疗意义。大瓢先生说，于补益方剂中加入 1~2g，可解除呆滞，推动、发挥、催化人参、黄芪、熟地黄、当归、干姜、附子、乌头、石膏、黄连的功效。

❖ 虫爬病用夜交藤

荨麻疹，属过敏性疾患，常由于感受风寒、花粉、灰尘、羽毛刺激，口服药物，过食鱼虾、海鲜而致。另一种皮肤瘙痒症，只见干燥落屑，无有大小不等的红疹块，与此不同，亦非牛皮癣，多见诸老年和体形较瘦者，身上剧痒，夜间尤甚，按血燥调治也乏效果，习称虫爬病，老朽遇到不少，宜补气固表加补血养阴药，切莫盲目脱敏，可投黄芪加味汤。有黄芪 30g、当归 9g、白芍 9g、夜交藤 40g、白蒺藜 15g、荆芥 6g、徐长卿 15g，每日 1 剂，水煎分 3 次服，若功效较慢，加土茯苓 30g。一般 10 剂便愈。

❖ 解除怫郁加芳香药及大黄

老朽少时见到一卢姓医家，信奉刘河间学说，对流行性热证，善于消化"怫郁"，进行表里双解。均加芳香药物，驱散秽浊，起解毒作用，不论大便干结与否，加大黄 2~4g，分离热邪从肠道排出，协助降下体温。所遗调理风热感冒一方，常为医人把玩应用，计薄荷 9g、连翘 9g、山栀子 9g、石膏 15g、大黄 6g、柴胡 9g、藿香 9g、白豆蔻 6g，水煎分 2 次服。投量不大，功效颇好，老朽反复研究，该汤中不用麻黄，是出于蓝不同于蓝，乃其独到处。

❖ 尿路感染加柴胡、大黄

柴胡医泌尿系统感染，投者不多，亦非主药，老朽少时眼见一乡村货郎患尿痛、尿频、尿血久治不愈，聘请外地一白发医家疗之，诊为少阳气郁、湿热下注，应疏泄胆火、通利膀胱，导邪下行，强调给予大剂柴胡，推为君药。当时若干执业者捧腹大笑，斥责昏庸，道是无知妄言，因少良法，又皆袖手旁观。该老医十分镇静，并慷慨地说，大千世界未知数很多，坐井观天、林内不能容鸟，焉可救死扶伤。遂力排众议，开了柴胡 30g、大黄 6g，每日 1 剂，水煎分 2 次服，连用 4 天，病情大减，将量压缩一半，继饮 7 剂，霍然得瘳。老朽曾仿照试之，确有功效。其中大黄的消炎作用，切勿忽视。

❖ 风湿身痛加桂、附、术、羌四药

石印本不悉撰人《虓亭医话》，载有一医家将《金匮要略》医风湿身体肌肉、关节疼痛，不能转侧、屈伸，伴有轻度水肿，所开之桂枝附子汤、白术附子汤、甘草附子汤合于一起，名桂枝白术甘草附子汤，计桂枝 15g、白术 15g、附子 15g、甘草 6g、生姜 10 片、大枣（劈开）15 枚，加羌活 20g，每日 1 剂，水煎分 3 次服，连用 7~15 天。老朽投用，明显水肿加麻黄 9g，小便不利加泽泻 15g，剧痛加汉防己 20g，汗出过多加黄芪 30g。从疗效看，是经验良方。

❖ 降血糖用山药、黄精

中医师带徒出身的执业者，虽缺乏理论研究，因受言传身教都有丰富的临床知识，见闻广、阅历多，不尚空谈，技艺精湛能独当一面，但在写作方面则逊人一筹，显得腹内无有文墨。1955 年在农村遇一老医，读过 4 年小学，便拜师习医，共 7 年，返乡后除耕田糊口，即给人诊病，积累了大量经验。临证处方十味左右，敢于投药，清热解毒之品如黄芩、银花、连翘、山栀子每剂开到 20~30g，石膏达 70g，求治者络绎不绝，时令证不超过 5 剂而愈。该地的儒医比较冷清，他则门庭若市。曾对老朽讲，糖尿病吃山药有效，味淡久用生厌，可配合黄精，交替或同时口服，均降血糖、尿糖，黄精之力并不低于山药，尚居其上。尔后老朽咏数言以怀念之：古术振兴跃马，乡医刀圭大家，济世活众英华，遗爱天地无涯，万呼人间灵鸦。

❖ 阴霾停胸加吴茱萸

"食谷欲呕""呕而胸满"，《伤寒论》《金匮要略》投吴茱萸汤，计人参 9g、吴茱萸 15g、生姜 15 片、大枣（劈开）10 枚。调理内寒上冲、阴霾蒙蔽，障碍胸中。应大量遣用吴茱萸，虽有昏目之说，只要不是久服，并无大害，仲景先师每剂给予 1 升，已超过此量，故特再行言之，以释疑惑。老朽临床应用本汤，重点针对胃病，凡恶心、泛酸、有灼热感，都可饮之，宜于胃炎、食道炎反流；其次即溃疡证经常疼痛，饭后转减。一般 7~15 剂便可收效，水煎分 3 次服，很少不良反应，堪称验方。

❖ 虚寒腹痛重用附子、白芍、吴茱萸

《伤寒论》除桂枝汤外，以桂枝命名、加减的处方，共十九首，计桂枝人

参、桂枝二麻黄一、桂枝二越婢一、桂枝甘草、桂枝甘草龙骨牡蛎、桂枝加桂、桂枝加芍药、桂枝加芍药生姜各一两人参三两新加、桂枝加附子、桂枝加葛根、桂枝加厚朴杏子、桂枝去芍药、桂枝去芍药加附子、桂枝去芍药加蜀漆牡蛎龙骨救逆、桂枝去桂加茯苓白术、桂枝附子、桂枝附子去桂加白术、桂枝麻黄各半、桂枝加大黄汤。大瓢先生医虚寒腹内隐痛，经常发作，久治不愈，排除阑尾炎、妇女盆腔炎，习投桂枝加附子汤，计桂枝 15g、白芍 30g、甘草 9g、生姜 10 片、大枣（劈开）15 枚，加吴茱萸 10g，每日 1 剂，水煎分 2 次服，连用 10~15 天，疗效良好，对胃炎、胃溃疡、胰腺炎、肠系膜淋巴结炎，都有作用。其中附子 10~30g，根据需要而定，皆开制过者，须黑色附子。

❖ 腹痛应投白芷、丁香

老朽《诊余偶及》记有胃、十二指肠炎与溃疡，以腹痛为主，投药加白芷、丁香，比香附、延胡索、高良姜易于见功。生乳香、没药虽在止痛方面占一定优势，却会发生呕恶现象，甚至将药物吐出。张锡纯先生提倡乳、没不予醋炒、去油，学者未敢举手赞同，仍以炮制加工入药。范芝田前辈组建一首处方，称祛痛饮，其中包括白、丁二味，专题调治胃、肠炎症，腹痛发作剧烈，或持续时间过长，久而不止，计丁香 9g、白芷 20g、吴茱萸 15g、白芍 20g、延胡索 15g、乌药 10g、制乳香 10g、每日 1 剂，水煎分 3 次服，连用 7~12 天，能获得明显的效果。唯一要求是，须戒吃冷物和硬质很难消化的食物。这个小方，既宜单用也可配入另外膏、丹、丸、散之中。

❖ 虚证浮肿宜大量茯苓

阴盛体质，气阳两虚，气化无力，易出现心悸、气短、脉搏沉迟、小便不利、手足发凉、颜面四肢浮肿，按压呈凹陷状。常见于水液代谢障碍、营养不良、蛋白缺乏、肾炎、心力衰竭、肝硬化腹水等。中医谓之虚型水肿，治以温、补为主，祛水居次，绝对不能投予甘遂、大戟、牵牛子、芫花、商陆诸药大破元气，摧残生机，否则贻害无穷。圣来禅师提及只有《伤寒论》茯苓四逆汤属对证处方，将茯苓增至 4 倍可收良效，照《金匮要略》水饮调理，便会治愈。计茯苓 60g、人参 15g、附子 10g、干姜 10g、甘草 10g，加泽泻 10g，每日 1 剂，水煎分 3 次服。老朽应用，功效虽慢，坚持不停，也十分有益，平中取奇，一说茯苓开量达 100g，也很少副作用。

❖ 哮喘、咳嗽合用紫菀、冬花

老朽师法仲景先师学说，遵业师遗训，喜于药外寻方，遇肺实哮喘、咳嗽，气逆上冲，不开麻杏石甘、小青龙、苓甘姜味辛夏仁汤，将《伤寒论》麻子仁丸改成汤剂，予以加减，同样生效。在降气、祛痰方面，功效超群。计麻黄 9g、枳壳 15g、厚朴 15g、杏仁 9g、紫菀 15g、款冬花 15g、生姜 9 片，每日 1 剂，水煎分 3 次服，连用 5~10 天。和他方相比，有过之而无不及。门人张哲臣曾投予临床，誉称不倒翁方。实践验证，除麻黄、杏仁外，紫菀、款冬花既治咳嗽，也疗哮喘，可双向应用，切勿拆开单投，好似海洋比目鱼，分离失游，所起效果即打折扣了。

❖ 慢性支气管炎重用鱼腥草

赵海舟先生为经方大家，善治咳嗽，其调理慢性支气管炎反复发作，为照顾贫寒患者，不投昂贵品，组方药味亦少，常开《金匮要略》苓甘五味姜辛汤：茯苓 15g、干姜 9g、细辛 6g、五味子 15g、甘草 6g，水煎分 2 次服，每日 1 剂，连用 7 天。哮喘加麻黄 6g、杏仁 9g；喉有水鸡声，不予射干，加葶苈子 20g、桔梗 9g；干咳无痰加知母 9g、麦冬 20g。为避免伤气损肺，其处方中很少见到陈皮或橘红。为了提高消炎效果，老朽将干姜减去一半，又添入黄芩 9~15g、鱼腥草 15~25g，虽然腥味较浓，但功效增强。

❖ 治美尼尔氏综合征重用龙骨、牡蛎、茯苓

五十年前，老朽参与采风访贤，遇地方卫生部门提供的一首小方，专医美尼尔氏综合征，能解除头眩、耳鸣。由酸枣仁 15g、五味子 15g、山药 15g、当归 9g、桂圆肉 30g 组成。每日 1 剂，水煎分 2 次服，连用 10~20 天，收效较好。老朽在施治过程中，发现存在不足之处，曾予以补充，如伴有恶心、呕吐加半夏、橘红；颈椎病项强加葛根；眩晕为主加茯苓；耳鸣严重加龙骨、牡蛎。投量要根据病情而定，其中茯苓、龙骨、牡蛎，均不可低于 20g。

❖ 丹毒重用蒲、紫二药

老朽调理大头瘟、小腿硬痛，红肿、发热、灼痛，即头面丹毒、下肢丹毒，常投大量清热、解毒、凉血、消痈药，收效良好。有蒲公英45g、紫花地丁45g、紫背天葵30g、黄芩15g、牡丹皮9g、皂刺9g、浙贝母9g、忍冬藤90g、大黄3g，名驱毒汤。发热加大青叶30g、板蓝根30g、肿势不消加连翘15g、七叶一枝花15g、夏枯草10g，每日1剂，水煎分3次服，邪退即止。6~12天可以治愈。

❖ 牛皮癣须大剂土茯苓

湿疹、荨麻疹、牛皮癣、神经性皮炎、过敏性瘙痒症，病情比较顽固、缠绵，尤其牛皮癣复发率高，根治困难，被称为不死的癌病。这类疾病虽然渗出、落屑、皮损、红斑、肌变表现不同，却都有刺痒症状，诊治重点十个字：清解、凉血、散瘀、脱敏、去毒。医学前辈吴七先生授予老朽一方，是从经验中得来，由土茯苓45g、生地黄15g、刺蒺藜15g、地肤子30g、白茅根15g、槐米30g、白鲜皮30g、露蜂房15g、徐长卿15g、紫草15g、全蝎9g、凌霄花9g、大黄2g，每日1剂，水煎分4次服，连用7~30天。老朽临床不断检验，可收显著疗效。

❖ 肝气犯胃以三药攻打

中老年妇女多出现肝火犯胃，逆气上冲，消化不良，肠道停滞，表现为噫气、打嗝、呃逆、长出气等症状。老朽调治此类疾病，单纯疏肝利胆疗效不显，应开胸、降气、祛痰，投《伤寒论》旋覆代赭石汤，重用代赭石，配合半夏、旋覆花，3天便见功效。计半夏10g、旋覆花15g、代赭石30g、人参6g、甘草3g、生姜15g、大枣（劈开）10枚，水煎，每日1剂，分3次服。若胁下疼痛加香附10g、柴胡10g，胸闷加枳壳15g、瓜蒌30g，大便不爽加大黄6g。其中人参扶正固本，不可多给，否则恋邪，影响他药发挥作用，反成赘物，少量无妨，乃老朽之经验。

❖ 风寒、风热重点给药

老朽临床对风寒感冒，无汗恶寒，常投辛温之药开鬼门发汗，迅速解表，用麻黄、桂枝、紫苏、荆芥、生姜、葱白。头痛加羌活、白芷、藁本、细辛；鼻塞流涕加藿香、辛夷、苍耳子、露蜂房；如遭受风热，口渴、发热、无恶寒现象，投薄荷、桑叶、升麻、浮萍、牛蒡子、菊花、连翘、蝉蜕、柴胡、葛根，辛凉宣散、外透祛邪，忌用热药；体温升高、高热稽留，加重楼、青蒿、石膏、寒水石、大青叶、板蓝根、黄芩；喜饮冷水加石斛、天花粉、芦根；咽喉肿痛加射干、金莲花、金灯笼、金荞麦。二者致病因素不同，应区别施治，除非需要化浊、解毒，一般都不开甘草、黄连、蒲公英、白豆蔻、绿豆皮、大豆黄卷、石菖蒲、冰片、玫瑰茶。

❖ 治流感要加抗病毒、抑菌药

临床所见，风寒感冒多为普通感冒；风热感冒常属流行性，与病毒、细菌有关，宜在辨证基础上加入抗病毒、抑菌药。目前大量应用者，有大黄、大青叶、板蓝根、贯众、黄芩、连翘、射干、青黛、银花、黄柏、虎杖、黄连、鱼腥草、野菊花、柴胡、牛蒡子、鸭跖草、赤芍、牡丹皮、紫草、茵陈、青果、槟榔、夏枯草、蜡梅、穿心莲、龙胆草、牛黄、山栀子、白芍、知母、重楼、山豆根、败酱草、紫花地丁、瓜蒌。老朽执业70年，最欣赏的，就是虎杖、银花、大青叶、连翘、黄芩、贯众、柴胡、牛蒡子、板蓝根、山栀子、穿心莲、鱼腥草12种。

❖ 清热药七类

老朽临床所开清热药，可分为七类，一是泻火，投予热邪弥漫、高热、口渴、面红、目赤，用石膏、羚羊角、知母、山栀子、竹叶、芦根、夏枯草、蔗浆、谷精草、决明子、猴枣、牛黄、熊胆、苦丁茶；二是凉血，投予骨蒸、潮热、吐血、鼻衄、咯血、手足心发热，用生地黄、犀角、玄参、地骨皮、牡丹皮、银柴胡、赤芍、白薇、胡黄连、紫草、槐米、丝瓜络、功劳叶；三是燥湿，投予胸脘闷满、大便溏泄、身体沉重、黄赤带下、痰涎增多，用黄连、龙胆草、苦参、黄芩、黄柏、薏苡仁、秦皮、穿心莲；四是解毒，投予疮疡、斑疹、痢疾、身痒、咽喉红肿，用银花、连翘、大青叶、板蓝根、蒲公英、红藤、紫花地丁、白头翁、马齿苋、白蔹、土茯苓、鱼腥草、山豆根、金果榄、败酱草、金莲花、白鲜皮、地肤子、金荞麦、射干；五是祛暑，投予夏季伤暑，头昏、口渴、纳呆、出汗、精神不振，用西瓜、绿豆、荷叶、冬瓜、梨水、丝瓜叶、葡萄干；六是化痰，投予胸闷、咳嗽、哮喘，用瓜蒌、前胡、贝母、天竺黄、竹茹、葶苈子、地栗、海蜇、竹沥、海浮石、枇杷叶；七是安神，投予心烦、怔忡、失眠、多梦、神志不宁，用龙骨、牡蛎、酸枣仁、百合、夜交藤、莲子心、合欢花、马宝、紫贝齿、珍珠母、朱砂、地龙、小草（远志苗）。经过实践验证，这些品种皆可发挥疗效，为组方时备用的优选药物。

❖ 高热痉挛用药

老朽调治热性病因高热而致发痉，角弓反张、二目上吊、四肢抽搐，除清热泻火外均投予镇惊药，通过平肝息风来缓解之。常开天麻、钩藤、僵蚕、全蝎、羚羊角、地龙、马宝、猴枣、牛黄、玳瑁、龟甲、珍珠母、石决明、紫贝齿、鳖甲；如神昏、意识不清，则加郁金、石菖蒲、麝香、苏合香、安息香和三宝即紫雪散、至宝丹、安宫牛黄丸醒脑回苏。

❖ 肝火、肝阳、肝风用药

老朽调理肝火上升，见头痛、眩晕、血压升高、脉弦，常投菊花、夏枯草、黄芩、青黛、白蒺藜、天麻、决明子、龙胆草；治疗阴虚阳亢，见口干、烦躁、易怒、便秘、尿赤、脉数，投生地黄、白芍、玄参、麦冬、女贞子、何首乌、稽豆、旱莲草；治疗风邪内动，见头重脚轻、走路不稳、精神模糊、脉硬，投龙骨、牡蛎、钩藤、石决明、紫贝齿、玳瑁、龟甲、磁石、代赭石、极小量大黄（1~3g）；治疗抽搐、昏迷、角弓反张，投僵蚕、蜈蚣、全蝎、马宝、猴枣、紫雪、至宝、安宫牛黄丸。

❖ 柴胡、常山专力治疟

疟疾由疟原虫传染所致，常见于秋季，分间日发、三日一发。恶性疟流行于热带地区，北方极少，表现症状和少阳病寒热往来不同，投予小柴胡汤有效，然不十分理想。开始发冷、寒战，相继转入高热，3~6小时出汗，形成疟阵，口渴、全身乏力，二、三日再行发作。日久脾脏肿大，谓之疟母，用《金匮要略》鳖甲煎丸。依据临床经验，中药调理以柴胡、常山、蜀漆（常山幼苗）为主，随症施治，还宜增加抗疟原虫专品，如青蒿、黄芩、豨莶草、松萝、马鞭草、鸦胆子、龙胆草、黄连、升麻、黄柏、苍术、乌梅、寻骨风、地榆、鳖甲、仙鹤草、防己、棉花根、胡椒、黄荆叶。老朽在医院制定一首小方，由柴胡 15g、常山 10g、黄芩 15g、青蒿 15g、龙胆草 15g、升麻 15g、大黄 2g 组成，每日 1 剂，水煎分 3 次服，连饮 7 天即可获愈。其中大黄一味切勿减去，能防止常山易于引起恶心、呕吐，还通利肠道导邪下行，不会发生腹泻脱水、营养丢失。

❖ 退黄疸用茵陈、田基黄、大青叶

中医对人体胆红素升高引起的黄疸，无论肝炎、胆囊炎或其他病变，均重用退黄药，常加入大青叶、山栀子、板蓝根、茵陈、黄芩、黄柏、大黄，很起作用。其中见功效快的为茵陈、大青叶、田基黄，每剂投至 20~40g，可导热下行。服后大便稍薄，并非溏泻，切勿盲目固肠，否则影响食欲，延长施治过程。老朽临床三药合用，可使胆红素迅速下降，黄疸症状得以解除。如欲强化消炎，可加入蒲公英、龙胆草、虎杖、垂盆草、贯众、平地木、柴胡、紫花地丁、升麻、水飞蓟、胡黄连、败酱草。自始至终，茵、青、田三味"不应须臾离也"。

❖ 祛痰饮用半夏、橘红、茯苓

半夏、橘红、茯苓，为二陈汤的主药，医痰饮停于胸中，逆气上行，恶心、闷满、不思饮食。老朽将其定为半夏 12g、橘红 15g、茯苓 20g，调理支气管炎、支气管扩张咳嗽，痰涎量多；胃液潴留，酸水上泛，消化不良，腹内膨胀，小便缺少。在此基础上加了白术、龙骨、牡蛎，命名六顺汤，专题施治神经性头痛、眩晕、呕吐、耳鸣，按虚阳浮动、水邪冲荡髓海处理。计半夏 15g、橘红 20g、茯苓 30g、白术 15g、龙骨 30g、牡蛎 30g，每日 1 剂，水煎分 3 次服，很见功效。若药后不佳，遵照曹颖甫先生经验，把半夏升至 15g、茯苓 40g、龙骨 40g、牡蛎 50g，便可解决。耳鸣依然如故，加龙胆草 10g、磁石 30g。患者反馈，都有不同程度的改善，痊愈的比例亦占半数。

❖ 瓜蒌、薤白合用治乳房病

瓜蒌宽中、清热、止咳、润燥、化痰、破结、滑利肠道；薤白下气、开滞、

通阳、消散阴翳。二味组合,《金匮要略》以之调理胸痹喘息、咳嗽、短气、胸中疼痛放射到肩背,老朽又加入砂仁、丹参、川芎,活血祛瘀,助力运化,功效良好。与此同时,对妇女乳痛、乳腺小叶增生亦有明显作用。乳腺炎初起红肿胀痛,投瓜蒌 50g、薤白 10g,加乳香 10g、没药 10g、蒲公英 50g、紫花地丁 50g、大黄 2g,水煎分 4 次服,5 小时 1 次,连用 5 天便可消散,能防止化脓。第二调理乳癖即乳腺小叶增生,乳房内出现硬结,呈块状,有隐胀、痛感,月经来潮前逐渐加重,过后缓解,投瓜蒌 30g、薤白 10g,加柴胡 15g、川楝子 15g、香附 10g、木香 10g、王不留行 15g、橘叶 30g、红花 10g,每日 1 剂,水煎分 3 次服,7 天可愈。瓜蒌所开之量要达到一定标准,处方 20g 起步,多则 1 枚,约 100g,无异常反应,尤其治疗结胸症,更应如此,放胆与之,不致失手。

❖ 瓜蒌治乳痛

瓜蒌甘寒,四部分入药,指皮、仁、瓤、全瓜蒌。皮利气、仁滑肠、瓤润肺胃,《伤寒论》《金匮要略》处方均投全瓜蒌,包括以上 3 种,最适于应用。能宽中散结、清热去积,开胸、除满、止咳、降化黏痰。老朽临床,除取其医陷胸、润燥、疗咳、养胃、润肠、扩张心脏冠状动脉促进血流外,重点调治乳痛。当急性乳腺炎发生时,给予全瓜蒌 60g,加银花 15g、蒲公英 30g、柴胡 15g、浙贝母 10g、青皮 10g、制乳香 6g、炒没药 6g、大青叶 15g,命名大瓜蒌汤。每日一剂,水煎分 3 次服,连用 5-7 天,红肿痛热便会自消,防止化脓。事实证明,本品无有毒性,超过 100g 也不易发生损及人体的反应。

❖ 柴胡、青蒿退热降温

清热解表退热药,目前所用约有数十种,老朽发现柴胡、青蒿、浮萍、薄荷、牛蒡子、桑叶、蝉蜕、菊花、升麻皆有作用,而立竿见影之品,首推柴胡、青蒿二味。虽然黄芩配柴胡亦见功力,然柴胡与青蒿组方,更为理想。老朽在山东中医药大学中鲁医院曾创制一个小方,名降温退热饮,计柴胡 25g、半夏 10g、青蒿 30g、浮萍 15g,水煎分 4 次服,5 小时 1 次,连用 3 天,便可病去人愈,对感染性热症初期体温升高、发热无汗或汗出极少,都很奏效,已作为科研成果列入医疗实验中。此方特点,解肌透表、降温退热、清少阳之邪、化内外双火,平妥可法。

❖ 何首乌降血脂

何首乌性味苦温，补肝肾、润肠濡燥，原则讲属于滋阴药。医阴虚血枯、须发早白、筋骨酸软乏力、习惯性便秘、外消疮疡；能降血脂、减肥胖、防止心脑血管阻塞，发挥益寿延年作用。补养健身要炮制，通利肠道用生者。大瓢先生喜于四物汤（熟地黄、当归、白芍、川芎）内加入本品，名血燥汤，调理阴血亏损、皮肤皱揭、屎硬难下、遍体瘙痒。老朽应用重点，以降脂、减肥为主。1993年于山东中医学院（今山东中医药大学）门诊部治一男子，60岁，体重超标，甘油三酯越出正常5倍，除头晕、走路不稳，无不适症状。吃降血脂药，下而复升，反弹率高，缩食后体重减去10公斤，甘油三酯不降。患者要求长期服药，随身携带，专吃药丸。即授予生何首乌2000g、泽泻600g，碾末，制成水丸，每次10g，日3服，连用不辍。蝉联3月，症状解除，血脂下降，大便通畅，体重又减10公斤，恢复了正常，1年后相见，甘油三酯未再攀升。方内加泽泻目的有二，既协助减脂，也防止何首乌滑肠发生泻下不已。

❖ 山楂治脑梗阻

山楂酸温，药食两用，属水果药，健脾助消化除肉积，活血祛瘀，医停食胀满、妇女产后恶露不绝。老朽临床，取其促进子宫收缩，调理月经过多；降血压、血脂，抗动脉硬化，防治心脑血管疾患。1980年遇一男子，50余岁，素有高血压、血脂、血黏稠史，骤然发生头脑不清、说话迟钝、眼呆、左侧手足活动失灵，尚未偏瘫，医院诊为脑血管意外，梗阻、半身不遂。当时曾师法《医林改错》补阳还五汤加味，给予大量黄芪，并以山楂为主，活血通络，逐瘀开塞，突出降压、降脂两方面，计黄芪60g、当归12g、川芎12g、赤芍10g、地龙10g、桃仁10g、红花10g、山楂60g、大黄2g，每日1剂，水煎分4次服，连用不停，凡20天，病况好转，饮食增加，语言、肢体活动、精神状态逐渐恢复。把量减半，仍然未辍。翌年来济，已能生活自理，血压、血脂也降至正常范围，康复了80%。

❖ 腹泻吃莲子

莲子性味甘涩，养心益肾，补脾固肠，治遗精、白带、泻下不止，属药食两用品。其作用类似补中益气、收敛涩脱，有较广疗途。老朽用于健脾养胃，师法先贤叶桂经验，调理胃弱吸收功能低下，大便滑溏，单味投 30g，同糯米煮饭吃；或开 40g，加鸡内金（冲）10g、泽泻 10g，水煎分 2 次服，在固涩肠道、利尿止泻方面，功力突出，称助运断下汤。1994 年诊一老翁，素患慢性肠炎，立秋后发作频繁，日行五六次，吃药未能巩固，嘱咐取莲子 60g、糯米 60g，水煎当饭食之，即莲米合剂，坚用 3 个月，获愈没再复发。

❖ 杜仲、桑寄生治腰痛

杜仲、桑寄生补肝肾、强筋骨，医腰腿疼痛，降血压，安胎。各取 20g，加黄芩 10g、白术 10g、阿胶 10g、菟丝子 15g、苎麻根 15g 组方，治先兆流产，家父命名保生汤。老朽临床调理高血压头痛、眩晕、走路不稳，以之为君，有明显功能。1992 年于菏泽诊一壮年男子，患有高血压、高血脂、高血糖，头痛、眼花、脑鸣、腰痛、夜睡梦多，脉象弦硬，记忆力锐退，吃成药维持，症状未有递减。根据表现情况，给予夏枯草 15g、杜仲 15g、桑寄生 15g、天麻 15g、钩藤 15g、茯苓 15g，水煎分 3 服，连用 7 剂，获效尚可。然腰痛不见起色，即将杜仲增至 30g、桑寄生 30g，继饮未停，半月而愈。杜仲、桑寄生二味显示了固肾的重要作用。

❖ 大量黄芪、白术治腹水

肝硬化腹水，为临床重证，调理比较棘手，投药得当亦有回生希望。病机虚中夹实，不宜盲目滥开峻泻之品，如甘遂、大戟、商陆、芫花、续随子等，祛水很快，取效一时，却摧残人体，预后不良。老朽临床，常以黄芪、白术补气健脾，从根本施治，能转危为安。一须量大，二要坚持到底。1977 年诊一农民，由乙型肝炎转来，脾大、蛋白倒置、肝体缩小、从腿到脚严重水肿，腹胀难忍，放水 3 次，病情危笃。当时就授予黄芪 80g、白术 80g 为君，加大腹皮 20g、茯苓 30g、泽泻 20g、猪苓 20g、丹参 20g。牙龈出血加参三七 10g；口干，唾液分泌障碍加人参 10g、石斛 10g；食欲低下加山楂 10g、神曲 10g，水煎分 5 服，每日 1 剂，连饮 15 天，开始转化，小便增多。方未更改，嘱咐将量减半，继续应用，凡 40 剂，腹水消除，肝功恢复，基本治愈。不断通信，竹报平安。8 年后脑溢血逝世，与此无关。黄芪、白术大量遣用，确有疗效，长时坚持不停也是得力的关键。

❖ 蝉蜕治失音

蝉蜕甘寒，散风热、退目翳、透斑疹、解痉挛。医外感风热、咽痛嘶哑、云翳遮睛、口噤失音、四肢抽搐。老朽临床主要掌握疏散风热、改变声带麻痹、高热引起的抽搐。1992年治一高校学生，患温病口干、咽喉肿痛、失音，体温39℃，手足蠕动有抽风现象。医院怀疑乙型脑炎，吃药打针未见疗效，遂转中医就诊。授予清热解毒、镇静息风药，处方金银花30g、连翘15g、蝉蜕15g、僵蚕15g、重楼10g、板蓝根40g、石膏30g、大青叶15g、山豆根10g、牛蒡子20g、青蒿15g，安宫牛黄丸（冲）1粒，水煎分4回服，5小时1次，日夜兼进。连饮3剂，体温下降，症状好转，唯声音嘶哑，减不足言，且大便数日未解，将蝉蜕升至30g，增加大黄3g、玄明粉3g，继用2天，功力显现，把量压缩一般，又吃3剂，即告痊愈。不难看出，蝉蜕对失音所起的作用至关重要。

❖ 麝香用于肿瘤

麝香辛温，气味浓烈，纯者可散发五米，属雄性激素，生育期妇女要退避三舍，为珍贵开窍、强心药。行气活血、辟秽化浊、醒神散结。用于热病神昏、惊厥、中风、抽搐、癥瘕、痈疽、顽痰梗塞、跌打损伤、经闭、死胎、胞衣不下。应入丸散膏丹，不宜煎服。清代苏州王洪绪、玉田王清任比较欣赏，绰号麝香二王。著名成药紫雪散、至宝丹、安宫牛黄丸、西黄丸、蟾酥锭、六神丸，都含有本品。老朽临床常以之施治肿瘤、强心回苏，促进子宫收缩催产、胎盘剥离，易见效果。1985年诊一产业管理人员，婚后未有生育，开始乳房发胀、压之微痛，医院诊断乳腺小叶增生，过了数月逐渐增大，再次检查发现癌细胞，拒绝手术、化疗，寻求中药调理。老朽即授予柴胡、橘叶、香附、瓜蒌、蜀羊泉、重楼、山慈菇、石打穿、白花蛇舌草出入组方，送服西黄丸（牛黄、麝香、乳香、明雄黄、黄米粉），连用半年，硬块变软、缩小，胀感似无，精神状态良好，体重上升，病情大减。因赴东北和儿子居住，未有返回信息，预后不明。但可以肯定，麝香起了重要作用，乳香、没药相辅，非一锤落音者。既往前人所言本品久用，转男性化，声调粗、多毛、喉结变大、长出胡须，影响妊娠，虽非完全如此，但对女性生理确能带来损害，值得注意，避免发生。

❖ 薏苡仁治腹泻、水肿

薏苡仁，亦名回回米，甘淡微寒，清热排脓，利水止泻、祛湿疗痹。医风湿身痛、筋脉拘挛、水肿腹泻、肺痈、阑尾炎、尿道灼痛、皮肤扁平疣。妊娠早期忌用，收缩子宫，导致流产。与麻黄、汉防己、独活配伍，治四肢肌肉、关节屈伸疼痛，称风湿合剂。老朽取其调理水肿，大便溏泻，功力良好。1960年生活困难时期，诊一男子，40余岁，从头至足遍身水肿，属于营养不足、蛋白缺乏，嘱其每日水煮薏苡仁 50g 食之，兼吃阿胶 15g，以之当饭，连用 1 个月，水肿即消，下利水谷转为干结，二三日一行，完全治愈了。应当注意的是，本品虽归粮类，和米、麦不同，不可久服。

❖ 蒲公英消痈

蒲公英性味苦寒，清热解毒、消肿散结。医疗疖、乳痈、搭背、疮疡，为外科内治的圣药，名黄花地丁。常和紫花地丁同用，处方习写二丁，一般要开到 20~90g。老朽临床调理毛囊炎、蜂窝组织炎，投 50g，与紫花地丁 50g、大黄 5g 配成一方，水煎分 3 次服，很有功效，命曰三仙饮。1968 年诊一妇女，分娩 1 个月，发生乳腺炎，红肿灼热，疼痛剧烈，尚未化脓，日夜叫号。莱芜医院要老朽施治，当时就给予蒲公英 50g、瓜蒌 30g、紫花地丁 30g、红藤 30g、败酱草 20g、大黄 3g，连用 5 天，病情便减，嘱咐继续勿更，又饮 4 剂，即症消而愈。民间药草蒲公英，应推疡科第一品。

❖ 代赭石治耳鸣

代赭石性味苦寒，潜阳降逆、下气凉血，医肝火上冲、恶心、呕吐、嗳气、哮喘、眩晕、耳鸣、口鼻出血、呃逆频发。张锡纯先生认为清热而不伤正，大瓢老人推称降气治胃的首选药。老朽临床应用，一止吐衄，二除气上打嗝，三疗火升耳鸣。1982 年诊一中学教师，男性，50 岁，头眩、耳鸣，夜深人静时蝉叫声转剧，无法入睡，已有 10 个月，医院诊断神经性梅尼埃病，希望吃中药调理，曾给予知柏地黄丸（改为汤剂），加龙胆草、石决明、天麻、夏枯草。计熟地黄 10g、山药 10g、山茱萸 15g、牡丹皮 10g、知母 10g、黄柏 6g、茯苓 6g、泽泻 6g、天麻 10g、夏枯草 10g、石决明 30g、龙胆草 15g，每日 1 剂，水煎分 3 次服，连用 2 周，眩晕稍减，耳鸣如故。在反复思索的情况下，忽然想起代赭石的作用，即于方内添入代赭石 40g，作困兽犹斗，事出预料，饮了 7 天，症状大见改观，耳鸣声音降低，时间缩短，劝其继续勿停，供 40 剂，彻底获愈。本品之解除耳鸣，得到实践，但所含机理，还要深入研究。

❖ 耳聋可开龙胆草

龙胆草性味苦寒，清利肝胆湿热，降血压，抑制谷丙、谷草转氨酶升高。医口苦耳聋、目赤灼肿、胸胁刺痛、小便淋漓、高热不退、惊风抽搐。老朽临床以清化湿热为主，治肝火升越，祛头痛、暴发性耳聋。1965 年遇一围绝经期妇女，肝胆火旺，且有自主神经功能紊乱，性情急躁，胸内烦闷，夜难入眠，逐渐发生耳聋，半月后左侧转聋，听不到声音，由门生介绍来济求疗。开始运用费伯雄先贤潜阳法，给予白芍、生地黄、石决明、龙骨、磁石、牡蛎；继用刘蔚楚先生泻火疏肝，投予柴胡、白蒺藜、黄芩、青黛、夏枯草、大黄，仍无起色；汲取《桂园医案》以大量龙胆草试之，开了牡丹皮 10g、石菖蒲 10g、苦参 10g、山栀子 15g、大黄 3g、龙胆草 30g，水煎分 3 次服，每日 1 剂。连用 10 天，已有听觉，乃把龙胆草增至 40g，又饮 2 周，基本恢复正常。因此，本药的作用值得探讨。

❖ 木香治休息痢

木香性味辛温，国产者有川木香、云木香，由缅甸、印度进口的为广木香。云木香与广木香，为同一品种，香气浓烈，镇痛力强。可健脾止泻、行气利滞、调治胃肠胀满、消化不良、胸腹疼痛、痢疾里急后重，属理气通结药。重点遣用有二，一是香窜行气疗痛，二为解除下利脓血。1972 年于山东宁阳医一休息痢，腹内隐痛，大便夹脓带血，曾诊为阿米巴感染、溃疡型结肠炎，病史 2 年，呈进行性发展。身体消瘦、乏力，卧床不起，其子担架抬来就诊。当时考虑每日更衣数次，70 余岁，不耐药力，且前列腺肥大，小便淋漓不禁，应多方兼顾，以《金匮要略》白头翁甘草阿胶汤加味，以木香为主，导气固肠，给予仙鹤草 15g、秦皮 10g、白头翁 10g、木香 20g、人参 10g、阿胶 10g、甘草 6g，水煎分 3 次服，连用 1 周，症状递减，嘱其继续勿停，饮了 28 剂，基本治愈。数月后相见，言未复发，健康状况也大有改观，说明方内木香为卓越之材。

❖ 休息痢重用仙鹤草

老朽从事医学活动，谨守家教、师训，奉行中庸之道。随着社会发展，喜研究新生事物，对中药临床情有独钟。1964年于安徽出席全国中医学院教材修审会议，遇一合肥50岁男子腹内胀痛、牙龈溢血、大便不爽有脓性物，曾于省级医院按牙周炎、溃疡型结肠炎调理，时发不止，有两年病史。中医界委老朽接诊，诊为休息痢，乃荐饮《伤寒论》白头翁汤加甘草、阿胶。药后呕吐，牙龈虽未继续出血，每日仍更衣数次，且排下大量脓血，患者感觉疲乏，卧床懒起。考虑药不对证，即改弦更张，处方仙鹤草30g、人参15g、黄芪15g、红景天15g、黄连10g、炒神曲10g、三七参8g、诃子5g、泽泻5g，每日1剂，水煎分3次服。连用3剂，症状递减，嘱其效勿易方，蝉联莫停，凡18天彻底改善。据信使告知，基本治愈。通过此案可以肯定仙鹤草的重要作用，尔后见到该证，便以是药居君，开30~50g，给予慢性、溃疡型结肠炎，都比较理想，单投一味也能见功。

❖ 鼻炎用白、辛、藿、苍、夷

同道夏青峰，初学财经，高校毕业后，专习医业，精耳鼻喉科。强调经世致用，厌恶考据、埋头故纸堆。主张向前看，不浪费光阴做探本寻源事。调理过敏性、慢性鼻炎，积有大量经验，常开宣散药物，人称"白辛藿苍夷"。利用发散解表、祛风胜湿、宣开肺气、通窍治鼻，消除头痛、窒塞、流涕、嗅觉不灵四症，创制脑漏汤，计苍耳子15g、辛夷15g、细辛10g、白芷15g、藿香20g。恶寒无汗加麻黄10g，鼻中瘙痒加露蜂房10g，分泌物过多加桑白皮60g。老朽亦曾投向临床，颇有效果，属一首经验良方。

❖ 豨莶草医手足麻木

豨莶草性味苦寒，祛风湿、坚筋骨、降血压、治四肢麻木，古方有豨莶草丸。投量要大，少则难见其功。老朽临床，对感受风寒湿导致气血运行障碍，四肢出现阵发性失灵，似电击、顽麻、木样状，习称手足不仁，坚持应用，有一定功力。常给予颈椎、腰椎间盘突出、末梢神经炎，是一味比较理想的药物。

1986 年诊一男子，因患颈椎病，椎管狭窄，影响供血，压迫神经，头眩、上肢麻木，有时吃饭抓不住筷子，类手瘫现象。即授予豨莶草 60g、独活 20g、当归 10g、川芎 10g，水煎分 3 次服，连用 20 天，症状减轻，嘱其继饮 2 个月。到期后未再发作，头眩、麻木症状均已消失。

❖ 羚羊角治惊厥

羚羊角性味咸寒，清火解毒、平肝息风。医头痛、目赤、视物模糊，高热神昏、谵语、惊风抽搐。宜同他药组方，制成丸散，单方一味临床，并不理想。与犀牛角配伍，用于吐衄出血。以色白有竹节棱起者为真，藏羚羊之角黑色，很少入药。因价格昂贵，近年来常以山羊角代替，功力较逊。每次口服达到 4~7g，方见疗效。1991 年诊一八岁男童，外感发热，内风萌动，手足搐搦，神志清醒，尚未昏迷，注射抗生素体温不降，反而角弓反张，父母夙兴夜寐守护在旁。老朽即以本品为主，授予病家，计生地黄 10g、大青叶 20g、钩藤 15g、羚羊粉（冲）6g、板蓝根 20g、黄芩 15g、蜈蚣 1 条、僵蚕 6g、石膏 20g，水煎分 4 回鼻饲，4 小时 1 次，连用 3 剂，体温下落，抽风停止。又继饮 2 剂，已下床活动，彻底治愈。

❖ 阳痿用肉苁蓉

肉苁蓉，性味酸温，生于草原，半沙漠地区，常在马粪中苗长，称沙漠人参。和沙棘果为游牧民族保健的药食两用之品。补肾壮阳、润肠通便。医肾虚阳痿、腰膝冷痛、肠道燥结，习呼大芸。传说古时牧民身躯强壮，性刚善斗，除喜吃牛羊肉，也与采食此药有关。大瓢先生推为促进男子提高生育能力的佳品。1965 年老朽于山东省中医院遇一性功能低下患者，36 岁，生殖器勃动无力，阳痿，不能送入阴道，满面羞愧，感觉生理缺陷无颜见人。由其妻陪同来诊，脉象沉弱，腰痛、腿酸，便秘，二三日一行，排下困难。嘱其每日水煎肉苁蓉 20g，分 2 次服之，蝉联应用，凡 1 个月即能挺起，症情缓解，2 年后生一女儿。

❖ 槟榔治里急后重

槟榔性味苦温，主产热带。来自海南、东南亚，广东、闽南之槟榔树，名桄榔木，并不结果。本品打碎入药，不宜水泡切片，防止久浸功效丧失。东南亚人有嚼鲜果的习惯，易生唇癌。行气破滞，开胃消积，医脘腹胀满、食而不化、通利肠道、排泄气体，解除里急后重。投120g，水煎空腹喝下，坐温水盆上，驱出绦虫。实践应用，常和神曲、麦芽、山楂组方，促进运化、改善纳呆、提高食欲，称四消饮。1982年遇一暴发性痢疾，脓、血、黏液杂下，日行10余次，头昏，里急后重，有解不完的感觉，痛苦不堪，曾诊为中毒型，病家委老朽调理。患者为工业大学教师，身体比较强壮，乃取槟榔20g领军，加木香20g、白头翁20g、秦皮10g、马齿苋30g，水煎分3次服，连用3天，症状明显好转，唯里急后重减不足言，即将其增至50g，仍每日1剂，大有改观，继饮4剂而愈。他的临床，应考虑掌握这一作用。

❖ 杜仲治腰痛

杜仲性味辛温，补肝肾、壮筋骨、安胎，医腰痛、阳痿、下肢无力、小便频数、先兆流产，属于健身药。与狗脊、续断配伍，调理腰痛，用于腰肌劳损、腰肌纤维炎、腰椎间盘突出，名三胜汤；同夏枯草、黄芩、山楂组方，降低血压，称四贯汤。老朽临床，以疗腰痛为主，早期妊娠出血居次，降下血压第三。1982年诊一产业工人，40岁，重体力劳动，医院检查腰椎间盘突出，疼痛如折，双腿酸麻，只可慢走，不敢急行，表现退行性病变，当时即投予三胜汤，功力不显，因有高血压史，将杜仲增加1倍，计狗脊20g、续断20g、杜仲40g，水煎服分3次服，连用1周，见了效果，嘱其继饮勿停，共30剂，基本治愈，虽有回潮现象，疼痛程度已减去80%。

❖ 痹证宜加桂枝、白芍

《榴园医案》谓伤寒派调理四肢肌肉、关节疼痛，大都按风、寒、湿侵入经络论治，突出搜风、祛湿、散寒三项疗法，喜投麻黄、白术、茯苓、附子、细辛、乌头、黄芪、防己；时方医家加入秦艽、独活、防风、牛膝、两头尖（植物）、鬼箭羽、雷公藤、露蜂房、全蝎、蜈蚣、穿山龙、寻骨风。有两种药物易被忽视，一是活血通络的桂枝，二为养血止痛的白芍，令人殊感遗憾。此药在治疗风寒湿痹证过程中能发挥重要作用。老朽临床数十年，对其比较赏识，且大剂组方，每剂开桂枝15~30g、白芍20~40g，反馈良好，无异常不适，可委以大任。盐山张锡纯先生洞晓这一内涵，着重行气逐瘀，以通为主，给予乳香、没药，也很有意义。

❖ 咳喘用大量五味子

五味子性温，入药宜用东北所产，称北五味子。皮肉酸、苦、甘、咸，打破出仁，则含辛味，方有五味俱全，张锡纯先生强调这一应用。老朽临床取其收敛，医头眩耳鸣、咳嗽哮喘、体虚易汗、久泻不止、阴亏口渴、血压低下、梦遗滑精、善降谷丙谷草转氨酶。根据需要，每剂开15~50g，纠正肝功能可投到200g。《伤寒论》调理多种咳嗽有一条规律，常开三宝，即干姜、细辛、五味子，岐黄前辈刘大刀继承仲景先师经验，常把本药奉为重点，将普通之量升至60g，收效甚佳。1996年于山东中医学院（今山东中医药大学）门诊部，由医院送来一位哮喘兼咳嗽的患者，70岁，退休军官。咯痰不多，张目大口呼吸，已有数日未能卧床睡眠，脉象弦滑，虽感痛苦，精神状态尚可。乃以小青龙汤损益，突出五味子之量，计半夏10g、麻黄6g、橘红10g、川贝母10g、款冬花15g、细辛10g、射干10g、干姜6g、露蜂房6g、五味子40g，水煎分4回服，5小时1次，连饮6剂，症状锐减，删量压缩一半，改为每日1剂，又吃4天而愈。

❖ 牡蛎镇惊

牡蛎，古名蚝，外壳入药，性味咸寒，固涩潜阳，软坚散结，医虚火上浮头目眩晕、久嗽、汗多、失眠、易惊、胁下痞硬。瘰疬瘿瘤。常用于肝阳上亢、头眩耳鸣、颈部淋巴结核。同龙骨配伍，能疗心悸、怔忡、恐惧不安。老朽习以《伤寒论》桂枝甘草龙骨牡蛎汤（桂枝、甘草、龙骨、牡蛎）调理自主神经功能紊乱浅睡、多梦、烦躁、心慌、大便不实，很起作用。1959年夏天诊一患者，因看《聊斋志异》精神改变、行为失常，入夜惊恐，不敢熄灯，怕鬼狐降临，至鸡鸣而止，始可入睡，10个月来全家惶惶坐等黎明。医院诊为神经性心悸、精神变异、围绝经期综合征，就以上方活血、宁心、制恐、安神，计桂枝30g、炙甘草20g、龙骨60g、牡蛎80g，水煎分3次服，每日1剂，连饮10天，已见好转，晚可安眠，排便成形。嘱咐继用勿停，将量减半，又吃了4周，彻底治愈。以牡蛎为重点，突出投量，功效显著。

❖ 阿胶治水肿

阿胶性味甘平，滋阴补血、安神润燥，医虚烦不眠、惊悸健忘、脑力衰退、四肢酸软、各种出血、先兆流产，以开水或黄酒烊化。原产地山东东阿，习称驴皮胶。其性黏腻，呕吐、纳呆、消化不良者忌服。南方民风喜于晨起用之，谓能保健强身。老朽临床，主要调理血证、蛋白缺乏性水肿。清末医家赵晴初言《伤寒论》黄连阿胶汤（黄芩、黄连、阿胶、白芍、鸡子黄）治少阴阳化失眠，缺少本品无效。《折肱随笔》经验，常食阿胶可提高免疫力、防止贫血、改善体质消瘦、转化羸弱状态。1960 年生活困难时期，一新闻界男子来诊，颜面黄浮，精神萎靡，全身水肿，脉象沉迟，表现营养不良，属蛋白缺乏性水肿，舌苔白滑、倒床即睡，无力活动。嘱其设法购买阿胶。每天吃 60g，以补为主，切勿利尿，观察成果。凡 1 个月肿情即消，陆续恢复了健康。

❖ 败酱草根治乳腺炎

败酱草又名菥蓂，性味苦寒，清热解毒、活血行瘀、消痈排脓，医疮疡、湿疹、妇女产后恶露不绝。《金匮要略》与附子为伍，借其护正保本催化之力，调理化脓性阑尾炎。老朽临床，常和蒲公英、紫花地丁组方，给予外科多种炎症，如丹毒、毛囊炎、湿热性皮炎、蜂窝组织炎。功力超过金银花，解毒退热不及重楼。其白色长根，效果最好。目前北方所用已非菥蓂，皆为苦菜。1982 年在济南遇一学生，乳痈出现化脓趋向，医院谓乳腺炎应当切开，患者恐惧乃来就诊，当时便取五味消毒饮与之，计金银花 30g、蒲公英 30g、野菊花 20g、紫花地丁 30g、天葵子 10g，水煎分 3 次服，连吃 4 天，毫无反响，遂加入败酱草根 40g，5 剂后红肿硬块缩小，疼痛大减，露出一个白头，继续未停，凡 15 天，白头破溃流脓少许，彻底治愈。败酱遍地都有，俯拾即是，宜青睐待之。

❖ 治丹毒要用大黄

急性丹毒，属暴发性，为细菌感染，常见于颜面，名大头瘟，见于下肢单侧小腿者称流火。开始头痛、发热恶寒，与流行性感冒相似，局部成片状红肿，高出皮面，灼热，向周围扩散，斑块大疱含有浆液，疼痛较重，和邻边界线分明。中医认为天行时疫、火邪聚结，应清热解毒、凉血，兼予泻下令其排出。老朽治疗习开蒲公英30g、柴胡15g、败酱草20g、黄连10g、黄芩15g、紫花地丁30g、连翘15g、银花30g、野菊花15g、大黄6g，命名驱毒汤。每日1剂，水煎分3次服，连用7~10天，效果显著。通过病例观察，单纯清热、散火、解毒，虽见功力，然疗程延长，消失很慢，患者痛苦不堪，加入一味大黄，通利大腑，是釜底抽薪，能将火结、毒邪迅速扫除，症去人安。

❖ 高热重用大青、板蓝、青蒿

热性病包括感冒、伤寒、温病汗出高热不退，体温上升39℃以上，病情转重，能发生抽风现象，应及时降温，防止生命危险。老朽常以传统的白虎汤为中心加入相应药物，组成解热汤，计石膏30~60g、知母10~15g、黄芩10~15g、连翘10~15g、柴胡10~15g、大青叶15~30g、青蒿15~20g、板蓝根15~30g、大黄2~3g，水煎分4次服，4小时1次，连用3~5剂，均能获愈。头痛加白芷3~6g、羌活3~6g；咳嗽加白前6~10g、浙贝母6~10g；咽喉疼痛加牛蒡子10~15g、金莲花6~10g、锦灯笼10~15g；若已有痉挛加全蝎6~10g、僵蚕6~10g、钩藤15~20g、羚羊角（冲）2~5g。其中大黄有3项作用，止呕、通便、导火下行。

❖ 高热宜用四药

手抄本《兰台漫笔》载有贫医喜投《伤寒论》方，认为药少价廉易效，有利家道不丰患者，造福社会，广度众生。曾将调理热性哮喘的麻杏石甘汤加黄芩、柴胡，改为外感清热汤，凡流行性感染疾患，若高热稽留，只要无汗或汗出较少，都能应用，虽然恶寒表邪未解，亦不忌服。勿被太阳、少阳、阳明所限，须突出清解祛热，降下体温为宗旨，不会开门揖盗、引邪入内。高热持续不退，果断治里，亦属重点。麻黄、黄芩、柴胡、石膏，皆可筑坛拜将，但已经见汗，则麻黄掌握小量，限于3g左右。其余3味，并无框子，乃遣药经验，屡试不爽。开麻黄3~6g、石膏20~40g、柴胡15~20g、黄芩15~20g，水煎分3次服，6小时1次，昼夜不歇，连用3~5天，即显功力，热去病除。老朽实践，发现效果颇好，既称良法，也是佳方，值得推广，惠及临床。

❖ 治咳不宜株守三神

《伤寒论》调理咳嗽，不离干姜、细辛、五味子，习称三神。《金匮要略》还用紫菀、泽漆、甘草、紫参、白前、款冬花、麦冬、桔梗、甘草，略有不同。实际干姜、细辛作用不大，只有五味子可建此功。证诸疗效，虎杖、杜鹃、佛耳草、沙参、知母、罂粟壳、马兜铃、百部、白芥子、贝母、白屈菜、半夏、前胡、旋覆花、瓜蒌、百合、车前子、桑白皮、露蜂房投入临床亦无逊色。1979 年于张家口诊一慢性支气管炎感受风寒发作，哮喘、咳嗽、身上无汗、吐痰量多，授予小青龙汤，计麻黄 9g、白芍 6g、半夏 9g、细辛 3g、桂枝 9g、干姜 9g、五味子 9g、甘草 6g，每日 1 剂，水煎分 3 次服。药后未见改善，将五味子增至 20g，仍无好转，乃于此方基础上加了紫菀 10g、泽漆 10g、前胡 10g、款冬花 10g，咳嗽大减，又饮 3 剂，病消而安。说明单纯依赖三神其力薄弱，添入他药辅助，则易战鼓催成。

❖ 调理半身不遂处方要加微量大黄

1992 年应医院要求，为患者拟定调理半身不遂方，参照王清任先贤补阳还五汤，计黄芪 80g、川芎 20g、丹参 30g、桂枝 15g、大黄 3g，治疗脑血管梗阻、栓塞、溢血形成的后遗症，通过 3~6 个月的运用，很见功效，在发病 30 天内开始最为理想，超过半年进步极慢，甚至毫无反响。每日 1 剂，水煎分 3 次服，病情好转，将药量减半，继续不辍，到生活自理，症去 70%，再考虑停药。如便溏或次数较多，把大黄降至 1g，因取其通利与活血祛瘀，切勿删掉，这是临床经验。老朽公之于众，望广采病例深入研究。

❖ 改善神经衰弱以百合为主

同道贝寿三，善医精神系统疾患，对精神衰弱积有大量经验，特点是不投归脾汤、酸枣仁汤之类，常以百合为主，加相应药物，能使心烦失眠、思想不集中、头昏脑胀、精神恍惚、记忆下降得到纠正，就诊者称道不已。老朽所见习开处方，计百合 60g、合欢花 20g、甘草 6g、远志 9g、半夏曲 3g，每日 1 剂，水煎分 2 次服。心悸加茯神 15g，梦多加琥珀（冲）1g，惊恐加龙骨 15g、紫石英 15g，目张无眠加何首乌 30g、珍珠母 15g、朱砂（冲）0.5g，收效甚佳，乃独出心裁一代名家。

❖ 吐血便血应用伏龙肝、侧柏叶

《姜园医谈》为木刻本，不知撰者，极珍贵，载入许多名言、验方，老友家藏数十年，秘不示人，老朽再三请求，借与24小时读完即送回，非一般作品。其中调理消化道吐血、便血，投《金匮要略》黄土汤，将附子去掉加入侧柏叶，指出以伏龙肝为君，要开大量，且止恶心呕吐，侧柏叶相辅，他药点缀属于佐使。计灶心土（伏龙肝）100g、生地黄10g、黄芩15g、阿胶15g、白术6g、甘草6g、侧柏叶60g、每日1剂，水煎分3次服，对胃肠溃疡、内伤出血都有功效，对痔疮无效。老朽按法应用，肠道出血加仙鹤草，能借花献佛，提高疗绩，乃一首焕发新生的良方。

❖ 哮喘、咳嗽需要大量佛耳草

师传医家严宪周，靠家读获得渊博知识，无学历证书，被聘为高等学府古文导师。在岐黄方面，推崇仲景先师学说，注释过《伤寒论》，晚年临床喜投经方。他以麻黄汤加减调理风寒咳嗽、哮喘，突出佛耳草作用，取效很佳，人称支气管炎、哮喘专家。老朽见其所开一首处方，由麻黄9g、杏仁9g、厚朴9g、细辛9g、五味子9g、半夏9g、茯苓9g、佛耳草40g组成，药性偏于宣发、温散，祛痰作用较强。每日1剂，水煎分2次服，3天便见伟绩。老朽曾试用，有霸王功效，是《伤寒论》系统的综合疗法。或言于汤内加白屈菜9g，会提升治愈率，也可参考。经验证明，对过敏性哮喘、咳嗽同样能摇渡彼岸。

❖ 咳嗽、哮喘用干姜、细辛、五味子

《伤寒论》处方规律，凡咳嗽加干姜、细辛、五味子，主要宜于外感风寒，内伤依据情况亦可应用。干姜、细辛温散入肺之邪，五味子收敛逆气，一面宣发，一面宁嗽，相互为用完成治程。此为经方的独到之处，和后世以热祛寒、以补填虚大异其趣。老朽经验，对支气管哮喘还很起作用，细辛、五味子利窍祛痰、缓解支气管痉挛，干姜辛散，助止咳，不可或缺。实践说明，无论镇咳或者平喘，如再加入紫菀、款冬花两药，易提高临床效果，早日得愈。曾组建一方，名五峰汤，计干姜10g、细辛6g、五味子15g、紫菀15g、款冬花15g、

每日 1 剂，水煎分 3 次服，连用 5~8 天。

❖ 胰腺炎巧投柴胡、白芍

急性胰腺炎，常见于中年，发病骤然，左上腹剧烈疼痛，放射到左肩部、呕恶、发热，属急腹症，以精神刺激情绪波动、暴饮暴食为诱因。当前西医采取抑制胰腺分泌、镇痛、抗感染作为施治手段。中医用疏肝解郁、清除蕴热开通胰管梗阻，比较有效。老朽习投《伤寒论》四逆散加味，组成利胰汤，计柴胡 15g、枳壳 15g、白芍 30g、甘草 9g、黄芩 15g、大黄 9g、川楝子 20g、元明粉 6g、蒲公英 30g、平地木 30g、金荞麦 30g，水煎分 4 次服，5 小时 1 次，日夜不停，3 剂便可收效。通过开、泻、祛火、解毒、疏利少阳，将炎症内消，就一般而言，7 剂痊愈。

❖ 胰腺炎突出柴胡、白芍

《难经》所指脾有散膏半斤，乃指胰腺。胰腺炎属于急腹症，常见于中年女子，在饭后 2~3 小时发作，有暴食或饮酒史，上腹部剧烈疼痛，放射到左侧肩背，体温升高。出血时血压下降，手足厥冷，脉微而数，表示循环衰竭，要迅速急救。开始呈现实热型，除清火解毒、通利肠胃，宜重用柴胡、白芍疏泄镇痛，可投大柴胡汤加减，给予柴胡 10~20g、白芍 20~40g、枳壳 10~15g、黄芩 10~15g、郁金 15~20g、银花 20~40g、连翘 15~20g、木香 10~15g、大黄 6~10g、元明粉 6~10g，名胰炎饮，每日 1 剂，水煎分 3 次服，连用 3~6 天，情况即会好转，能完全治愈。如效果较慢，改为 6 小时 1 次，日夜不停，8 剂即安。

❖ 嗜睡证重用黄芪

睡眠病常见于热带赤道地区，中国南方很少发生。嗜睡证与其不同，以头目昏沉倒下便睡，醒后仍欲再眠为主要表现，大都不入梦乡。相对而言，易见于中年人。病理机制多为气虚、血亏、清阳不升、湿邪困扰。临床施治要突出补气、升阳、益血、利水疗法，所投药物，以大量黄芪领先，开窍紧随于后，连吃 15~30 剂，便可报捷。计黄芪 60g、石菖蒲 20g、人参 10g、柴胡 5g、白术 10g、甘草 5g、当归 10g、川芎 5g、茯苓 10g，水煎分 3 次服。如配合每日喝晚采的老叶绿茶、清上化浊的菊花则十分有益。而谷雨前炮制的龙井、猴魁、碧螺春，均属嫩芽，不宜饮用。

❖ 低血压忌用黄芪

低血压日久，若出现虚弱症状，如精神不振、头眩耳鸣、记忆减退、嗜卧懒起、体形消瘦、面无华色、感觉乏力，宜按气血不足调理，给予补养兼升阳举陷药物，侧重温补。在此情况下，绝对不要投用黄芪，虽能补中益气有利升阳，但其降压作用恐与疾病背道而驰。可加少量白芷、细辛、柴胡、补骨脂、鹿茸、红花、灵芝菌、麝香、五味子升提血压，可起改善作用。老朽临床组建一方，由人参 10g、当归 10g、熟地黄 10g、五味子 10g、白术 10g、川芎 6g、细辛 6g、白芷 6g、柴胡 3g、阿胶 10g、鹿茸 3g、红景天 6g 合成，每日 1 剂，水煎分 3 次服，连用 10~20 天，疗效比较理想，命名气血双补升压汤。

❖ 胃炎三药

近来医家调理胃炎、胃溃疡，主张清热、解毒、消炎三招齐举，抑制胃蛋白酶分泌，重视制酸、修复损伤黏膜，才可缓解脘内呕恶、嗳气、灼心、胀满、纳呆、疼痛、泛酸、黑便一系列症状。推出蒲公英为君，象贝母为臣，延胡索为佐，乳香、没药是佐使，组成处方，名疗胃汤。计蒲公英 50g、象贝母 15g、延胡索 15g、制乳香 10g、炒没药 10g，每日 1 剂，水煎分 3 次服。老朽曾投向临床，有一定效果，由于脱离辨证论治，拘守一个模式，也常失败。若在此基础上进行加减，予以化裁，却有参考意义。蒲公英量大，无不良反应，很少毒副作用，放手入药，如走坦途。

❖ 敛汗四药

若身体经常出汗，虽称阳虚自汗，实际亦与阴亏有关，不应单纯先入为主固守陈规，给予黄芪、附子。同道祝东来告诉老朽，可师法徐灵胎、张锡纯二家，开护阴固表药，用白芍 15g、山茱萸 30g、五味子 30g，每日 1 剂，水煎分 3 次服。功效不显加龙骨 40g、牡蛎 40g。老朽曾验证此说，能如所言。老朽意见，麻黄根和麻黄临床施治相反，处方内宜考虑配入，投量 10~20g，助一臂之力。

❖ 辛凉解表三味良药

薄荷、浮萍、牛蒡子三味合用，为辛凉药，能疏风解热，清利头目、行水消肿、宣散外邪，疗咽喉疼痛、身体瘙痒。老朽以之调理风热感冒或温病初起，每味各 15g，加石膏 30g、竹叶 30g、水煎分 3 次服，连饮 5 天，收效很好，比用菊花、银翘功效不低，小方可见大牌，已写入拙著《杏苑传语》中。

经方用药经验

❖ 经方值得提倡

学习《伤寒论》《金匮要略》有很多助益，除了解流行热证和常见杂病早期记录，还能知晓后世方剂大都属二书的衍化方，如胃苓汤为五苓散加味，逍遥散由小柴胡汤转来，不仅如此，至今仍有开原始方者，如理中丸、白虎汤、小青龙汤、酸枣仁汤、黄连阿胶汤、当归芍药散、胶艾汤、当归生姜羊肉汤、温经汤、桂枝茯苓丸、小建中汤、大黄䗪虫丸、白头翁汤、茵陈蒿汤、肾气丸、麻杏石甘汤、葛根汤、小陷胸汤、大承气汤、四逆汤、乌梅丸、旋覆代赭汤。经方优点较多，单刀直入，见效快，易于掌握，具有验、便、廉三大特色，药源广泛，纯而不杂，突出主治，按规律配伍，君、臣、佐、使，层次分明。抛开乌、附、硝、黄、虻、蛭、遂、芫、巴、戟，很少发生副作用、导致医疗事故，与时方、杂方相较，运用得当，功效可占鳌头。

❖ 经方临床之见

医家汪道昌，醉心仲景先师学说垂六十年，不断钩沉、发皇《伤》《金》二书涵义，皆恰中肯綮。曾说五苓散对象消渴、呕吐属于水逆，是下行障碍导致以水引水、水气上冲，与阴虚液亏不同，通过利尿开积便会解决。热入阳明，不一定非大渴、多汗、脉搏洪大投予白虎汤，只要抓住高热持续即可应用；便秘更衣困难给予大承气汤，目的泻火，攻除燥结居第二位。邪在少阳表里之间，师法小青龙投药规律；若有烦躁，用小柴胡汤时加石膏；腹满而痛理气利结，加枳壳、大黄，不必再开大柴胡汤了。语重心长，此法可行。

❖ 经方也有缺点

《伤寒论》医水饮证，投苓桂术甘汤，在实践过程中，有显著的疗效，然服之较久则影响食欲，出现纳呆现象。老朽诊治多例水邪上凌，头晕眼黑，一日发作数次，或日夜不停，且口吐涎沫，即给予本方，计茯苓 30g、白术 15g、桂枝 15g、甘草 6g，每日 1 剂，分 3 次服，连用 7 天。饮后症状大减，却发生恶心、厌食情况，嘱其加半夏 9g、神曲 9g，继续口服，诸种不适的反应均随着解除，病也痊愈。由此可知，经方虽好，也有不足处，添入相对性克制药物，就易纠正过来。

❖ 经方宜加味投用

老朽的父亲常言经方派古老，已经过多年历史长河，方小药少，流传广泛，有利学习掌握，易于总结经验，乃其客观优势，但存在局限性，必须补充、加减、继续丰富内容，方可得到发展，不然难以钩沉。老朽临床投《伤寒论》方，除据该系统遣药规律，也常配伍时派沿用之品，如风寒感冒开麻黄汤（麻黄、桂枝、杏仁、甘草），发热不退加青蒿 30g；哮喘开桂枝加厚朴杏子汤（桂枝、白芍、甘草、生姜、大枣、厚朴、杏仁）加紫菀、地龙、白芥子；风寒湿性关节炎开麻黄附子细辛汤（麻黄、附子、细辛）加独活、秦艽、徐长卿，能促使疗效增强，就属例证。

❖ 经方嬗变多方

《挥麈寡言》论游载道医家，以《伤寒论》为背景，写有若干小札，其中谓麻杏石甘汤能嬗变成数方，去石膏名还魂汤，治支气管哮喘、肾炎眼睑水肿；去杏仁名双解汤，治感冒身热无汗、气喘发热；去麻黄名宣化汤，治肺火咳嗽、体温升高，加桑白皮名涤饮汤，治上焦积热、吐痰量多。真乃雨龙变化，令人雷震窍开。并说小青龙汤分作两方，一为麻黄、桂枝、甘草，治风寒外袭发汗解表，称开腠理汤；二即半夏、白芍、干姜、细辛、五味子，治支气管扩张、间质性肺炎、老年慢性支气管炎，称保华盖汤，都有如影随形的效果。

❖ 经方遣药论说

经方耆宿谷人秀曾说，风寒感冒加生姜发散解表；附子配干姜辛开经络，助附子兴奋救阳；桂枝活血为麻黄启腠理放汗；石膏与他药相伍，退热力佳，单方一味，不易见功；大黄泄实、降下，无元明粉难除肠内燥结；枳壳、厚朴行气破滞，合用方可消去闷满；桂枝缺白芍，不存在止汗功能；黄连、阿胶清热滋阴交通心肾，调理失眠；桂枝、桃仁、䗪虫、水蛭、大黄、虻虫化痰去瘕，大论中为主药，其余均属臣辅；人参止渴是补气化水，非养阴生津，如误认阴性之品，就会铸成大错。

❖ 经方遣药的变化

大瓢先生讲学，谈处方遣药掌握技术与技巧，指出以《伤寒论》为例，凡外感伤寒无汗投麻黄汤、伤风有汗投桂枝汤，属于临床技术。若汗少、发汗困难，加重麻黄、桂枝之量；汗多加重白芍之量、增入附子；咳嗽再添干姜、细辛、五味子；哮喘加杏仁、厚朴，上升麻黄之量；解表高热不退加石膏，皆称技巧。以此类推，时方、杂方也是这样。老朽业医多年，对运用技术感到容易，灵活抓取技巧却似愚公移山难度很大，临床要提高敏感性和反应能力。

❖ 信古者不泥古说

学问的定义是学和问，指刻苦学习，要有不耻下问的精神。以吴七先生为例，因科甲落第，拼命攻读，见人称师，获得了真才实学，抛弃仕途，专而业医，被称巨擘，头脑新颖、知识渊博、思维超人，十分罕见，终成一位大学问家。老朽之业师在日，曾对老朽讲，三鼎甲（探花、榜眼、状元）合于一起，未必能赶上此君，评价很高，非一般可比。他倾向《伤寒论》《金匮要略》，但亦提出应校勘整理，删掉衍、讹、错、注缀文，重加编排，不宜长此终古影响医学。大师临床推荐君药，将《伤寒论》麻黄汤的麻黄升到超过桂枝1/3，麻杏石甘汤石膏下降一半，小柴胡汤柴胡占量第一，大柴胡汤加大黄3~9g，白虎汤条"表有热里有寒"改为表里俱热，理中汤移入太阴篇内，砍去厥阴大部，清除了霍乱、瘥后劳复。并说石膏属平和品，白芍止痛需20g以上，附子、乌头、天雄为虎狼药，给予要慎重，炮制效果锐减，已失去救急功能，需掌握其生、熟带来的两面性。

❖ 古方药物应甄别选用

《伤寒论》《金匮要略》遣药颇杂，寒热、攻补共举，习以为常，但大黄与干姜、赤石脂与白石脂、石膏与寒水石则很少合用，后人怀疑其被收入除热、瘫、痫的风引汤中，是整理圣书者所为，应当删去，扫掉鱼目混珠。老朽也有此感，然考虑古代文献和今不同，可加注说明，提出研究或存文不论较为允切。

❖ 药品生炮根据需要

《伤寒论》《金匮要略》所遣药物，有的炮制，并非专开生者。张锡纯先生强调生药力雄，加工后性味变异，功效转低、锐减，甚至不起作用。老朽认为此说很有道理，符合临床要求，如人参、石膏、当归、黄芪、白芍、滑石。但不能固守这一模式，如乳香、没药、五灵脂不经醋炒会发生恶心、呕吐；延胡索加工，止痛之力提升一倍；乌头、附子不同蜂蜜合煮或和内久煎，有毒生物碱很难破坏；巴豆不打霜，马钱子缺土炒、油炸，甘遂未被面煨，其剧毒能令人中毒殒命。因而应区别对待，绝不可一揽子五谷丰登，应随物制宜的选用准则，切莫简单视之。

❖ 仲景处方剂量与今不同

清初杭州经方派，高举仲景先师旗帜，处方比较谨慎，投麻、桂、姜、附量小，躲开有毒药物。相继而起，苏州地区伤寒医家对发汗温里之品则退避三舍，投量之少令人咂舌，甚至只用过桥麻黄（麻黄水泡豆卷）、水浸桂枝、漂淡的干姜附子，临床作用丧失大半。将《伤寒论》《金匮要略》一两，考证为现今2g，把东汉末年的秤杆，要成手上的布袋戏。大瓢前辈指出应纠正这一现象，所言一两，要按二钱即6g计算，少了与原量相悖，难见功效。大青龙汤内石膏如鸡卵大，足够目前十进位的一两，约有50g，就是明显例子。陆九芝先生的古今对照表，同实际不符，切勿盲从，防止影响施治成绩。解决类似问题，应研究历史、查寻物证，缺乏真知灼见，拾人牙慧，等于纸上谈兵。老朽常守此训，牢记无据不敢妄言。

❖《伤寒论》以药名方

《伤寒论》处方除桂枝汤、麻黄汤，以药命名者有二芍药（芍药甘草汤、芍药甘草附子汤）、二附子（附子汤、附子泻心汤）、二抵当（抵当汤、抵当丸，据云抵当指水蛭），三葛根（葛根汤、葛根黄芩黄连汤、葛根加半夏汤）、五甘草（甘草汤、甘草附子汤、甘草干姜汤、甘草泻心汤、炙甘草汤）、五茯苓（茯苓甘草汤、茯苓桂枝甘草大枣汤、茯苓四逆汤、茯苓桂枝白术甘草汤）、四柴胡（柴胡桂枝汤、柴胡桂枝干姜汤、柴胡加芒硝汤、柴胡加龙骨牡蛎汤）、六栀子（栀子豉汤、栀子干姜汤、栀子甘草豉汤、栀子生姜豉汤、栀子厚朴汤、栀子柏皮汤）、二当归（当归四逆汤、当归四逆加吴茱萸生姜汤）、二半夏（半夏泻心汤、半夏散及汤）、二黄芩（黄芩汤、黄芩加半夏生姜汤），其他单方约占书内1/4，如文蛤、瓜蒌、苦酒、枳壳、猪苓、乌梅、麻子仁等，也属习用之剂。这些汤头数字，在民国时代考试中医，常以之命题。还应补上瓜蒂、白头翁、吴茱萸汤。

❖ 重视药物分析

同道吕建凯，善于分析药物，对临床处方有精湛研究，堪称医、药两面专家。告诉老朽《伤寒论》《金匮要略》所载方剂，一半原方可用，1/3必须加减，其余在存废之间。提出石膏单味入药，收效不佳，和他品配伍，最好同黄芩、知母、柴胡、麻黄、大青叶组方，易见解热伟力。附子亦是如此，与干姜、白术、桂枝、葱白一起，不仅提高疗效，且防止发生呕恶、头眩、口舌麻感的反应。黄芪量小不宜委以重任，否则贻误病机，拖长施治时间，开至40~100g才会发挥大帅的作用。这些论断，值得进一步观察、总结，改变单独遣用习惯、投量规律，将每剂推到饱和度，深入虎穴而取战功。由此看来，张锡纯先生之用石膏、萧琢如之用附子、王清任之用黄芪，在拼合、开量超大方面，是实践的经验举措，为后人奠立了师法之门。

❖ 药物相配量中寓巧

大瓢先生调理咳嗽，排除肺结核，凡肺炎、支气管炎、支气管扩张、间质性肺炎，常以麻黄、细辛、干姜、五味子为核心，根据《伤寒论》投药规律综合应用，在量上有所区别。一般是风寒感冒麻黄、细辛第一；慢性久咳五味子领先，麻黄最少；痰多、食欲不振、寒邪较重，突出干姜，超过其他半倍；兼有哮喘细辛为主，麻黄居二。出入之量是麻黄2~10g、细辛2~6g、干姜3~10g、五味子6~15g。若收效不大，加款冬花6~10g，即可解决。大师曾说其家境衣食尚丰，能不馁度日，唯知识欠缺，有贫寒感，故名箄，号大瓢。老朽认为乃自谦之词，虽未参加过科甲大考，却被尊称翰林，后辈与之比较，好似太阳同小星，相差不啻万倍，就以先秦著作而言，能将孔子、老子、荀子、杨子、商子、墨子、韩子等书背诵如流，世所罕见。岐黄方面，更登了摩天楼，够得上空前的伟人。

❖ 投用古方应据症定量

《伤寒论》调理感染性热证，从解表到误治，载入两个系统，一为麻黄汤体系；二为桂枝汤体系，皆都在此基础上扩大了运用。同道吴贵先精研仲景先师学说，临床投予麻黄汤时按病情定量，十分科学。凡无汗恶寒为主，重用麻黄，开10~15g；发热恶寒为主，重用桂枝；肺主皮毛，呼吸不利，玄府难开，重用杏仁，以15g为度。对老朽讲，只有这样遣药，才叫辨证施治，一揽子的疗法与此不同，是官僚主义、机械的捕风捉影。

❖ 处方投量至关重要

老朽曾写有《谈医戏墨》言及调治急性风湿、类风湿关节炎。红肿、疼痛剧烈，特别脚肿如瓜，行走困难，一般药物均乏效果，投予《金匮要略》桂枝芍药知母汤，亦无反响。伤寒派顾荫桐遣用本方时，却能见功，巧妙处全在量上，他常突出白术20~40g、白芍30~50g；麻黄10~15g、桂枝15~20g、防风10~15g，位居第二；附子10~15g，列为次等；知母最少，不超过10g；令人惊奇者生姜开到30片。老朽给予病友，长期观察，未发现不良反应。于药店坐堂时获得一笺，计桂枝20g、白芍40g、白术30g、麻黄15g、甘草6g、生姜30片、知母6g、防风10g、生附子（先煎1小时）10g，其中加了汉防己15g。也说明技高还包括灵活运用。

❖ 古方运用掌握技巧

大承气汤能清热、泻积、通利肠道，其投予标准为阳明入腑成多种杂病，能釜底缺薪，不宜死守痞、满、燥、实、坚五字。老朽经验，方中虽以大黄、元明粉为君，要灵活转化，轮流称王。胸闷突出枳壳，腹满增加厚朴，便秘难下重用大黄，燥屎聚结、阴液枯涸放胆多开元明粉，这样才会奏效见捷。临床给量，依据客观情况，一般投予枳壳 15~25g、厚朴 15~25g、大黄 10~15g、元明粉 10~15g，水煎分 3 次服，3 小时 1 次。饮后 12 小时即排出热粪 2~3 次，症状随之递减。大黄后入，切勿久煎，否则攻下之力降低，从药汤沸起不要超过 7 分钟，枳壳稍长无防，厚朴控制在 10 分钟左右。元明粉属芒硝精化物，比较平妥，少服对人体影响不大，荡坚破锐已变驯良，很少损害健康。芒硝咸苦，令患者恶心反胃，有毒副作用，最好束之高阁，以元明粉代之保其安全，老朽执业数十年均取元明粉，也算一点特色。若全面考虑本汤乃救急药物，万莫长时内服，防止矫枉过正。

❖ 药量变化决定投向

《伤寒论》小承气汤内枳壳、厚朴行气开结，无攻下之力，配入大黄方能通利肠道祛除积屎。若津液枯涸，燥结难排，则加元明粉软坚，溶解硬块，即可逐出，转为大承气汤了。老朽运用本方，无论热性病或各种杂症，凡属于腑实，都宜服之。标准是胀满严重，以枳壳、厚朴为君，投量 15~25g；发热久不更衣，以大黄为君，10~18g；干燥便秘，以元明粉为君，10~15g；如津液大伤，河中缺水无法行舟，应大补阴亏，加生地黄 50g、玄参 50g、麦冬 50g，用增液汤，迅速解决。老朽在执业过程中，曾不断观察、总结经验，灵活运用大承气汤，有广阔治途。

❖ 桂枝汤投量随证而变

《伤寒论》施治规律，凡汗后表证未解均投桂枝汤，或桂枝汤加减，一般不再开麻黄汤，是研究清楚外在病邪的着眼点。同时也从若干处方中见到有发热症状只添加桂枝，并不用桂枝汤全方，因此要将桂枝置于第一位。吴七先生给予桂枝汤的特点，一是外感风寒汗少，在投量上桂枝超过白芍，汗多二者相等；二是认为白芍越出桂枝，其解肌透表之力下降，转成温中止痛之剂，失去了发散外邪的作用；三是若患者有恶心、呕吐现象，宜多加生姜，体质虚弱的应把大枣视为补药，每剂可用至 30 枚，否则功效不显。

❖ 阳虚心悸重用桂枝

老朽临床运用《伤寒论》桂枝甘草汤（桂枝、甘草）调治阳虚，或发汗较多心悸不安，患者"叉手自冒心"喜欢按压，功效不显，改用苓桂甘枣汤反而好转，但茯苓之量要少，否则因利水关系也能影响效果，还需在量上在进行推敲。经验证明仍应以桂枝为君，甘草次之，茯苓、大枣置于第3位。一般是桂枝20g、甘草10g、茯苓6g、大枣（劈开）15枚，每日1剂，水煎分3次服，连用5~10天。1965年在山东省中医院诊一50岁男子，感冒后经常心悸、跳动不宁，吃归脾丸、柏子养心丸、天王补心丹、保元汤、四逆汤、补中益气汤，均无回响，已达2月余。当时投此方与之，嘱其坚持。不久电话反馈，饮了15剂完全获愈。

❖ 小青龙汤投药技巧

外感风寒咳嗽、气喘，发生急性支气管炎、支气管哮喘，甚至颜面浮肿不能仰卧，给予《伤寒论》小青龙汤便可解除，然在投量和加减上却有技巧。业师耕读山人经验，若祛风寒重用麻黄、桂枝，调理哮喘重用细辛、半夏、干姜，治疗咳嗽重用白芍、甘草、五味子，痰多加茯苓、泽漆，水肿增麻黄1/3，怕冷增桂枝一倍。其中白芍护阴，与甘草配合，缓解气管痉挛，有妙用，不可减去；血压高仍保留麻黄，加入葛根即能抵消。常开麻黄6~12g、桂枝6~15g、白芍6~10g、细辛3~6g、干姜6~10g、半夏6~12g、甘草6~10g、五味子9~15g，每日1剂，水煎分3次服，连饮6~10天，效果甚佳。老朽发现白芍一味尚制约麻、桂过度发汗，且对麻黄定喘无影响，不产生障碍。

❖ 小青龙汤药物用量

《伤寒论》小青龙汤，医外感风寒内停痰饮，头面浮肿，咳嗽，哮喘，痰白而稀，脉象弦紧。一般定量为麻黄6g、桂枝6g、白芍6g、细辛3g、干姜6g、半夏6g、五味子6g、甘草6g，每日1剂，水煎分2次服，对急、慢性支气管炎、哮喘、间质性肺炎都起作用。老朽临床所开，若无汗恶寒加麻黄至9g、桂枝9g，减白芍为3g；气喘不已加麻黄至9g、细辛6g；痰多加半夏至9g、干姜9g，减甘草为3g；咳嗽较重加白芍至9g、干姜9g、甘草9g、五味子15g。胸闷加枳壳 6g、厚朴 6g、瓜蒌 15g，喉中痰鸣有声加射干 9g、茯苓 15g、葶苈子 15g。药后症情依然或减不足言，仿照张锡纯先生法，加龙骨 30g、牡蛎 30g 寓敛于散，即可缓解。

❖ 三承气汤投量技巧

伤寒派大家范海洲，调理热性病，不论伤寒、中风、温病，善用《伤寒论》三承气汤，施治对象与投量不同，有独到的技巧。凡发汗后或高热持续，肠胃干燥大便难解，开调胃承气汤，甘草第一、元明粉第二、大黄第三；纳呆，腹内胀满，久不更衣，开小承气汤，厚朴第一，枳壳第二，大黄第三；腹中硬痛，拒按，肠道枯涸，大便燥结，开大承气汤，元明粉第一、大黄第二、厚朴、枳壳第三，在岐黄界似此应用疗法，比较罕见。所以民国时期，人们将其和奇投五泻心汤，称为范氏双绝。

❖ 腹内满胀用小承气汤加槟榔突出厚朴之量

老朽经验，腹内积气，胃肠停滞，表现满、胀，无明显疼痛，矢气频出仍难缓解，脉象沉实，然大便不结，勿按虚症处理，可投小承气汤加槟榔，重用厚朴、槟榔，枳壳居次要地位，大黄之量最少，都有疗效。计厚朴 25g、枳壳 15g、槟榔 25g、大黄 3g，每日 1 剂，水煎分 3 次服，连用 3~7 天。若食欲低下加炒山楂 15g、炒神曲 10g，粪出黏腻加郁李仁 15g。

❖ 理中汤论症投量

《伤寒论》理中汤，由人参 10g、白术 8g、干姜 6g、甘草 3g 组成，补中益气，健脾温胃，医中焦虚寒，消化不良，食欲不振，肠鸣腹痛，泻下不止，适于纳呆，肠炎，胃下垂，水液滞留、慢性炎症。临床应用论症投量，身倦乏力以人参为君，每剂增至 15g；小便不利泻下较重以白术为君，增至 30g；呕恶厌食祛寒为主，干姜增至 15g。老朽经验，本汤根据病情急者饮汤，缓则吃水泛为丸，对多种胃炎、肠炎只要呈现中气不足内在虚寒，腹中疼痛，饮食减少，大便稀薄，皆可服之，是一首有效的不倒翁方。

❖ 茯苓大量应用两个重点

《伤寒论》应用茯苓，主要利水祛饮，治疗心悸。老朽临床除此外，尚掌握两个重点，一是调理阵发性头目眩晕，东倒西歪，如坐帆船，经常发作不止，开 20~40g，加半夏 10g、天麻 10g、菊花 10g、白蒺藜 10g，宜于神经性眩晕、非血压型共济失调、美尼尔氏综合征；二是治疗夜睡困难，喜悲伤欲哭，神志恍惚，口吐痰涎，时发咳嗽，表情淡漠，思想不集中，工作懒散，开 30~50g，加百合 15g、龙骨 10g、牡蛎 10g、远志 10g、浮小麦 60g，宜于脏躁、癔病、变呆、静止型精神分裂症。均每日 1 剂，水煎分 3 次服，根据情况，连用 15~30 天，便能获得明显的改观。若无茯苓，亦可取茯神代之，疗效较差。方中远志要去心，幼苗小草增量一倍也起作用。

❖ 茯苓有三项作用

茯苓在《伤寒论》处方内，主要治痰饮，可分为两方面，一调理头眩，似坐舟船旋转状态，与桂枝、白术相配，如茯苓桂枝白术甘草汤；二行水通下小便，为利尿药，如桂枝去桂加茯苓白术汤。除上述所举，老朽临床尚以之治心悸、怔忡，加酸枣仁、龙眼、甘草、桂枝同组一方，功效甚佳，将茯神换茯苓，同样生效。老朽曾秉业师经验，建立一首小方，名定悸汤，计茯苓 30g、龙眼 30g、柏子仁 10g、龙骨 30g、远志 15g、甘草 9g，每日 1 剂，水煎分 3 次服，15 天为 1 疗程，适于神经衰弱、阵发性心房颤动、心动过速、心房扑动、房室传导阻滞；心力衰竭，加葶苈子 30g、人参 10g。必须要掌握脉象沉弱一环。

❖ 重用瓜蒌

河北老医周绍南，来山东开业，因受《伤寒论》和王士雄先贤影响，临床遣药喜投瓜蒌，每剂常开到 30~100g，指出少则无效。老朽曾见其数首处方，均在 50g 之上，患者啧啧称奇。据其弟子说，若胸内闷满用 60g，加枳壳 20g、半夏 10g；心痹绞痛用 50g，加砂仁 15g、丹参 30g、三七参 10g、薤白 15g、郁金 15g；腹胀，胃有停积消化不良，用 70g，加炒神曲 15g、炒山楂 15g、炒槟榔 20g；肺热口干、咳嗽，用 50g，加玉竹 15g、麦冬 20g、桑叶 15g、贝母 15g；肠道障碍大便秘结，数日 1 行，用 100g，加大黄 6g、元明粉 6g。善于开胸降实，通调气机，解郁泻阻，被人们推为胸、腹腔内科的名家，老朽赞其是岐黄界一绝。

❖ 太阴病便溏姜附宜同量

临床所见真正的《伤寒论》太阴病，主要是脾阳亏虚，纳呆，感觉腹满，大便溏，四肢不温，宜投理中汤加附子、茯苓。老朽早年曾制有此方，计人参10~15g、干姜15~30g、白术20~30g、甘草6~10g、附子15~30g（先煎1小时）、茯苓10~15g，每日1剂，水煎分3次服，连用5~8天，比单独给予理中汤功效较强。老朽于实践过程中，发现姜、附两味之量相等，收效最佳；大便无水泻现象，可减去茯苓，因干姜起保护肠作用，能代理分化二阴；人参益气振奋脾阳，切勿删掉。

❖ 经方药论

魏荫桐先生，精于探寻古方药物，提出超人意见，恰中肯綮，众皆称道不衰。对老朽讲，《伤寒论》处方都加甘草，除益气、和中、解毒、矫味，尚保护心阳，避免服药心慌、怔忡；茯苓利尿之力极小，超过30g方见其效，医水饮上凌，缓解头眩为唯一良品；附子镇痛不及乌头，回阳助命门火则居首位；干姜、细辛、五味子疗咳，真正抑嗽者是五味子；石膏退热无有明文，只言烦躁，乃体温升高的隐称；柴胡开表、黄芩清里，二味合用治寒热往来，非柴胡一方之功；疟疾用白虎汤加桂枝无效，改为柴胡或蜀漆即停止发作；煮麻黄去上沫防止心烦，乏临床根据，该油利于宣散；附子同干姜温中祛寒，若和桂枝结对，活血通络，比干姜更占优势；麻黄汤内杏仁利肺外、通皮毛，减去仍可解表；杏仁、厚朴非平喘专药，离开麻黄便成东郭先生；柴胡、黄芩凉透内外，勿局限少阳，加入白虎汤降温，功力提高一倍；黄连泻热，量多固肠，影响大便下行引起秘结，吴又可医瘟疫弃而不用，怀有卓见；竹叶清化虚热，于实火无能为力，属花瓶、俏皮药，切莫委以重任；理中汤又名人参汤，应突出人参，干姜、白术退居二线；口渴加人参，非壮水养阴，而是益气生津，不宜列入柔润品；附子壮阳补火，本性不烈，大量服之不会口干舌燥，最易误诊；白术动肾气，少投止泻，逾越40g刺激肠道则大便次数转多。这些经验值得参考，还应当深入研究，找出圭臬结论。

❖ 一般外感的调理

老朽诊疗感冒头痛，常师法时方，投白芷 6~15g、羌活 9~15g，身痛用秦艽 9~15g、独活 10~15g，无汗恶寒用麻黄 6~9g、荆芥 6~9g、防风 6~9g、紫苏 6~9g，通过宣散解表可以清热，不另开退热药物。若体温持续不降，改用小柴胡汤加减，给予柴胡 15~20g、黄芩 15~20g、半夏 7~10g、青蒿 15~20g、浮萍 10~15g、大青叶 15~30g，即可治愈，这是一般简易处理规程。曹颖甫先生推崇黄元御大师用浮萍的经验，提出作为重点，也值得考虑。

❖ 医风热、温病用经方

吴七先生调理流行性风热感冒，一般不投金银花、连翘、浮萍、薄荷、桑叶、牛蒡子、蝉蜕、淡豆豉、大豆卷，喜开《伤寒论》方麻杏石甘汤加味，清凉解表，微出小汗便愈，兼治外感温病，谓之经方解热法。他说二者异源同流，应敞鬼门、启腠理，驱邪外出，透肌发汗；给药虽异，途径则一，如强行分道丢掉经验药物，会得不偿失，破釜沉舟自毁其路。凡无汗、恶寒、口渴、发热、舌红、尿黄、脉数，即授予麻黄 10g、杏仁 10g、石膏 30g、柴胡 15g、竹叶 15g、黄芩 15g、半夏 10g、甘草 3g，水煎分 3 次服，6 小时 1 次，日夜不停，3 剂症消，热退而安。老朽亦常效颦，确有临床成果，非纸上谈兵。

❖ 麻黄为十大将帅之一

仲景先师投用麻黄，有四个目的，一是伤寒发汗解表，辅以桂枝，增强疏通经络，如麻黄汤；二是宣肺止喘，加杏仁以助药力，如麻杏石甘汤；三是祛风湿，解除身体沉重、肌肉、关节疼痛，配入薏苡仁提高渗利作用，如麻杏薏甘汤；四是利尿，治里水，与甘草、附子组方，固正护阳，如甘草麻黄汤、麻黄附子汤。民初医家杏林三举人，均奉行经方遣药标准，只有广东陈伯坛、江苏曹颖甫仍推崇麻黄为圣品，福建吴锡璜则走向温病系统的时方领域，对本品敬而远之。老朽经验，它是十大将帅（麻黄、桂枝、大黄、石膏、白芍、附子、白术、茯苓、柴胡、黄芩）的第一味，运用适当，可覆杯立瘳，万莫忽视。

❖ 麻黄单用发汗力小

《橘井赘言》提出麻黄与其根作用相反，属于事实，已得到历史认证；麻黄和苏叶、桂枝、荆芥配伍，确能发汗解表。若单投麻黄一味基本不开鬼门、宣散玄府，发汗的现象小不足言，只见平喘。《金匮要略》的还魂汤、《伤寒论》之麻杏石甘汤，就是例证。杏仁润肺滑肠，且为食品，从《伤寒论》喘家作，"加厚朴杏仁佳"，可见杏仁止喘，非治嗽药物。《千金要方》常用桃仁混用，认为功效相仿，并无杏仁走气宁咳、桃仁入血化瘀论说，乃后人所定，自缚绳索，应当纠正。上述问题，还须充分研究，切莫一锤定音，老朽意见，下一步考虑动物实验。

❖ 麻黄用于寒热外邪

大瓢先生学医格言，当郎中要志存高远，厚积薄发，低调为人，与世无争。诊疗重证要胆大心细，勇敢投药，处方似蛟龙发怒，使鱼鳖惊慌。老朽执业 70年，常奉之座右铭，来规范自己的行为。先生调理外感初起，须要解除表邪，都投麻黄，风寒配桂枝、荆芥、紫苏，风热加薄荷、连翘、石膏，巧妙处在组方上；认为本品物美价廉，功力可靠，宜于广大经济状况不丰之家；若体虚有汗，根据《伤寒论》除同石膏结合，最好给予全草，包括地下之根，防止汗多亡阳，也遏制大量津液外泄，转成阴亏。老朽临床即遵此意，获益甚多，未发生危及生命的剧变。

❖ 麻黄与根同株异用

既往医界对麻黄的发汗抱怀疑态度，以《伤寒论》麻杏石甘汤为依据，提出讨论重新研究。老朽临床观察，其平喘、升血压第一，发汗、利尿居次，与桂枝组方通调血脉，确有解表作用，若和其他宣散之品配伍，亦见同样疗效，因而可以肯定属于发汗药。其根相反，能抑制汗腺兴奋，为收敛止汗者，习称同株异功。老朽常以麻黄根调理身体虚弱自主神经功能紊乱、更年期内分泌失调漐漐冒汗，或阵发性溱溱不已；都见成绩。为此创建一方，名摄汗汤，计龙骨 30g、牡蛎 30g、麻黄根 15g、黄芪 30g、五味子 15g、山茱萸 15g、桃奴（树上干枯桃子）2 个，每日 1 剂，水煎分 3 次服，连用 10~20 天，得愈率较高。

❖ 麻黄的应用

麻黄辛温,解表发汗、平喘、行水,其根与之相反。《伤寒论》《金匮要略》应用较多,约30首。一随投量而异,小以治喘,如还魂汤(麻黄、杏仁、甘草),中则发汗,如麻黄汤(麻黄、桂枝、杏仁、甘草),大能利水,如甘草麻黄汤(甘草、麻黄);二随组方转化,配石膏清表里之热,如大青龙汤(麻黄、桂枝、甘草、杏仁、生姜、大枣、石膏),配附子祛内外寒邪,如麻黄附子细辛汤(麻黄、附子、细辛),配薏苡仁祛湿止痛,如麻杏薏甘汤(麻黄、杏仁、薏苡仁、甘草)。老朽临床运用本品之根所含麻黄根碱,专题制止出汗,对自汗、盗汗、动辄易汗,都起作用,常投15~20g,加山茱萸15~30g、黄芪15~30g、五味子15~30g、龙骨15~20g、牡蛎15~30g,合成一方,名鬼门锁,每日1剂,水煎分3次服,连饮10~20天,效果可观。1962年于天津诊一电厂工程师,6年来自汗不停,夜间亦然,口渴体倦,大便2日1行,诊疗过程中吃药见效,不超10天,再次复发,即取此汤与之,共3个月,用了70余剂,彻底治愈。

❖ 麻黄脱敏

《伤寒论》以麻黄命名的处方有六,计麻黄汤、麻杏石甘汤、麻黄连轺赤小豆汤、麻黄细辛附子汤、麻黄附子甘草汤、麻黄升麻汤。该药临床以发散解表、祛风湿为主、其次则为止喘、利尿,取诸脱敏者极少。老朽以本品9g与连翘15g、夜交藤15g、土茯苓30g、白鲜皮15g、白蒺藜15g、百部9g、地肤子15g、荆芥9g组方,调治荨麻疹、湿疹、多种过敏性皮肤瘙痒症,每日1剂,水煎分3次服,连用7~15天,有理想的功效,称愈痒汤。如气虚易汗,加黄芪30g,收敛固表,不会影响麻黄发挥作用,固黄芪也属于脱敏药。配合楮树叶100~200g煮水外洗,可提高效果。

❖ 桂枝的扩大应用

老朽临床喜投桂枝,依据《伤寒论》遣用规律,以活血通络、温里散寒为基础,配合他药,扩大应用。同麻黄为伍发汗解表,同甘草为伍,平心悸喜按,同附子为伍医风湿身痛,同干姜为伍救逆回阳,同白芍为伍治伤风自汗、腹内隐痛，同茯苓、白术为伍治疗痰饮头眩，同当归、细辛为伍调脉细、手足厥冷，同桃仁、大黄为伍破血、消癥，同人参、甘草为伍治脉象间歇，同黄芪为伍补中益气、治四肢麻木。业师反复训导，桂枝之力在皮，木心不奏功效。

❖ 柴胡应用侧重三个方面

柴胡在《伤寒论》中有两项用途，一是疏泄通阳、解郁散结，调理气血循行障碍手足发凉，与枳壳配伍，如四逆散；二是和解少阳，医往来寒热、胸胁苦满，同黄芩组方，如小柴胡汤。老朽临床，除上述所举，重点投予疟疾、流行性感冒发热，每剂开 15~30g，加黄芩、板蓝根，水煎分 3 次服；其次以之为主，添入当归、白芍、白术、茯苓、甘草、薄荷、生姜、大枣，制成逍遥散，疏肝、和胃、解郁，调畅气机，给予妇科疾患，广疗精神忧虑、围绝经期综合征。

❖ 石膏并非大寒之品

石膏组方，从《伤寒论》白虎汤、麻杏石甘汤、大青龙汤开始，代不乏人，临床投予较多者，以顾松园、王孟英、张锡纯、孔伯华闻名杏林。老朽经验，本品虽属阳明经药，以口渴、高热、头痛、尿赤、便臭、发斑为施治对象，然表邪未解并不禁忌，和麻黄配伍就是例证。其性清凉，非人们所言大寒，观大青龙、小青龙加石膏汤，因烦躁而添入，目的清除浮热去掉精神不安，尽管体温升高，却不能代表内含大热。所以读书要细，开药必切，才可达到取精用宏，为实践服务，最怕耳食之学，贻误病机。

❖ 石膏清热力小

流行性热病或伤寒传入阳明，表邪已解，持续发热，传统均投白虎汤，认为石膏一剑封喉。实践观察，临床作用并不十分理想，虽然说张锡纯先生极力推荐，吻合率很低。若在白虎汤内加入清火解毒的大青叶、银花、黄芩、青蒿、板蓝根之类，则如虎添翼，缩短疗程。兼有腮腺、淋巴肿大，头面红斑，要加连翘、柴胡、赤芍、浙贝母，配合凉血、解凝、散结。老朽经验，内服石膏，皆取生者，煎剂少则 20g，一般须达到 30~60g，否则难见其迹，和绿野仙踪的花草植物不同。1993 年秋天在济南遇一伏气温病，无外感症状，开始就表现高热、体温 39℃，舌红、苔黄、烦躁、口渴有汗、食量未减、尿赤，大便两日一行，医院转来治疗，按热邪进入气分调理，授予白虎汤，开了大量石膏，水煎分 4 回服，4 小时 1 次，日夜不停。连用 3 天，毫无变化，乃于方中加入大青叶 30g、黄芩 20g、重楼 15g、板蓝根 30g，因呕恶又增添大黄 3g，仍照前法应用，2 剂后体温下降，随之又饮 3 剂，病情消除，烧退而愈。

❖ 烦躁为热宜用石膏

仲景先师遣用石膏，皆为清热退热，与麻黄相配治表、定喘，和知母同组治里，无表里界限。有时只提烦躁不言热，实际代表高热，是热的外在表现。如小青龙加石膏汤、大青龙汤、白虎汤。尚有反写"无大热"三字，仍属温度升高"热"的隐名号，即非正常体温转入发热了，如越婢汤、麻杏石甘汤。老朽临床常突破内外束缚，师法大青龙汤，遇麻黄汤证出现烦躁均加石膏，如白虎加桂枝汤，往往一汗即解，奏表里双医之效，堪称刘河间双解散的翻版。石膏短缺，可以寒水石代之，功效相符。

❖ 石膏治牙痛

石膏性味辛寒，清热泻火、祛烦宁嗽，医伤寒传入阳明，温病邪入气分，症见口渴高热、身发红斑、肺火咳喘。内服用生，外敷煅后入药。著名经方有白虎汤（石膏、知母、甘草、粳米）、竹皮大丸（竹茹、石膏、桂枝、白薇、甘草）。大瓢先生调理壮热、谵语、神昏、体温升高，和寒水石各占一半组方，称寒虎下山。盐山张锡纯、曲阜孔伯华二家善于遣用，被呼北方两大石膏；南地刘蔚楚亦喜开本品，因影响较小，未被列入白色大王的名录。石膏在水中溶解度很低，必须大量应用，一般是 20~60g，多则 90g。传说张锡纯老人生平投过万斤，其弟子讳莫如深，避而不谈，遥从门生也表示无可奉告。老朽临床传承业师经验，治疗胃火上冲牙龈红肿、暴发性牙痛，常授予白虎汤加蒲公英、大黄，清热、解毒、通肠，釜底抽薪，由大便降上炎之邪，计石膏 60g、蒲公英 50g、知母 20g、大黄 10g、甘草 6g、粳米 30g，水煎分 4 回服，5 小时 1 次，连用 6 剂，即能解除。1963 年一同道牙痛，日夜叫号，就以此汤予之，每日 1 剂，连饮 4 天火消痛止，功效显然。

❖ 知母治咳嗽

知母性味苦寒，清热润肺、止咳除烦，医阴虚盗汗、骨蒸消渴、大便秘结。在《伤寒论》白虎汤内虽属辅助药，而滋阴壮水制火则占第一，为石膏所不及。老朽于实践过程中宗法家父传授，调理肺热津液亏耗，或木火刑金，以白虎汤为主加味，常取大黄、知母为君，投予热邪灼肺干咳无痰、久嗽不已，易见功效。1977 年于莱芜诊一农民，50 岁左右，有肺结核病史，适值隆冬，气候干燥，蔚蓝冷空，不降霜雪。患者口苦、身热、舌红无苔、咳嗽昼夜不停、脉数、消瘦、尿赤、更衣困难，伴有咯血。即以本方予之，以知母 40g 挂帅，石膏 30g、甘草 10g，加麦冬 30g、露蜂房 10g、五味子 20g，水煎分 3 次服，连用7 天，病情转化，血止、大便下行、咳嗽日减。将量压缩一半，又饮 12 剂，基本治愈。临床可见知母在养阴止咳队伍中占显著角色。

❖ 黄芩有五功

黄芩属广谱抗菌药，《伤寒论》取其清热燥湿，一是止泻，与白芍合用，如黄芩汤；二是治少阳往来寒热，与柴胡配方，如小柴胡汤；三是宽胸，清理热邪停聚，和黄连组合，如生姜、甘草、半夏泻心汤。老朽临床，除泻火退热、清肺热、固肠回滑外，重点疏利肝胆，治疗肝炎、胆囊炎，加入柴胡、白芍、茵陈、枳壳、山栀子、大黄队伍中，同金钱草、鸡骨草、田基黄、郁金、姜黄、龙胆草、青皮、大青叶、芦荟、板蓝根、垂盆草、蒲公英、平地木共用。次则降低血压，创制一方平衡汤，有黄芩 20g、夏枯草 20g、槐米 15g、决明子 30g、野菊花 15g、钩藤 20g、山楂 15g、玉米须 30g、大黄 2g，每日 1 剂，水煎分 3次服，连用 20 天，能巩固较长时间。

❖ 黄连泻火非利肠药

《伤寒论》五泻心汤对象，应突出胸腔"堵、闷、满"三字，即所谓"痞"，按之不舒，与结胸不同。虽以干姜、黄连辛开苦降为主，但方中半夏、黄芩、大黄均起作用，不能将成绩只记在两味药身上。黄芩清热祛湿、半夏降痰下气、大黄消滞荡积，都属冲锋陷阵之品，论其战功，并不低于干姜、黄连，且勿湮没无名英雄。老朽经验，干姜辛散行气祛寒，不属守药，但黄连则否，除止呕，即清热、固肠疗泻，基本归于守而不走者，其治痞之理，乃健胃、寒以退热，非肃降之功。吴有性先贤处理瘟疫将黄连置诸方外，就是因缺泻的明显功能，俗语曾言"泻火"，纯为清热的代名词，绝不是流水般的"泻"。抛砖引玉以待明哲。

❖ 大黄破血通经

大黄苦寒，清热凉血、攻积导滞、泻火逐瘀、推陈致新。治逆气上冲、胃肠燥结、妇女闭经、癥瘕积聚、吐衄发狂。生者气雄力锐，制熟攻坚功能降低。和元明粉结合，为比目鱼药。《伤寒论》《金匮要略》收入含有本味的处方30余首。张山雷先生提出其能扫庭犁穴；报界精通岐黄之家陆士谔尊称其为大刀阔斧高级良药。应用范围广泛，既可救死回生，亦常作食品添加剂或染料。老朽临床取其止血、降气、通便、泻火、破积、调经十二个字。1991年诊一大学女生，因精神刺激、洗冷水澡，月经停止来潮，烦躁、恐惧不安、啼哭，曾吃商品坤宝、女金丹、大黄䗪虫丸，依然如故。鉴于闭经年余，久病正衰，以四物汤为主，另加活血化瘀药，计当归10g、熟地黄10g、白芍10g、川芎10g、桃仁10g、红花10g、柴胡6g、桂枝10g、三棱10g、益母草10g、䗪虫6g，每日1剂，水煎分3次服。吃了1个月，毫无回响，乃在方内加入大黄3g，饮了20天，月经即行，血下1周。尔后逢月均潮，恢复正常。应当指出，大黄通利冲任二脉，在妇科领域，很起作用，但用量宜小，不宜奉之为君。

❖ 大黄疗狂

《千岁堂方药录》，谓《伤寒论》《金匮要略》投予大黄，有三项用途，一破血，如桃核承气汤、大黄䗪虫丸、下瘀血汤；二泻火，三通大便，如小承气汤、调胃承气汤、大承气汤。后人综合治疗精神分裂症，以其破血、泻火、通大便，三法并举，比较满意。一马姓老医专门在桃核承气汤基础上，加入他药，几乎饮下即安。该说符合临床，确属经验之谈，值得重视。1955年老朽于德州诊一躁狂型精神分裂，行为异常，除各处游荡、狂呼乱喊、大闹集市，作为一个30岁的妇女却在人群中拉尿。开始给予镇惊、催眠、潜阳、疏肝药物，包括酸枣仁、柏子仁、莲子心、柴胡、白芍、龙骨、牡蛎、铁落、百合、龙胆草、合欢花，未起作用，和其丈夫商，改换桃仁承气汤，突出大黄之量，取得同意，则开了制桃仁 20g、桂枝 20g、大黄 30g、元明粉 15g、甘草 6g，加入莪术 20g、石决明 30g、黄连 15g，水煎分 3 次服。药后转为稳定，狂闹现象已减，更衣 1 次。将大黄增至 40g，每日 1 剂，又吃 3 天，大便排出甚多，情况大变，不再狂奔，感觉疲乏，呼呼入睡。把方内之药减半，继续没停，共 20 剂，彻底治愈，追访 1 年，无有复发。大黄发挥杠杆作用。尔后遇到此证，瞩目桃核承气汤，并首先考虑大黄的伟力。

❖ 突出大黄治狂

民国时期，老朽见到一古稀医家，善调狂证，即精神分裂，投药使人彷徨不安。似水流年，至今已 70 个春秋，记忆犹新。见其诊治一例 20 余岁女子，白日离家乱游附近集市，晚上唱歌、登高叫骂，语无伦次，多为儿女情私隐讳之事。除吃药则配合求神拜佛、问道占卜，均无效验。他根据大便干结难下，认为燥火缠身，给予大承气汤加郁金，每剂投枳壳 30g、厚朴 30g、大黄 60g、元明粉 30g、郁金 40g，水煎分 3 次服。患者饮后大泻七八次，开量不减，继续不停，连用 4 天，卧床不起，呼呼沉睡，如同瘫痪。休药数天，把量减半，再开始另一疗程，经过三四个回合，病人转入衰竭状态。嘱咐中止医治，2 周会见。一闻刘氏之名，即藏于暗室不敢露面，狂闹的现象一扫而空。同道拍手叫好，却不敢仿制。据说这是其拿手大戏，获愈的效果很高，复发率低，虽有反弹者，症状表现很轻，写出提供阅览参考。

❖ 枳实栀子豉汤加大黄治焦虑症

大瓢先生医精神抑郁、胸中闷热，指为气火相结，不投陷胸、泻心、柴胡剂，专用《伤寒论》枳实栀子豉汤，定量为枳壳 30~60g、山栀子 20~30g、豆豉 20~30g，加大黄 2g，每日 1 剂，水煎分 3 次服，连饮 6~10 天，宜于烦躁、苦闷灼热、停食、痰积，重点破气泻火。老朽师此法，调理抑郁、焦虑、强迫、情志不伸、呐喊方快等精神疾患，皆见疗效，但量小功效不显，无副作用。

❖ 大黄不可多用久服

《伤寒论》小承气汤由大黄、厚朴、枳壳组成，有四种变化，以大黄为主名本方，以枳壳为主名枳壳三物汤，以厚朴为主名厚朴三物汤，增重投量加元明粉名大承气汤。既往常论之小承气四变，乃是指此。封丈冬岩指出若腹内气体充积，胀满，影响饮食，给予厚朴三物汤，将厚朴每剂要开至20~40g，始见功效，其余枳壳15~25g为臣，大黄6~10g为佐使，属辅助药，如厚朴之量不超过1/2，举棋不定则输掉全局。大黄只可降火、泻下、通便，多用无益，伤人元气，不能行气消胀、排满，虽感一时舒服，但无力根除。老朽验诸临床，所言果然。

❖ 板蓝根降高热

板蓝根为大青之根，性味苦寒，清热、凉血、解表，医外感热性病高热、温病壮热不退，头面丹毒、口舌生疮、身发红斑、肠道痢疾、湿热黄疸，为抗菌、抑制病毒的消炎良药。泻火降体温的作用，超过金银花、石膏、连翘。常与黄芩、柴胡、青蒿、七叶一枝花组方。医疗急性肝炎、腮腺炎推称首选。老朽临床对体温升高的患者，表解发热不退，喜投本品，能使邪随药落。1985年诊一伤寒传入阳明，口渴、烦躁、欲饮冷水，大便未有秘结，给予白虎汤，计石膏60g、知母20g、甘草6g、粳米30g，加黄连10g，反馈无有变化。即于此方内增入板蓝根40g、大青叶10g，水煎分4回服，4小时1次，日夜不停。连用3天，体温降至正常，热消而愈。不难看出板蓝根的重要作用。

❖ 山栀子为首治失眠

山栀子与黄芩、石膏、黄连、大黄、黄柏、茵陈、连翘、猪胆汁、元明粉，为《伤寒论》十大清热、泻火药，能疏泄三焦、清心肝利胆，下降炎邪，使从二便排出。同黄连、白芍相配，治心阳过亢烦躁失眠；同茵陈、大黄为伍，治急性肝炎，胆囊炎；同连翘、石膏合用，清热解毒，治外感风热发热；同黄芩、元明粉组方，治火邪内结、懊恼、大便干燥。老朽调理心火旺盛、肾水不足之习惯性张目难睡或易醒多梦，制立一方，以本药为主，名催卧汤，计山栀子20g、黄连10g、酸枣仁20g、阿胶10g、何首乌15g、龙骨15g，每日1剂，水煎分3次服，长时应用，效果很佳。

❖ 山栀子又称小大黄

同道白云翔，出身岐黄门第，18岁粉墨登场，业医60年积累大量经验，乃屈指人物。生平喜投《伤寒论》栀子豉汤，凡心烦懊恢、失眠易梦、反复颠倒，均开此方。计山栀子 20g、香豆豉 10g，加黄连 10g，每日 1 剂，水煎分 2 次服，连用 7~10 天。胸腹闷满加枳壳 10g、厚朴 10g；恶心呕吐加半夏 10g、生姜 12 片；若精神失常躁扰不宁，稍有不舒即怒发冲冠气不可遏，加大黄 10g、元明粉 6g。曾说山栀子清热泻火，能导其屈曲下行，利尿滑肠，有"小大黄"称号，运用得当，起效甚显，非芩、连、大黄所可比拟，是一味良药。

❖ 百合治精神异常

百合甘寒，清心、润肺、生津、安神，疗虚烦、惊悸、失眠、利大小二便。张山雷先生善用其花朵医神经衰弱浅睡梦多。为药食同源之物，非栋梁大材，却有专题作用，即治百合病。1962 年治一神经官能症，医院诊为轻型精神分裂、静止性自卑病，委老朽以中药调之。患者体温正常，意识恍惚，手足心灼热，见亲友无话，好独坐沉思，家事漠不关心，其丈夫怀疑邪祟、"神灵附身"，询问有何所苦，沉默不答，已有 2 年病史。因百合养阴益胃，能改善饮食懒进、羸弱状态，嘱咐每日取本品 50g，水煎分 2 次服，不要中辍，观察疗效。凡 3 个月，家属来济，言已发挥功力，症状锐减，可做饭操持家务，恢复以往正常情况 80%。《金匮要略》记载用百合解除百合证，是有依据的。

❖ 附子的临床三用

《伤寒论》《金匮要略》投附子有多向用途，一是扶阳、救阳、回阳；二是温里祛寒；三是治身体、关节疼痛，严重者改换乌头、天雄。风湿证虽亦开附子，属于配方，并非以之为君，读二书时应当注意，不然混淆影响疗效。陈伯坛先驱曾掌握这一要点，故临床遣药层次分明。老朽受多位伤寒家影响，给附子处方中不加乌头或天雄，绝不两味合用。附子投量若大，除久煎去毒破坏生物碱，每剂均分 3~4 次服下，避免发生副作用导致不测。

❖ 经方附子两大用途

附子大热扶阳，温里祛寒、补命门火衰，止汗出虚脱，通经络祛痛，属救急药。炮制力缓，转为热补，镇痛作用减掉一半，但水煮者例外。从《伤寒论》四逆汤开始，转为两种用途，一是治虚回阳，二为温经止痛，其他居次。近代喜投本品医家，以刘民叔、陈伯坛、肖琢如、吴佩衡、祝味菊闻名国中，均是经方派人物。这五位时贤的特色有三，量大、生用久煎、调理身痛。老朽仿照此投，给予肌肉、关节病，无论风湿或类风湿，只要疼痛不已，都可应用，疗效确切，且有时改换乌头，药效更佳。并组建一首愈寒汤，计附子 30g（先煎 1 小时）、桂枝 15g、白芍 15g、老鹳草 30g、生姜 10 片，水煎分 3 次服。方内白芍防热伤阴也能镇痛，不宜删去。

❖ 急救回阳要用附子

附子入药正品，为乌头附子，习称黑附子，性味辛热，温里止痛，补命门火，回阳挽脱。四肢厥逆、下元虚冷、脉微弱、额汗如油且频出不已，都属适应对象，乃救急药物。所含生物碱，因有较大毒性，致使起用者望而却步，温病学家视若虎狼，虽逢危笃之症亦不敢借花献佛，令人喟叹。1980 年诊一 30 余岁男子，身体虚弱，房事过多，感冒后吃发汗药出现漏汗，习称夹阴伤寒，鼓牙、战栗，有似震颤，济南方言叫手足合撒。医院检查结论，怀疑为癔病、临界性休克，转老朽调理，精神正常，无高热现象，情况颇杂，找不到规律性相应疗法，反复考虑仍照《伤寒论》少阴施治，给予四逆汤加味，开附子 30g（先煎 1 小时）、干姜 15g、人参 20g、甘草 6g、肉桂 6g、黄芪 60g、龙骨 20g、牡蛎 30g、五味子 10g，水煎分 4 次服，5 小时 1 次，日夜同用，连饮 3 天开始好转，继续未停，凡 9 剂彻底获愈。方内黄芪量大，为收敛汗液而设，五味子亦然，并非主药，核心之品，仍是附子。当然人参也发挥一定作用。龙牡二味固涩潜阳，赞助功力，可占二分。

❖ 附子温里祛寒

附子辛热，温里、壮阳、补火、祛寒、强心、通脉、止痛。医寒邪内积、四肢厥逆、命门火衰、腹内冷痛、脉微欲绝，和干姜相配，为比目鱼。同麻黄、瓜蒂、石膏、大黄称《伤寒论》五大祛邪药。当前则以温里祛寒为主，与肉桂、吴茱萸、小茴香组方，调理虚寒疾患，退阴回阳、急救挽脱。老朽应用，常投予阳气亏损、阴寒内盛之人，治易汗、畏冷、腹痛、溏泻、脉沉而微者，助阳抗阴，非损阴兴阳，目的纠正平衡，令阴平阳秘恢复健康。1974 年诊一 60 岁男子，面容黑褐、精神不振、手足发凉、腹中不断疼痛、动辄出汗，客观检查无特殊变化，怀疑肠系膜淋巴炎症，打针不见好转，由曲阜来济寻治。考虑寒邪内积，病程较长，应开大量，委附子领军，给予干姜 20g、吴茱萸 15g、附子 30g（先煎 1 小时）、肉桂 10g、小茴香 6g、毕澄茄 6g，每日 1 剂，水煎分 3 次服，连用 7 天，收效良好，劝其继续勿辍，又饮 2 周，病情消除，未再发作。经验告诉，里寒腹痛，即可投用，不必拘守"救脱回阳"，囿于旬下。

❖ 突出附子止痛作用

富剑光《橘井赘言》谓附子通行十二经络，大热祛寒，回阳挽脱，不配干姜辛散，该效难显，故云缺乏干姜无以发挥其热，四逆汤内二药相伍，就是补热助火的例证。《伤寒论》调治身体、关节疼痛，给予附子，均不加干姜，说明它的止痛作用亦占首位，不宜列入补剂中，否则只取助阳将止痛疗效抛掉，十分可惜。此说言之有理，可供参考，应晓得附子的双向功能。

❖ 附子炮制已经灭毒

民国时期，上海医家祝味菊、徐小圃师法《伤寒论》喜投经方，善开附子，人颂绰号"大附子"。认为温化助阳，提高抗病功能，催化人体免疫力，驱逐寒邪如烈日空照阴霾消散。他们所用附子，都是经过炮制的，非原始生药，一般说，很少副作用，而且为黄附子，与乌头附子不同，比较平妥。外界不明真相，盲目效仿，易发生不良反应，引起医疗纠纷。伤寒派元老汪莲石、曹颖甫旅沪执业过程中，大量应用本品，亦属制过者，或云为生药，乃不了解内幕。当时申门药肆惧其有毒，防止事故，皆炮制加工，基本无有生药销售，老朽特补写言之。

❖ 干姜的多项用途

既往经方学派统计《伤寒论》以药命名之非单方药，未有写入干姜（干姜附子汤、干姜黄芩黄连人参汤），以为属于食物无有录取，实际应当收入其中。干姜一味，用途很广，在大论处方已经体现，吴七先生推为圣品。他说，能祛寒散结、温中助阳、开胃止呕、发汗祛湿、通利经络、消脓除满、固肠止泻。同附子合用回阳，同大枣合用健脾养胃，同人参合用益气行滞，同甘草合用补中进食，与细辛、五味子合用专疗咳嗽，与元明粉合用泻下寒实大便秘结。老朽经验，以干姜 200g、红糖 100g、碾末水泛为丸，每次 5~10g，日 3 服，调理慢性腹泻、日久不愈的肠炎，有良好的功效。

❖ 四逆汤内干姜质疑

干姜与生姜均有辛散解表作用，四逆汤中干姜，能否影响补虚、挽脱、回阳，对此老朽存有质疑，据老朽之父所言，干姜发散和开腠解肌药同用，易于外透出汗，但与附子组方，则无如是功效，同附子的补力、引其内温经络的作用受到抑制有关，也可能二者结合转化为扶正固本，故无出汗现象。过去先贤已注意这一方面，常于四逆汤中加五味子，或龙骨、牡蛎，不仅防大热伤阴，并含有收敛辛散的相克之妙，供参考研究。

❖ 半夏降气止呕领先

半夏辛温有毒，生用致口腔发麻，久煎则免。大都炮制入药，分清半夏、法半夏、姜半夏、露半夏、矾半夏、仙半夏、戈公半夏、竹沥半夏多种。可降逆下气、燥湿祛痰、散结消痞，宽中止呕，医胸脘满闷、痰饮、频吐涎沫、哮喘咳嗽、恶心水谷难下。用途广泛，仲景先师列有 40 余方。老朽临床，以降气、祛痰、疗咳、抑制呕吐为主。所言治咽喉红肿、疼痛，必须配入他药，单方一味，功力难见。1956 年遇一中风，因高血压常来就诊，于夜间突然呕吐不止，胃中食物、水液全部倾出，头痛、说话不清，未有昏迷，诸药不能入口。医院认为脑血管病变，要求结合中医协助调理，即以清半夏 20g、竹茹 30g、代赭石 15g、大黄 2g、橘红 20g，水煎陆续鼻饲，1 剂逆气上冲便止，呕恶现象已停，乃转服相应之品，挽救了一条生命。尽管方内尚有其他，毋庸置疑，半夏起了重要作用。

❖ 厚朴消除腹内胀气

调治胃肠疾患腹内胀满，不敢进食，二便正常，乃气体堆积，停于消化道中，此时不宜投香燥药品或随意攻下，须行气利滞将所积之气从肛门排出，并少吃含蛋白过多的食物。老朽师法《金匮要略》给予大量厚朴，开厚朴七物汤，计厚朴 20g、枳壳 15g、桂枝 6g、大黄 3g、甘草 3g、生姜 6 片、大枣（劈开）6 枚，加大腹皮 10g，水煎分 3 次服，6 小时 1 次，日夜不歇，连用 3 天，即可解除。要注意四点，一大黄为向导，量小；二症消则止，切勿多服；三桂枝蒸化，温养脏腑，起推动作用，不应减去；四连续服用，其力持续，一鼓而夺荆襄，是速战速决法，能防反弹。

❖ 厚朴行气应占重要地位

厚朴在经方中，常同枳壳为伍，如《伤寒论》大小承气汤，芳香利滞、化湿祛浊、下气平喘、开结宽中。疗胸腹胀满、疼痛，气、食、痰、水停积，解除影响气机升降出入这一障碍。与大黄组方，能增强肠道泻下作用。入药不宜少于20g。1958年于青岛诊一患者，因气郁胸闷、胁痛、腹内胀满、大便不爽、不思饮食、卧床呻吟来院治疗，医院检查无器质性变化，诊断为胃神经官能症，药后病情仍然未减，委老朽参加讨论、援手施治。当时考虑先理气开郁，拟投《金匮要略》厚朴七物汤（厚朴、枳壳、桂枝、大黄、甘草、生姜、大枣），缘其属小承气汤加味，病家恐损害身体健康，拒绝运用。经过斟酌，改为以厚朴为君，给予一首杂方，计厚朴20g、柴胡10g、枳壳10g、香附10g、木香10g、瓜蒌30g、佛手15g，水煎分3次服，连用4剂，气消便通，症状陆续减退。虽然汤内含有大量瓜蒌，但行气解郁、破结，则归功于厚朴。

❖ 桔梗的作用

桔梗性味辛温，宣肺祛痰、宽中排脓，医咽疾红肿、胸满咳嗽，前人认为升则开提肺气，降治下利肠鸣幽幽。老朽临床，除施治口腔溃疡、咽喉疼痛、支气管扩张、肺痈化脓，重点调理外感、内伤炎性咳嗽。1992年遇一年老慢性支气管炎患者，每逢秋冬季节气候变化即复发，日夜咳嗽，咯出白黄黏痰，已有十年史，依靠打针、吃药维持现状。此次发作不但痰量过多，且咽喉红肿、声音嘶哑。由莱芜转来济南求治，医院诊为肺气肿、支气管癌变待查。患者家属意见先吃药观察，后考察手术。邀老朽会诊，即给予桔梗15g、葶苈子30g、茯苓15g、人参6g、旋覆花10g、金莲花10g、山豆根6g、半夏10g、川贝母10g，连用5剂，已见效果，唯咳嗽、吐痰未止，乃将桔梗加至30g，仍水煎分3次服，又饮了1周，情况好转，病去大半。嘱咐把药量压缩1/2，再继续10天，诸症消失。通过此案，可以了解桔梗具有3项功能，即镇咳、祛痰、疗咽喉肿痛。

❖ 桔梗可用于肺痈

《伤寒论》有四白，指白虎汤、白通汤、白头翁汤、白散。其中白散由巴豆（去油用霜）、桔梗、贝母组成，研末，每次 0.5g，口服，治"寒实结胸"，宜于积食、痰饮、肠道梗阻、便秘难解，上吐下泻，能驱逐病邪，吃热粥 1 碗，可令药力增强。老朽临床常投予肺痈，每日 1~2 次，有很好的排脓功效，兼配合饮服《金贵要略》葶苈大枣泻肺汤：葶苈子 15~20g、大枣（劈开）10~20 枚加桔梗 10~20g，作用更加。

❖ 杏仁量大治喘嗽

杏仁性温，所含氰甙有毒，要炮制去除皮尖。宽胸降气、止咳平喘、润肠通便，医支气管炎、支气管哮喘、膈间满闷，习惯性肠内燥结；外用与桃仁一样，净面美容。有甜苦两种，甜者只供食用，不入药谱。《伤寒论》《金匮要略》处方中收入杏仁者，约有 20 首。解表、利水功力极小，是同麻黄为伍起的作用。个别同道喜投甜杏仁，富营养价值，于战场而言，属败北之品。老朽临床，掌握八个字，止咳平喘、滑润大便。1981 年遇一患者，素有支气管哮喘，因感受风寒加剧，咳逆上气，胸闷不舒，兼有阵发性咳嗽，喉中痰鸣，不能仰卧。医院诊为肺气肿，准备行气管切开以利呼吸，病家拒绝，乃求中医。由于接近 70 岁，有前列腺肥大、小便困难，十分棘手，乃取苓甘姜味辛夏仁汤加减，计麻黄 6g、细辛 6g、干姜 6g、茯苓 10g、半夏 6g、厚朴 6g、射干 6g、紫菀 6g，突出杏仁，开了 12g，水煎分 3 次服。3 剂过后，功效不佳，其子要求量勿放大，怕影响身体，产生不良反应。在山穷水尽处想到可增加杏仁之量，遂征得同意，把本药升至 18g，添入葶苈子 10g 强心利尿，每日 1 剂，连吃 4 天，情况好转，子女欢喜不已，又继用 1 周，终于治愈。杏仁的成绩可以肯定，18g 无毒副作用。

❖ 椒目利水平喘

蜀椒辛温，亦名花椒，发汗解表、温里祛寒、调理腹内冷痛、风寒湿痹、肌肉关节屈伸不利、疼痛不已，且能抑制蛔虫活动。仲景先师处方，有大建中汤（蜀椒、干姜、人参、胶饴）、乌头赤石脂丸（蜀椒、乌头、炮附子、干姜、赤石脂）、乌梅丸（乌梅、细辛、干姜、黄连、当归、蜀椒、附子、桂枝、人参、黄柏）。其子为椒目，医痰饮停聚、小便短少、遍身水肿，《金匮要略》载有己椒苈黄丸（防己、椒目、大黄、葶苈子）。老朽应用椒目，除胸腔积液、肝硬化腹水、心力衰竭下肢浮肿占第一位，次则降气疗喘也属首选。1970年于河北吴桥诊一支气管炎，感冒后又并发哮喘，张口抬肩日夜不止。给予三子养亲汤（苏子、白芥子、莱菔子）、小青龙汤（麻黄、桂枝、白芍、细辛、干姜、五味子、半夏、甘草），病情未减，从患者咯吐薄痰的涎沫、尿量很小分析，由于饮邪所致，宜涤水开端，突出椒目作用，授予茯苓20g、葶苈子15g、麻黄10g、泽漆15g、椒目25g、泽泻10g，每日1剂，水煎分3次服，连用5天，迅速好转，嘱咐继饮4剂，基本治愈。

❖ 椒目、葶苈子合用利水定喘

椒目为蜀椒种子，祛饮利水、降气平喘；葶苈子是播娘蒿的种子，驱逐痰饮、肺气壅塞，强心宁咳，利尿消肿，解除胸闷、哮喘、呼吸困难。二味苦寒，配伍一起，以调理胸水、腹水、下肢浮肿为主，首见于《金匮要略》已椒苈黄丸（防己、椒目、葶苈子、大黄）。临床投用不多，功力比较显著。老朽取其验、便、廉三优，不断投予相应患者，皆首肯称效。1980年于济宁诊一退休干部，素有支气管扩张史，每遇气候变化、感受风寒，即发作不已，此次适值春节前夕，哮喘不停，咳嗽颇轻，颜面水肿，下肢两脚膨大如瓜，有心衰现象。医院判称肺气肿、肺纤维化、肺源性心脏病。脉搏弦滑，按之有力，身体尚未转颓，开了椒目15g、葶苈子30g、杏仁10g、地龙6g，水煎分3次服，连用3天，症状锐减，方未更改，又饮数剂，化吉而安。尔后单用椒目、葶苈子，也有疗绩，宜列为主治上宾。

❖ 葶苈子治哮喘须伴有痰多面肿

《金匮要略》医肺痈，腹胀满，颜面水肿，鼻塞流涕，不闻香臭，咳逆上气，喘鸣不息，投葶苈大枣泻肺汤。老朽师其意，除调理肺脓肿，亦给予肺气肿、支气管哮喘、老年慢性支气管炎，症见哮喘、痰多、面肿者。将苦葶苈子30~40g炒黄，大枣15~20枚劈开，每日1剂，水煎分3次服，以哮喘、痰多、面肿为对象，有利水、强心、定喘的良好作用。气逆呕吐加半夏10g、生姜10

片，素积水饮加茯苓 20g、桑白皮 15g。先贤《金子久医案》因慎重量小功效不显，经验证明，葶苈子不及 15g 效果难见。1966 年在山东省中医院诊一中年男子，入院 9 天哮喘、咳嗽、喉中痰鸣不停，开始给予麻杏石甘汤、杏仁蛤蚧汤，似水投石；继用小青龙汤加皂荚，也无反响；乃同近 80 岁医家韦继贤商，改换次方，加苏子 15g、石韦 10g、紫菀 15g，连吃 6 剂，已转危为安。

❖ 葶苈子的强心利尿

葶苈子性味辛寒，泄肺行饮，祛痰平喘，医痰涎壅塞、胸腹积液、咳嗽哮喘、逆气上冲、全身水肿、通调水道、下输膀胱，且能强心。苦者入药，甜的功力不显。老朽临床，除疗哮喘、肃降肺气，师法《金匮要略》己椒苈黄丸（防己、椒目、大黄、葶苈子）、葶苈大枣泻肺汤（葶苈子、大枣），调理心力衰竭、肺源性心脏病，重点治咯吐大量稀痰、黏液，呼吸困难，下肢腿足浮肿，小便不利。1992 年诊一支气管扩张、肺气肿，足面水肿压之凹陷成坑，客观检查，提示右心衰竭，病情危笃。委托老朽尽力救治，等待儿女国外归来做最后诀别。当时考虑本药有优选性，能做中流砥柱，配合人参力挽狂澜，处方试之，否则再寻他途。计人参 15g、炒白术 15g、半夏 10g、葶苈子 20g、椒目 6g、茯苓 15g、大枣（劈开）10 枚，添炒神曲 6g、鸡内金 6g、炒山楂 6g，改善纳呆，增进食欲。每日 1 剂，水煎分 4 次饮下，连用 3 天，情况已现转机，将葶苈子升至 30g，又服 10 剂，呼吸通畅、痰涎减少、尿量增加，欢喜吃饭、水肿消退，可下床行走了。毋庸讳言，葶苈子的作用，居于领先地位。

❖ 人参益气亦能升阳

《伤寒论》遣药法则，若服麻黄汤汗出过多，谓之"漏汗"，能引起亡阳，皆加附子增热护阳，防止危变。汗后阴虚身痛则重用白芍，既养阴又缓解疼痛，一药双治，仍以桂枝汤为底版，投桂枝加芍药生姜各一两人参三两新加汤：桂枝 9g、白芍 15g、人参 9g、甘草 6g、生姜 15 片、大枣（劈开）12 枚。从原文所言"脉沉迟"看，属于阴盛阳虚，加附子比较适宜，实际是气液两亏，无力鼓动血运畅行，故加人参，利用补气改善内在环境，妙处即伏于此。过去抓住白虎汤证口渴加人参，强调为阴性药物，非益气之品，否定了人参的实际功能，将助气升阳一笔勾销，乃错误认识，应彻底纠正，恢复庐山面目。

❖ 振发阳气要加人参

《伤寒论》少阴病为心肾阳虚，表现口中和，下利清谷、脉微细、但欲寐，甚则手足逆冷，应强力回阳、温热大补，宜投通脉四逆汤加人参、葱白，兼益气振发弱阳。老朽临床将其量定为附子20~30g，先煎60分钟，然后添入干姜15~20g，甘草10~15g，人参20~30g，葱白6~9段，水煎成再加蜂蜜20ml，分3次服，6小时1次，连用3~5剂，便可峰回路转，改为每日1剂，症减大半停止，饮食调养，直至痊愈。事实证明，本方无人参介与其间，功效不显，而人参含量要居20g以上，否则篝火只能照明，很难供暖。

❖ 白术具备四能

仲景先师启用白术，取意有四，一是行水利尿，和猪苓、枳壳组合，如五苓散、枳术汤；二是健脾止泻，与干姜配伍，如理中丸；三是治痰饮头眩，同泽泻结为对子，如泽泻汤；四是疗风湿身体疼痛，列入麻黄队中，如麻黄加术汤。老朽临床，重点投予脾阳亏虚、中气不足之证，治疗慢性肠炎、肝脾肿大、腹内积水、下肢浮肿，以渗湿、利水为导向。其次则与茯苓合用，专医痰饮上凌头目眩晕，包括神经性、一过性脑缺血、低血压、美尼尔氏综合征等。每次60g，水煎分3次服，可缓解癎病发作，缩短时间，改善症状。

❖ 阳虚便秘可用白术

健脾温阳，能为胃行其津液，《伤寒论》调理风湿投桂枝附子汤，若大便硬去桂枝加白术，说明白术有通利大腑之功，非守而不走药。民初医家苟宝珍对阳虚肠道蠕动无力，粪块停留难下，开熟附子9g、肉苁蓉30g、白术60g，名补润汤；对痢疾急性发作，1日数次，用《金匮要略》甘麦大枣汤加味予以缓解，计甘草30g、小麦90g、大枣（劈开）30枚、天麻20g，均水煎分3次服。老朽曾多次授予患者，皆有较好的效果，值得研究。

❖ 药食两用的山药

山药古名薯蓣，健脾益胃，润肺补肾，调理体倦、咳嗽、消渴、腹泻为重点，从《金匮要略》开始，历代医家喜投本品者，颇不乏人，如张子和、张锡纯先辈就是例子。老朽临床常取其改善纳呆、中气不足、稍动即汗，和人参、黄芪、鸡内金、山楂配伍，开 15~30g；降血糖、尿糖，和玄参、苍术、黄芪、黄精同用，开 40~60g；阴虚口干、咳嗽、无痰，津液亏乏，和玉竹、桑叶、麦冬、知母、贝母组方，开 20~30g；肠道不固，大便滑泻，日下数次，和白术、茯苓、扁豆、赤石脂一起，开 40~50g。均每日 1 剂，水煎分 3 次服，连用不停，效果良好，能平中见奇，号称食物上药。

❖ 病久干咳无痰，麦门冬汤加大量五味子

老朽对肺阴不足津液匮乏，干咳无痰，师法《金匮要略》，学习大瓢先生经验，投麦门冬汤加大量五味子，止咳作用显著，且能壮水制火改善肺痿状况，药味不多，易于掌握。有麦冬 30g、人参 10g、半夏 6g、甘草 6g、五味子 30g、粳米 60g、大枣（劈开）10 枚，每日 1 剂，水煎分 3 次服，连用 7~15 天。若效果不够理想，将麦冬增至 40g、五味子 60g，则立竿见影。

❖ 山茱萸止汗

山茱萸俗名枣皮，性味酸温，补肝肾，收敛固阴。医腰酸遗精、头眩耳鸣、阳痿早泄、汗多虚脱、妇女崩漏。在六味地黄丸（熟地黄、山茱萸、山药、茯苓、牡丹皮、泽泻）中位居第二，属强壮健身药。近代名家霍云仙以其疗耳鸣，张锡纯治汗多救阴，防止亡阳，投量较大，均超过 30g。老朽临床，常用于治疗诸神经性眩晕、耳内蝉鸣；次则疗自汗、盗汗、汗出不止。1971 年于山东新泰诊一军人，患风寒感冒，解表后汗出不休，头面多、躯干少，类似"及颈而还"，疲乏无力，不愿活动，根据《伤寒论》施治规律，给予桂枝 10g、白芍 20g、甘草 6g、生姜 3 片、大枣（劈开）10 枚、石柱参 10g、附子 15g，即桂枝汤加人参、附子，突出白芍，连用 2 剂，依然如故。遂在方中添入山茱萸 30g，继饮 3 天，病况大减，改为单用山茱萸 40g，水煎分 3 次服，逐渐恢复了健康。本品的收敛作用，十分可观。

❖ 白芍的四大用途

《伤寒论》投予白芍，除同桂枝相配针对外感中风敛阴收汗，主要调理疼痛，重点为腹痛，如太阴桂枝加芍药汤。其次和甘草为伍，酸甘化阴，解除小

腿转筋腓肠肌痉挛，乃原始疗法。随着临床进展、不断总结经验，其应用范围扩大了，一是柔肝，抑制风阳上亢，头面烘热、眩晕、耳鸣、烦躁、血压升高，与夏枯草、石决明、龙胆草组方，泻火潜阳；二是滋阴养血，和当归、川芎、熟地黄合用，如四物汤；三是与柴胡组方，疏利肝胆，条达气机，解郁散结，消除胀满、行滞止痛，如四逆散、逍遥散；四是通小便，如四逆散，张锡纯先生力荐其效。据老朽所知，属不倒翁药物，民间传说调血十医九归，治肝十医九芍。

❖ 白芍有多种靶向性

家传师授临床家霍炳章对老朽讲，《伤寒论》施治方针以"存津液"为主，令人生疑。从处方遣药观察，扶阳亦占优势，书内麻黄、桂枝、生干姜、附子、甘草，能盘踞要津，白芍虽投用不少，大都属于臣佐，石膏、大黄用之寥寥，因而陈修园先生强调的论点基本无法成立。黄元御大师主张贵阳，打着《伤寒论》的旗子，就是明显例证。他说白芍入药，重点有三，一止痛，二敛汗，三调和营血。老朽运用本品，养阴益血与当归、熟地黄组合；汗多收敛与山茱萸、五味子组合；缓解疼痛与乌头、甘草组合，补益营血与阿胶、大枣组合立方。事实提供依据，若取其止痛，每剂开量要达到20~60g，否则难见功效。

❖ 白芍的五长

白芍滋阴、敛汗、柔肝、解痉、止痛，谓之五长。在《伤寒论》中重点取其敛汗，如桂枝汤；解痉，如芍药甘草汤；止痛，如桂枝加芍药汤。然时方与杂方派则以滋阴柔肝为应用目的，如四物汤、逍遥散。老朽师法张锡纯前辈善投白芍的经验，将其五长汇集一起，组建了聚合汤，调治阴虚、多汗、肝旺、发痉、疼痛之症，凡水不涵木、内风萌动，都宜与之，计白芍30g、羚羊角3g、龟甲10g、僵蚕10g、生地黄10g、木瓜10g、牛膝10g、旱莲草6g，配合治疗水亏火盛、高热抽搐、肢体紧痛、神志障碍病，能起助力作用。

❖ 外感无汗不宜白芍

《伤寒论》投药规律，有汗用白芍，无汗一般不开此药。葛根汤证项背强无汗恶风，方内不应存在白芍，虽有麻黄制约，亦无必要加入，乃众所周知。江公渡先生说，治"项背强几几"，仰赖葛根、麻黄二味，单给葛根功效不佳，配伍麻黄成绩显著，乃历年经验。葛根汤里的白芍合桂枝尽管调和营卫，但于无汗的麻黄证中，反成多余，临床时将其减去比较适宜，否则掣肘，影响宣散之品的发挥。或言白芍可缓解痉挛，然风寒的刺激是外感引起，非高热与腓肠肌转筋而致，二者不同。老朽意见，白芍取舍，应随证商定，理论探讨，谨供参考。

❖ 解表方不宜白芍

《薏珠园医案》谓麻黄汤为晨鸡报晓、先锋叫关，是《伤寒论》开篇的第二首方，解肌发汗，治风寒初起。麻黄开腠理，杏仁宣肺气，桂枝通血脉，甘草矫味益气，使鬼门开放外达皮毛。若加白芍收敛，则影响这一功能，所以麻黄汤、桂枝汤合用，宣发之力便会降低。主张外感伤风不投麻黄汤，只要身上出汗无论伤寒或伤风，都可吃桂枝汤，止汗的作用，就在白芍上。正因如此，若干同道反对把白芍置于解表药中，很有卓见。然切勿妖魔化，谓其能将玄府封住、体温升高，即矫枉过正了。老朽经验，感冒无汗症，并非绝对禁恶，仍以不服为宜。

❖ 白芍养阴柔肝止痛

白芍清热凉血、养阴息风、缓解痉挛，柔肝止痛。与柴胡相配，疏利气机、行郁散结；与甘草为伍，缓和疼痛、解除痉挛；与石决明同用，抑制阳亢，治头痛眩晕；与当归组方，补血健身，治肌肉不丰、面无华色。《伤寒论》《金匮要略》收入本品之处方有 50 余首。老朽临床，对其缓痛、解痉作用，有深切体会。1982 年于济宁诊一患者，40 岁左右，2 月前洗冷水澡，遂下肢疼痛，有时夜间抽筋（即腓肠肌痉挛），多方求治，很少效果。根据《伤寒论》记载及个人经验，投予白芍 40g、熟附子 15g、甘草 15g、牛膝 15g、生姜 6 片，每日 1 剂，水煎分 3 次服，连用 10 天，发作减轻，怂恿继续应用，把药量去掉一半，又吃了 3 周，彻底获愈。白芍的功力，至关重要。盐山张锡纯前辈一再强调它有利尿作用，实践观察，不太明显，与猪苓、泽泻相比，小不足道。

❖ 甘草温和小补

清代医家提出《伤寒论》一百一十三方以存津液为主，大瓢先生认为从处方所投之甘草研究，实际以补益人体正气居首。虽然甘草补中益气之力有限，无救死扶伤功能，因缓急、矫味、改善口感，有保本作用，几乎方方均加，谓其属于东郭先生滥竽充数，则陷入偏颇。言可除脏腑邪气，实际是温阳和中，非直接攻逐疾患，与人参、黄芪、白术各异，同石膏、大黄、附子已分道扬镳，此乃关键问题，不容忽视。1992年于山东中医学院（今山东中医药大学）门诊部遇一身体虚弱患者，感觉胸内空旷，听说吃甘草令人满闷，遂大量水煎饮之，纳呆、食欲减退、嗜卧、倦怠、懒不禁风的状态，纷至沓来。老朽劝改服人参、黄芪两味，1月后精神面貌大变，症状消失。充分说明本品是辅助药物，不宜单刀匹马仓促上阵，补内防外的临床效果不太理想，民国时期手抄本《蒲氏医案》将甘草"国老"称号易为"和事佬"，很有意义。

❖ 甘草治心悸

甘草性味甘温，入药历史悠久，《伤寒论》《金匮要略》有130方收入甘草，功效安中益气、润肺止咳、矫味、调和诸药，医脾胃亏损，气血不足，咽喉肿痛、咳嗽不止，缓解痉挛。炙后以补为主，生者解毒力强。阴阳证、内外科均可应用，因含有激素样物质，尿少、水肿患者不宜长服。有的食品，以之作为添加剂，除增加甜味、解毒，还标出健身，称益寿延年。老朽临床治期前收缩，脉象结代，投《伤寒论》炙甘草汤（人参、生地黄、炙甘草、生姜、桂枝、阿胶、麻子仁、大枣），亦常用《金匮要略》生姜甘草汤调理神经性心悸、气短、恐惧、怔忡不安，效果显著。1964年于安徽诊一干部，患有此证，心电图无有改变，发作时感觉十分严重，由于其工作繁忙乘车急走，时间仓促，乃以生姜甘草汤予之。计人参10g、生姜6片、甘草20g、大枣（劈开）15枚，每日1剂，水煎分3回饮下；过3周更为1剂分2天4次用。半年后来信告知，情况转化迅速，已完全治愈了。

❖ 甘草非点缀药

甘草在《伤寒论》药队中，皆认为矫味、解毒，属点缀品，无实质作用，实际能独当一面，且为君药，如炙甘草汤。调理"脉结代、心动悸"，解除心脏期外收缩，在投量上不应小于10g，少则乏效。方内人参、桂枝、生地黄、麦冬虽然亦治心律不齐，但其作用同本味相比，却甘拜下风。老朽临床诊疗早搏，每剂常开到 20g，并嘱患者减食，早午晚餐吃 8 分饱，疗绩显然。

❖ 甘草的利与弊

医家邵耀先，研习《伤寒论》多年，尔后转入时方行列，处方君、臣、佐、使，短兵相接，突出"精"字，为临床高手。他说甘草乃肘后药，具验、便、廉三优，益气保本，调理心脏期外收缩脉搏间歇，见结代现象，对心律失常亦有作用。若中气不足、大气下陷，感觉胸内空空然，与人参、黄芪配合，发挥补虚，有特殊功效。《伤寒论》除取其矫味，还尊为解毒圣品，化解植物的微量毒性，独超群芳，故每方几乎均投予之。体形瘦弱之人，服用较久，可使重量上升，有增肥本能，是一项特色。大量或常吃不停，令人胸闷、影响食欲，属美中缺点。

❖ 甘草益气养心亦治惊恐

《德仁堂方药配本》载清初钱塘经方派掌门人张隐庵组织同学、弟子开设门诊为患者服务，曾医一怪证，每到夜间恐惧欲死呼叫不宁，白天无异常表现，已有 2 月余。由高世栻调治，按惊吓、阴寒入内处理，给予《金匮要略》吴茱萸汤、二加龙骨牡蛎汤，无有反响，与其师兄张化商，改开茯苓 30、甘草 9g、龙骨 30g、牡蛎 30g、酸枣仁 20g，加熟附子 10g，镇惊助阳驱逐阴邪，每日 1 剂，水煎分 2 次服。药后略有改善，然减不足言，从脉象尚呈间歇考虑，将甘草升至 15g，嘱咐勿停，凡 20 天，病况转佳，竟获痊愈。通过本案可以了解，甘草不仅益气、和中、矫味、解毒、疗心律不齐，治恐作用也值得重视。

❖ 泻药加甘草为君可以缓下

《伤寒论》调胃承气汤属缓下剂，因无枳壳、厚朴行气破滞，缺乏扫庭犁穴功能，只对胃燥便秘干结起推动作用，与大承气汤不同。方内甘草益气和中，迁延大黄、元明粉攻下之力，让其发挥缓解慢泻肠道，令热邪、燥屎逐步从肛门排出。老朽治伤食、消化不良、口臭、牙龈肿痛、习惯性便干数日 1 行，投量较小，以甘草为君，疗效显著。计甘草 10g、大黄 4g、元明粉 5g，每日 1 剂，水煎分 3 次服，连续应用，病愈为止。

❖ 甘草也是掌门药

经方派医家说，《伤寒论》所收药物以芩连、麻桂、膏知、姜附、龙牡、硝黄为核心，很有道理，然把常投不衰的甘草抛在一边，机械地指为矫味药，非栋梁之材，属点缀品，无有大用。实际甘草亦可挂帅，奉为君主，如医少阴咽痛之甘草汤、治脉结代心动悸的炙甘草汤，就是例证。老朽临床，重点取其补中益气、养肺止咳，缓解支气管痉挛，典型的处方则为《金匮要略》甘草干姜汤、开量超群的桔梗甘草汤。老朽曾将上方甘草与重点药物加了两味比目鱼，组成六段汤，计炙甘草15g、桔梗10g、干姜6g、麦冬10g、紫菀10g、款冬花10g，专题调理支气管炎、间质性肺炎，每日1剂，水煎分3次服，连用10~30天，效果较佳。看似平淡无奇，多饮即见功力。

❖ 猪苓止渴利尿

猪苓性味甘平，属于菌类，渗湿利水，医脚气、水肿、尿浊、带下，同白术、茯苓、泽泻、滑石，称《伤寒论》五大祛湿行水药。利尿作用超过茯苓、白术、滑石，与泽泻平分春秋，凡胸水、腹水、下肢水肿，皆可应用；亦疗妇女带下、子宫颈糜烂、阴道炎。1986年见一水逆，口渴、尿少、大便正常，发病3天，饮水辄吐，因无外感现象，未投五苓散（猪苓、白术、泽泻、桂枝、茯苓），改为降下、镇逆、通导膀胱、开畅水路法，给予大黄3g、猪苓20g，水煮一杯，分数次频频饮之，令人惊奇的是，未有吐出，又服1剂，可以吃饭了。此病乃气逆上冲所致，和尿毒症不同，猪苓在利小便、防止尿潴留方面起了很大作用；大黄的降冲、下气、止呕，发挥除逆之功，也占半个丰碑。

❖ 泽泻不宜单用

1960年经济困难、食物缺乏时期，出现许多蛋白低下营养不良性水肿，老朽于调治过程中，发现投《金匮要略》茯苓泽泻汤加味功效很好，亦可疗心力衰竭下肢浮肿，按之凹陷不能随手而起，命名补脾益气汤，由茯苓30g、白术30g、桂枝15g、泽泻20g、甘草6g、生姜15片，加黄芪60g、阿胶（烊化）30g，每日1剂，水煎分3次服，连用10~20天。心慌，加人参15g；小便少，加黄芪至90g。所医约200例，均转危为安，有理想之效。经验证明，泽泻不宜过量，否则反会偾事，令水肿难消，只能在补的基础上发挥作用，此乃家传秘诀。

❖ 合欢花催眠

合欢花性味甘平，医失眠多梦、虚烦不宁。合欢忘忧，能解郁安神；与金针（即萱草）相配，称萱花蠲忿；和柴胡为伍，疏肝理气、散邪开结。其树皮活血化瘀、消肿止痛，宜于骨伤；镇静催眠亦可用之，功效出入不大。《千岁堂方药录》将其同香附、柴胡、白芍、当归、桃仁、红花、益母草列入妇产科专题八大名药。品种有二，一是南蛇藤果，二为观赏树花果，即人们常说的夜合花。老朽所用，乃夜合花。在安神方面，和莲子心相仿，不低于百合。老朽根据传统经验，曾组建一方，有炒枣仁 15g、黄连 10g、百合 15g、夜交藤 30g、莲子心 10g、合欢花 30g，以合欢花、夜交藤二味为君，名双夜汤。1980 年于南京诊一大学教师，神经衰弱，晚上不能入睡，甚至彻夜难眠，头脑昏糊，记忆大减，已无法工作。嘱其试用此方，水煎分 3 次服，蝉联 1 个月，观察效果。尔后来信告知，照法饮之，凡 50 天基本痊愈。

❖ 胸痹用薤白加味

薤白性味辛温，暖中通阳、行气散结，医胸痹喘息、咳唾、脘背胀痛，痰饮、痢疾。《金匮要略》重点疗胸痹，载有瓜蒌薤白白酒汤（瓜蒌、薤白、白酒）、瓜蒌薤白半夏汤（瓜蒌、薤白、半夏、白酒）、瓜蒌薤白桂枝汤（瓜蒌、薤白、桂枝、枳壳、厚朴）。老朽临床，喜加葱白，遵照前人"葱薤不分"，提高功力。近代常用丹参、川芎、葛根、黄芪、参三七、砂仁、藏红花、苏合香投予冠状动脉粥样硬化心绞痛，心肌梗死病。遇胸痹开薤白时，应加檀香、沉香，如少二香，疗效不显。1968 年见一男子，经常胸闷不舒，近 10 日胸、胁、肩、背部阵发性疼痛。医院检查，心脏供血不足，陈旧性心肌梗死复发，患者要求先吃中药息痛，由老朽接诊。脉弦而沉，面容憔悴，表现疲倦、精神不振，大便二三天一行，乃薤白为主，组成一首处方，计瓜蒌 30g、薤白 40g、沉香曲 10g、丹参 20g、川芎 15g、三七参 10g、檀香 10g、银杏叶 20g，水煎分 3 次服，连用 7 天症状缓解，把量减半，继续未停，共 40 剂，病消而安。事实告诉，本品给予 50g，也少毒副作用。此案因煎药室无葱白，故未写入。

❖ 土瓜根确能活血祛瘀

《金匮要略》土瓜根散，其开量以钱计，与他方不同，怀疑非该书原有，伤寒家马荣昌提出医妇女经水不利，少腹满痛，一月两潮，改为汤剂，确见疗效。老朽早年很少应用此汤，花甲后始投向临床，将其定为土瓜根15g、白芍9g、桂枝15g、䗪虫9g，每日1剂，水煎分3次服，连用10~20天，对月经排出困难点滴而下，如子宫颈狭窄、内膜未有充分脱落；或子宫内膜增生，血出多日不停，只要具备满、痛二字，就可饮之。土瓜根是活血祛瘀的一味良药，给予适当，功效显著。

❖ 《金匮要略》抗风湿重点药物

《金匮要略》医感染风湿，身体沉重、疼痛、活动困难，除麻黄、桂枝外，常投黄芪、白术、防己、薏苡仁、乌头、附子、防风、独活、白芍。友人卫凡民技术精良，善于汲取先贤成就，荟萃会用，其组建一方，名抗风湿有效汤，计麻黄10g、桂枝10g、白术15g、汉防己15g、制乌头15g、防风10g、独活20g、薏苡仁30g，每日1剂，水煎分2次服。连用10~30天，对风湿热，身体酸楚、麻痹、疼痛、屈伸不利、如缚重物，易见功效。老朽给予各种关节炎、水肿、肩胛周围炎，都有不同程度的作用。

❖ 吴茱萸制酸镇痛是良药

老朽青年时代参加中医考试，其中有一问题，调理胃病解除灼心、泛酸、疼痛宜投何方？经过反复思考便以《伤寒论》吴茱萸汤对应写出，孰料得到阅卷老师的青睐，给了满分。从此常以该汤用于临床，发现吴茱萸制酸、镇痛，保护黏膜减少刺激，推做佳品，并随手加入他药，提升功效，所开之量也增大了，计吴茱萸9~18g、人参6~9g、生姜9~12、大枣（劈开）9~15枚，每日1剂，水煎分3次服，连用7~15天。恶心加半夏6~9g，纳呆加神曲6~9g，嗳气加代赭石9~20g，腹胀加大腹皮6~12g，痉痛严重加丁香4~6g、乳香6~9g。

❖ 开辟麻黄、甘草的多项作用

张莲湖为河南药商，热心岐黄事业，且医术超众，常起疑难重证。喜投

《金匮要略》甘草麻黄汤调治多种疾患，凡哮喘开麻黄 10g、甘草 6g；肾炎水肿开麻黄 15g、甘草 3g；风寒感冒腹痛便溏开麻黄 10g、甘草 15g；内伤咳嗽开麻黄 6g、甘草 10g，均取蜜炙，有痰加茯苓 30g。特色是单刀直入，很少配伍他药。1945 年老朽见其诊疗一例头面四肢浮肿，无膨腹现象，说明非肝硬化所致，他开了麻黄 15g、甘草 6g、益母草 30g，仅三味，水煎分 2 次服，时值夏季，观者哗然，连饮 10 剂，病减大半，水消 80%，功效的确可观。但周围执业人员，仿照先生之技者，却寥落晨星。

❖ 支气管哮喘以麻黄、附子打头阵

《姜园医谈》载有赵氏治痰饮哮喘，乏抵抗力，遇感冒风寒便发，无咳嗽症状，属支气管扩张，支气管哮喘。治疗当突出麻黄宣发肺气，附子强身助阳，提高免疫功能，投《金匮要略》桂枝去芍药加麻辛附汤，连续应用，有远期疗效。计麻黄 10g、桂枝 10g、细辛 6g、制附子 15g、甘草 6g、生姜 15片、大枣（劈开）15 枚，每日 1 剂，水煎分 2 次服。老朽临床又加入白芥子 9g、地龙 9g、石韦 9g，祛痰利水，净化支气管，收效甚佳，并嘱患者避开烟雾、灰尘、花粉、羽毛、异味、废气、秽浊区域，勤换内衣、洗澡，住在乡村。

❖ 石膏、附子合用

遵循《伤寒论》遣药规律，口渴加人参，烦躁加石膏，汗出恶寒加附子，咳嗽加干姜、细辛、五味子。1950 年见一丁姓医家，执业数十年，门庭若市，学识与经验已炉火纯青。调理久咳，即慢性支气管炎、间质性肺炎，常投以上六味，计人参 9g、石膏 15g、附子 3g、干姜 6g、细辛 6g、五味子 30g，每日 1剂，水煎分 2 次服，15 天为 1 疗程，颇有功效。他说："寒热、攻补、开合、上下并用，大论已辟先河，唯附子、石膏同方尚未窥见。余根据大黄、附子配伍之泻心汤，把石膏、附子组织一起，虽然骇人，却无不良反应，取其在宁嗽清火过程中保护元阳，防止发生心衰，用量不宜太多，可局限于 3g 左右，这是一家独创疗法，也属对先圣学说的继承发扬。"老朽临床从未把石膏、附子联袂合方，缺乏追踪观察，特意写出供作专题研究。

❖ 桂枝、白芍改善妇科疾患

桂枝一药有多项用途，在《伤寒论》中除散寒外，另一重点为解表功能，一是活血通络开启腠理，助麻黄发汗；二是通过宣发退热，调治有汗的伤风，与有收敛作用的白芍配伍，保阴兼逐外邪，谓之和营法。老朽临床，常运用桂枝、白芍两味处理妇科病，凡经期紧张、烦躁、乳房发胀，少腹部疼痛，即以此为基础加入他药，收效颇佳，拟有行经缓解汤，计桂枝 15g、白芍 10g、香附 10g、川芎 10g、当归 10g、桃仁 10g，每日 1 剂，水煎分 3 次服，月经来潮前 3 天开始，连饮 5 剂。为了保证血下顺利，桂枝之量不能减少，最多可开到 30g，取其温化冲脉，提高作用。同慈航丹（当归、川芎、香附、红花、益母草）比较，属于姐妹方。

❖ 柴胡、黄芩均可做主

老朽业医 70 年，通过临床验证，小柴胡汤内主药柴胡、黄芩二味，宜同等应用，尚要掌握进退法，改变主次地位。若疏肝、利胆、行气、解郁增重柴胡之量；清热、消炎、降火、燥湿加大黄芩之量；治疗发热性疾患，身有微汗，以黄芩为君，超过柴胡；干热无汗以柴胡领军，两者投量可 3:2。友人韩吟兰乃经方派，被称小柴胡汤专家，强调须突出方中的主导药物，凸显柴胡作用，黄芩次之，也很有意义，但从清凉、平热、泻火角度考虑，黄芩的消炎能力，却高于柴胡，两药轮流做主，有利无弊，符合辨证要求，防止走向偏颇。

❖ 柴胡、黄芩之用

柴胡、黄芩为小柴胡汤内君臣之药，二者相配有多向作用，一是重用柴胡升阳散火，解表里少阳之邪，疏肝凉里，宣发郁热；二为黄芩当家，清热、燥湿、泻火，除肺、胃、心、肝炎症。投量以柴胡居首位，占 2/3；如泻火、消炎为主，则升高黄芩之量，二者平分秋色。老朽临床实践，开表透汗，柴胡用 15~25g、黄芩 10~15g；清化热邪、突出消炎，黄芩 15~25g、柴胡 10~15g。在调治外感热性病过程中，严格掌握体温回落辄止，多服易引起口干舌燥、便秘尿赤，加入知母、石膏、麦冬即可避免，见佳就收，矫枉过正反蒙药害。家父垂言，柴胡、黄芩适应范围较广，疗效确切，曾目睹数例，皆因久用不已，发生伤津亡阳事故，吃桂枝加附子汤救脱挽回，似此深刻教训也应汲取。

❖ 小柴胡汤四味主药

《梅园杂谈》谓《伤寒论》小柴胡汤所含七味药，只有四味起医疗作用，人参非必须之品，有无皆可。所余三种，不仅治胸胁苦满、心烦喜呕、往来寒热、嘿嘿不欲饮食，还能解除少阳之外的杂症，如胃炎灼心、胀闷，肠功能紊乱大便1日数次或数天1行，妇女气郁暴躁、焦虑、易惹、情绪不安。尤以对神经衰弱、静止型精神分裂健忘、幻听、妄想、多梦、厌与人谈、行动异常、思绪万千，调节神志方面，起一定作用。临床投量：柴胡10~20g、黄芩10~20g、半夏10~15g、人参6~10g，根据实际情况，还可给予相应药物，如胸膈堵塞加瓜蒌15~30g，忧愁寡欢加郁金15~20g，长吁短叹加甘松10~15g，便秘加芦荟（冲）3~5g。老朽认为，这一主张纯属经验总结，值得效法。然小柴胡汤内之甘草、生姜、大枣，也是佐使良品，尽管不归于主药，若视同三种废物，未免失诸偏颇。

❖ "红白黑"三仙入药

吴七先生遵照《伤寒论》施治法则，喜投桂枝、白术、附子，谓之三仙。重点调理血滞、脾虚、疼痛，凡阳虚、积湿、夹有风寒都可应用，称"红白黑"。计桂枝15g、白术30g、附子30g（先煎1小时），每日1剂，水煎分3次服。对身体沉重、四肢麻木、关节疼痛，饮之有效。若痛剧加独活15g、白芍30g，即能停止。老朽亦不断授予患者，确实药到病消，为临床验方。或言白芍属阴，其性收敛，不利温里燥湿，事实证明，以之置于热阵中影响不大，螳臂挡不了战车，且书内已有范例，无必要杞人忧天。

❖ 邪在三阳早期不可投枳壳、厚朴

走访医家陈先生，认为伤寒病从太阳开始，到少阳、阳明，属规律性发展，若身体较强兼有内热，往往很快（3天后）传入阳明，微汗、口渴、高热、脉象洪大，此时仍可投予柴胡、黄芩，用白虎加柴芩汤，按少阳、阳明并病合治，收效甚佳。便秘加大黄、元明粉。因厚朴、枳壳伤气损阴，邪在太阳、少阳、阳明早期均不宜给予，所以切勿配加大承气汤。常开之量为石膏30~60g、知母

15~20g、甘草 3~9g、粳米 60~100g、柴胡 15~20g、黄芩 15~20g，水煎分 3 次服，6 小时 1 次，昼夜不辍，连饮 4~6 剂即能得愈。该法临床应用，评价极高。

❖ 纠正心律不齐桂枝炙甘草领先

心律不齐，时速时缓，或脉搏间歇出现结代现象，一般均投加减炙甘草汤，重点放在人参、甘松、仙鹤草、苦参、麦冬、炙甘草、冬虫夏草方面。大瓢先生则以炙甘草、桂枝二味为主，认为能起到纠正作用，常开《伤寒论》桂枝去芍药汤，计桂枝 15g、炙甘草 15g、生姜 9 片、大枣（劈开）15 枚，每日 1 剂，水煎分 2 次服，连用 10~15 天。老朽亦仿照给予患者，方小药少，确有功效，乃一首可行之剂。

❖ 呕、吐、哕首推大黄、半夏、生姜、代赭石

杂病分类，《金匮要略》率先垂范，呕、吐、哕三证表现不一，除食物中毒，均和胃内停滞、消化不良、肠道梗阻、蠕动失调、逆气上冲有直接关系，就临床施治而言，都可应用降气、消滞、健胃、利肠、通下疗法，投予沉潜药物，如半夏、陈皮、神曲、代赭石、大黄、生姜、黄连、旋覆花、竹茹、槟榔、枳壳、苏梗、丁香、水果汁，十分理想的为大黄、半夏、生姜、代赭石四味。老朽执业多年，常采取异病同疗，只要致病之因相若，便可一箭数雕，切勿局限一恙一方或一恙一药。

❖ 石膏、附子、大黄应打破表里界限

张雨先兄比老朽长 20 余岁，以昆仲相称。曾讲外感发热虽有恶寒现象，不忌石膏，大青龙汤、小青龙加石膏汤，就是例子。因此伤寒无汗投麻黄汤加石膏既治表热，亦发汗退热，阻止病邪传入少阳，一举两得。附子非里证专药，外寒也可应用，如误汗亡阳投桂枝加附子汤；阳虚开表投麻黄细辛附子汤、麻黄附子甘草汤。大黄并非定点疗里、限于攻下，切勿死守小承气汤、调胃承气汤、桃仁承气汤、大承气汤，胸痞、少阳病、蓄血证均可给予，如大黄黄连泻心汤、大柴胡汤、抵当汤皆属适宜对象。若只盯着利肠通便，则药未误人人误药了。这样分析，高屋建瓴，对提高学习的广泛思维，了解药物的多向性，很富助益。

❖ 吴氏治痒投麻连赤汤突出连翘

吴七先生调治杂病，凡身上无汗，皮肤内感觉微微发痒，如有虫爬样，按湿热处理，不开麻桂方，投治疗黄疸的麻黄连轺赤小豆汤，计麻黄6g、杏仁6g、连轺（连翘根）20g、赤小豆30g、梓白皮15g、甘草3g、生姜9片、大枣（劈开）6枚，每日1剂，水煎分2次服，连用7~10天。老朽曾师法之，5剂便可解除，很有效果。其中以连轺为主，走行皮里肉外，起清热、解毒、脱敏的作用。

❖ 干姜、细辛、五味子势单力薄

同学兄王秀山，为吴七先生弟子，精通古方，善于化变，曾对老朽讲，《伤寒论》调理咳嗽，投干姜、细辛、五味子，有时乏效，因细辛利水平喘、干姜温里祛寒，非专题药，只有五味子属针对之品。建议参考《金匮要略》开紫菀、白前、茯苓、桔梗、泽漆、杏仁、款冬花。指出半夏、橘红虽能祛痰，亦不是宁嗽之品，配入相关方内，起辅助作用，则成大错。并告诫说，咳嗽初期宜散，日久疏利清化，转为慢性支气管炎、间质性肺炎，应保本、补益、收敛，尽管如此，也要增加少量活跃者，即含散发性药物，但不以损害人体健康为前提，受益良多。

❖ 泻痞干姜、黄连异用

《伤寒论》泻心汤内干姜、黄连辛开苦降属核心药物，应用时有一界线，民国期间曾见经方家倪小禅调理胸中痞满，按之转剧，无痛感，认为气机郁遏、寒热夹杂。若口苦、舌苔厚腻、灼心，重用黄连，占2/3；吐浊、纳呆、舌苔湿滑，重用干姜，占2/3；口淡乏味、恶心、泛酸、膜胀，干姜、黄连各占一半。曾说干姜、黄连乃燥湿之品，不宜久用，常由服之过多，耗伤津液，致脾胃阴亏，口干舌燥，大便秘结，引起不应有的病态。二味在散聚消痞方面，如比目鱼，分开则功力变零，化为泡影。老朽临床也很注意这一论点，给予泻心汤时，于数量上反复斟酌，避免忽视其一寒一热对应统一关系，影响实际疗效。运用得当，可称"圣书上药"。

❖ 附子、大黄治寒实阴结

寒实内聚，如风寒过后水凝为冰，大便燥结，临床时有所见，应授热药温化通肠泻下，在经方中首推《金匮要略》大黄附子细辛汤，以细辛行气，温散寒邪，附子大热壮阳融化冰块，大黄开利谷道，阴寒冻结便能下行，由大腑排出。本汤虽属简易疗法，比较原始，却有功力。就遣药而言，大黄不宜入方，应加巨量当归、肉苁蓉润化驱逐寒实，但时间延长且缺乏攻坚之力，恐怕不会成功，因而这一古道瘦马仍可为今日服务。1964年，老朽于蚌埠诊一妇女，阳虚气弱，怕见冷风，手足发凉，胃纳尚可，腹胀难忍，喝牛奶、蜂蜜、番泻叶无效，大便五六日一行，干燥似羊粪呈球状，更衣须1个小时，肛裂出血。要求先泻硬屎，解除目前痛苦。考虑再三，乃取此汤与之，计附子（先煎90分钟）30g、细辛6g、大黄15g，加元明粉10g，水煎分3次服，出乎意料，当天即如厕排出，臭秽令人掩鼻，下后释去重负，欢喜不已。充分说明小方治绩可观。

❖ 酸枣仁与夜交藤的比较

失眠症投酸枣仁，从《金匮要略》开始已成惯例，山东医家刘惠民取精用宏，施治范围广泛，重点是"镇静"二字。老朽通过临床验证，养阴补血，调理心悸、夜卧不安，要占首位。若专题催眠，收效不十分显著。实践告诉，其治失眠之作用不如夜交藤。就目前来讲，酸枣仁价格较贵，夜交藤低廉得多，单纯治疗失眠，吃夜交藤好，对张目不瞑、浅睡、易醒、多梦，都可应用。老朽曾组织一首处方，有百合15g、合欢花10g、龙骨15g、夜交藤40g、牡蛎15g、半夏6g，命名醉乡汤，每日1剂，水煎分2次服，下午6点、10点各1次，10~20天便会逐渐解除，恢复正常。汤内龙、牡二药潜阳，能吸纳、沉降浮火，切勿减去，否则影响全局，削弱功力，抽掉了夜交藤的舞台灵魂。

❖《伤寒论》学习三事

家父言民初从外地来山东访友，一清末翰林院庶吉士精通医术，指出学习《伤寒论》注意三事，一是领会精神实质，不在字面上转圈子，如表有热、里有寒投白虎汤，无论错简或笔误，都非依据，应果断将寒改作热。二是考证浪费时间，钻牛角，是人物两伤之区，临床并不需要，如《伤寒论》序八伪，仲景先师官长沙太守与否，三纲鼎立，有伤寒、中风，缺温病之谜，查阅故纸、无休争论，得不偿失。三是阳经有寒证、阴经含热证，属偶然而非重点，勿在阳化、阴化上死守条文，应按现实表现处理，跳出本经范围，如少阴病自利清水，色纯青，口干燥，心下痛，用大承气汤就是例子。

用药琐谈

❖ 桂枝非单纯解表药

卢文松岩所藏《痴园杂录》，谓《伤寒论》遣用桂枝最多，非单为中风而设。后世常言三纲鼎立，实际只有伤寒、中风即麻黄汤、桂枝汤对象，仅够二纲。温病标出一条，既无下文亦乏治法，不宜列入纲领之中。书内中风论述为数不多，应用桂枝的施治内容却占大量篇幅，被戏为桂枝仙草的专著。桂枝温经通络、活血祛瘀，助麻黄发汗，消内寒盘聚，破积散结，是《伤寒论》的第一个杀手锏。学者不晓此义，认为解肌启腠，调和营卫，乃一把风刀开鬼门的药物，见发热便可与之，纯属错误认识，缩小了施治范围，令人感叹。老朽振聋发聩，深羡是说，大论及《金匮要略》均有解表之外的例证，如桃仁承气汤、桂枝茯苓丸、黄芪建中汤，都可说明桂枝非解除外邪的垄断品，疗里的作用也尤为可观，若局限对待本药，就等于一眼看花了。

❖ 久病入络用桂枝

《伤寒论》《金匮要略》二书，载有 260 余证，遣药 160 多种，其中含有桂枝者接近 80 方。桂枝活血通阳、降逆温胃、抗风寒湿痹，能辅助麻黄发汗解表，如麻黄汤（麻黄、桂枝、杏仁、甘草）；配合附子医风湿相搏，身体疼痛，如桂枝附子汤（桂枝、附子、甘草、生姜、大枣）；加大投量疗奔豚气从少腹上冲心，如桂枝加桂汤（比桂枝汤内桂枝用量增加 1/3 到 1/2）。老朽临床数十年对久病入络血行障碍，影响循环，身体躯干、颈项、四肢麻木、疼痛、俯仰屈伸不利，喜开本品，添加香窜、流动性药物，即苏木 10g、当归 10g、川芎 10g、苏梗 10g、香附 10g、桂枝 20g、丁香 6g、独活 10g、没药 10g、细辛 6g、郁金 10g、大黄 2g、王不留行 10g，水煎分 3 次服，名通络饮，连用 15~30 天，普遍见效。突出桂枝温化、逐瘀功能，舒畅经络，同少许大黄一起，打开阻塞，即可治愈。

❖ 麻黄全草分别应用

麻黄发汗、利尿，施治广泛，性味平和，可升高血压，副作用少。解肌透表应去其节，否则发汗力小；自汗、盗汗急需固表，都投麻黄根。亦有反相巧与者，如《伤寒论》汗后、下后汗出而喘，有麻黄杏仁石膏甘草汤，富有经验的医家将麻黄改为麻黄根，医哮喘而不发汗。先师耕读山人，时贤张简斋、蒲辅周皆采用这一疗法。神经内科名手赵云舟遣药奇异，和众不同，人称怪先生，以麻黄启鬼门宣散外邪，为了防止汗多伤阴亡阳，给予麻黄汤去桂枝即还魂汤；或开麻黄汤把麻黄去掉一半，加麻黄根一半，各 3~6g，也有一定效果。老朽临床，虽不经常考究如是用药法象，却洗心悦目很感兴趣，应当百花齐放，有所创新，推动学术发展，与时俱进。

❖ 面目水肿应用麻黄

清末皇族权贵患水肿，关节疼痛，御医照《金匮要略》风水，欲进越婢汤，踌躇未决，有人推荐经方家林之信会诊，他知识渊博、经验丰富，常回苏疑难重疾，声震遐迩。指出越婢汤功力不足，口不渴而用石膏，令人咋舌，宜将此方（麻黄、石膏、甘草、生姜、大枣）改为麻黄汤加味，病者面目肿大，眼睑卧蚕状，无发热现象，应开麻黄、大忌石膏，众皆怕负责任，便委其施治，处方麻黄 10g、杏仁 10g、桂枝 10g、甘草 6g、白术 10g、茯苓 15g、汉防己 6g，每日 1 剂，水煎分 3 次服，连用 5 天，肿消大半，善后减量，又饮 4 剂而愈。老朽临床，多次师法这一经验，很有效果，麻黄不仅发汗，还能利尿，一药双关，宣上通下水即消除，乃唯一良品，起重要作用。若给予肾炎水肿，恐麻黄升高血压，添入益母草 10~20g，就可抵消。

❖ 切勿见麻黄谈虎色变

《伤寒论》以麻桂二汤开篇，两者比较桂枝应用偏多。解表时共同组方，投量相等，发汗力强；麻黄超过桂枝一倍转为行水，降低了祛风散寒。加入荆芥、紫苏透表易汗，不逊于桂枝，杂方家抓住这一现象恐桂枝太热，以荆、苏代之，根源在此。时方派清除风寒之邪不开麻黄，忽略与桂枝合作关系，走入了误区。麻黄单用利尿明显，若同猪苓、泽泻配伍，更见特色。在平喘方面，麻黄当推第一，加石膏清热，尚可抑制气逆上冲，比添杏仁、厚朴还占头筹。老朽认为麻黄是一味良品，如科学地注意剂量，并非虎狼药而避若蛇蝎，南北、地域、环境尽管各异，据病症所需，宝刀未老，仍要起用这一先锋。

❖ 单用麻黄、杏仁

将麻黄汤内麻黄、杏仁取出单独应用，既发汗、利尿，又滑润肠道易于更衣，可医风寒感冒、哮喘，还可调治水肿、大便不爽。今医满老先生常开麻黄15g、杏仁10g、专题投予颜面、腿足虚浮，压之成坑，陷而不起，燥屎排除苦难。谓肺与大肠相表里，开提肺气即能肃降糟粕使之下行，前后阴畅通，水肿则退，很有道理。1955年诊一胃炎，颜面虚肿，眼睑似卧蚕状，血压不高，小便较少，即以二味投之，计麻黄20g、制杏仁15g，每日1剂，水煎分3次服，连用8天，尿量增加，如厕仍然如故，把杏仁改为单吃，不再水煮，头面、上身出汗，秘结很快解除，转为一日一行，病情锐减，水肿全消。充分说明直接吞咽杏仁，优于煎服。

❖ 麻黄、石膏治热喘

麻黄和石膏二味组方，来源于大青龙汤、麻杏石甘汤，解表清内双向调节，给予肺热哮喘，不加佐使，同样生效。民国时期伤寒名家钟雪村认为发汗解热凉里，减少体外压力，阻止邪朝少阳、阳明传变，打开内外界限，是多、快、好、省之法，举此作例。取麻黄10g、石膏30g，每日1剂，水煎分2次服，肺气舒展，气管通畅，蕴热清除，病即霍然得愈，无必要节外生枝，再添其他药物。若痰涎太多，可配入半夏10g、白芥子10g；咳嗽增入紫菀10g、桔梗10g、款冬花10g。老朽临床，只开生麻黄、软石膏，不用蜜炙、火煅的；若恐麻黄升提血压，加地龙10g，哮喘不停加细辛6g、杏仁10g、厚朴10g、旋覆花15g。躲开烟雾、刺激性气味，不接触花粉，少吃海鲜。

❖ 麻黄、石膏质疑

麻黄、石膏合用,《伤寒论》有大青龙、麻杏甘石汤发汗解表、清理内热。民国时期迟友苏老人家世业医,以经方鸣于社会达 60 年,理论精湛,阅历丰富,非一般可比。曾告诉吾侪,麻黄不独开腠祛邪,且治里可通调水道利尿下行。石膏泄热不问表里均可投用,阳明病给予白虎汤就是例子。或言石膏同麻黄组方,偏于治外,实则疗里的作用更占优势。不仅白虎汤为证,时方防风通圣散亦说明所疗动机。该药驯良,病复、产后也能服之,很少禁忌,如《伤寒论》竹叶石膏汤,《金匮要略》竹皮大丸,都可体现。笔者临床遵着如是观点广泛应用,从无闪失,故报道研究,恢复面目,并非为张锡纯先生呐喊,而是雨洗春光。

❖ 桂枝入药分多种

桂树入药,除桂花外,分为多种,树枝曰桂枝;细嫩之枝曰柳桂,比桂枝力弱;树干去粗皮,曰肉桂,气味雄厚,性大热,温里祛寒、壮阳,补命门火,引热下行,导龙入海;皮薄者,味淡,曰牡桂,缺重大作用;去粗皮、里皮,仅剩木心,曰桂枝木,功效最小。产自亚热带,质厚,香气浓烈,曰边桂、偍桂、上油桂,或越南、泰国、老挝、柬埔寨桂;当礼物馈献给贵宦的,曰官桂。目前临床处方常开者,为桂枝、桂心、肉桂三种。

❖ 桂枝木无温经活血功能

桂枝为桂花树的嫩枝,树干之皮即肉桂,产于热带地区,二者功能不同。桂枝的核心称桂枝木,无明显临床作用,很少采纳入药。肉桂辛甘大热,温里祛寒,与附子配合,补命门火衰,救急回阳。《伤寒论》《金匮要略》未有提及肉桂之名,或为当时没有区分或未发现其治疗价值,并不足怪。温病学派医久病入络,恐热能伤阴,有的不投桂枝,改换桂枝木,已失去温通的意义。老朽少时,曾听说万仙槎前辈从贵州返里,历经风尘,卧病草庐,聘武邑魁首调理,为外感中风,书桂枝汤(桂枝、白芍、甘草、生姜、大枣)与之,因桂枝量大,病家易了桂枝木,药后毫无起色,反而精神不振,四肢发冷。田姓郎中指出,吃桂枝汤错过,转成了阳虚先兆,遂把桂枝去掉,添入肉桂,令火速煎服,连饮 2 剂，便逢凶化吉，逐渐获安。学习此案，可以得到启迪，桂枝木的作用等于零，肉桂则风起云涌，显示了温里通络助阳的真正面貌。

❖ 论桂枝与白芍

药学家陈子箴对老朽讲，桂枝、白芍配伍，活血养阴，老朽以为应扩大应用，取其通阳、保阴，桂枝以开助补，可防止白芍滋阴引起的气血运行障碍。过去所说酸甘化阴，实则阴非辛散不易弥布全身，《伤寒论》细辛、干姜与五味子结合，就是利用辛散抵消收敛来发挥止咳息喘的作用。其他桂枝和石膏、附子和白芍组方，不仅无害，反而提高医疗水平，在《伤寒论》《金匮要略》两书中，数见不鲜。只悉以寒清热、以热祛寒，乃时方单纯治法，与经方家投药大相径庭。这一论点，老朽持肯定态度，也主张通权达变，随需要制宜，灵活掌握，如视为稽谈，即等于否决了百家之言了。

❖ 桂枝、石膏同用

《伤寒论》辨证施治规律，若无汗烦躁投大青龙汤、哮喘咳嗽烦躁用小青龙汤。烦躁代表内热发热，中风桂枝汤证，则未提及烦躁加石膏的要求。但桂枝汤加石膏非空穴来风，或者违反遣药规范，《金匮要略》调理疟疾开桂枝白虎汤，就是先河。有人谈到寒热配伍不合章法，既然桂枝同石膏结成对子，犯了大忌，那黄连与干姜、大黄与附子组于一起，将如何冰释，就得恳求仲景先师回答了。所以举一反三，运用联想，破除陈旧观念，才能更新、继承发扬。民初时期山东来了一位年迈的医家，据说是京东人，被尊为经方派旗帜，曾接手一感冒患者，出汗、身痛、烦躁、发热，均吻合中风现象，他会诊力排众议，认为外感内火同时并发，根据大论遣药标准，应吃桂枝汤，烦躁加石膏，诸道友闻之大哗，指称取闹、胡来。其中一孙姓名家，却举手支持，主用此方，计桂枝 10g、白芍 20g、甘草 6g、生姜 3 片、大枣（劈开）6 枚、石膏 45g，每日 1 剂，水煎分 3 次服。出乎预料，连饮 2 天，体温下降，烦躁逐渐消失，病则霍然而愈。学习此案可以了解桂枝和石膏组成一方，无有相互抵消疗效与不良作用，白芍护阴毫无影响，为临床打开了禁区之门。

❖ 石膏不宜单用

杨雪晨主张组方议药公平合理，力求正规。其提及给予《伤寒论》白虎汤时，要分析病情，施治恰如其分。若高热为主，突出石膏，投 60g 上下为宜，恐孤军战斗火力不足，加清热解毒药板蓝根 30~50g。汗出口渴阴液亏损过多，加知母之量到 40g，甚则同石膏相等。甘草不计，10g 即可。粳米保护胃气，补充营养，防止影响药效，不应共煮，单煎混入药物中兑服。着重指出石膏在水中析度很低，独方一味，功力难见，要与他品结合使用。谓其友张锡纯虽对该药临床积有大量经验，但在这一方面表现缺如，令人不无遗憾。老朽实践观察，确似所言。1968 年诊一流行性热证，邪入阳明，大热、大汗、大脉、大渴俱备，授予白虎汤原方，石膏开到 60g，情况不减，加入金银花、重楼、黄芩后，体温迅速下降，除此三味所起作用，也和石膏增加了溶出有莫大关系。

❖ 石膏不宜单味入药

石膏难溶于水，应与他药配伍，单方一味，功不足道。张锡纯前辈大倡石膏学说，无大量病例，非真正经验。老朽少时见一石印本《陈香亭随闻》，谓热性病高热阶段，唯发汗解表、通便泻下降温较快，其他清热之品收效甚缓。《伤寒论》白虎汤内的石膏，退阳明大热并不理想，虽有知母相助，也易反弹，改换寒水石，亦难建奇绩。若方中加入麻黄、青蒿，或黄芩、大黄，可立竿见影。香港张公让、卢党愚也有类似看法，但缺乏动物实验，竟不了了之。老朽临床常同内外双调合用，只开石膏寥若晨星，不敢断言属于东郭先生。然寒水石的降体温之力不在其下，和黄芩、柴胡、大黄、元明粉组方，却超越白虎作用。

❖ 为石膏正名

石膏入药性味纯良，宜于煎剂，应投大量，少则似水不易见功。盐山张锡纯前辈十分了解，每剂常开 30~60g，常获勋绩。《伤寒论》中涉及石膏用量的有大青龙如鸡子大、麻杏石甘汤半斤、白虎汤 1 斤等。以鸡子大 1 枚计标，至少30g，粉碎后"一大撮耳"。有人类比卤水点豆腐，认为石膏水煎 30g 恐凝固人血，若株守此说，酸醋亦点豆腐，同样凝固人血，就不能作调料了。以之类推，白虎汤 1 斤石膏，约 160g，即等于举刀杀人矣。家父、业师二老生前均提出这个问题，须要澄清，不然石膏废除，白虎便绝迹了。老朽站在科学实验立场上，一再呼吁诊疗热性病，需重视此药，勿被流言蜚语所惑，而贻误患者。大胆取用，何惧之有。

❖ 石膏不宜炮制

白虎汤内之石膏，医流行性热病大渴引饮、温病发斑、阳明高热，应投予生者，量少难见其力。清代时方派人士喜用蜜炙石膏、冰糖水炒石膏，还有涂生姜汁烧石膏，然后入药。这一炮制毫无意义，认为能强调润性、除去涩味，避免过寒损害脾胃，十分无稽。一是石膏本身不燥，和知母、麦冬组方，更免该弊；二是石膏无明显的辛、苦、酸、咸之味，没必要改变其口感；第三投石膏为了清热泻火，焉再怕他寒凉，且病退即停，并非久服，不会伤及中州。

❖ 石膏宜大忌小、宜生忌煅

石膏入药历史悠久，《伤寒论》白虎汤、大青龙汤，就已广泛应用，由于能点豆腐，被人们误为凝血，不敢内服。为此张锡纯先生几经跌宕，大声疾呼，勿令石膏土中长埋，乃大量投向临床，证明大寒之性调理热症，好比金汤玉液。曲阜孔博华继起提倡，在华北一带得到社会认可，每剂投放数十克，不再骇人。香港张公让指出煅过后煮汤饮之，未见危害，生煅一样，作用相同。老朽经验，师法《伤寒论》给予生者，寒凉之性不受影响，味亦不变，盲目炮制反弄巧成拙，画蛇添足，毫无意义。降温退热，量宜大忌小，要定在 30~80g。水煎分 3~4 次服，少则难获伟绩。若配合知母、大青叶、重楼、青蒿、黄芩、柴胡、板蓝根、连翘、银花，可速得效果。外科生肌，火煅者力强。

❖ 石膏三用

石膏入药，由来已久，从《伤寒论》白虎汤开始应用，到明末缪仲淳、王肯堂，清代顾松园、林珮琴、王孟英，民国张锡纯、孔伯华、贺连峰，均以投石膏大量著称。老朽临床，第一调理流感、热性病，口渴、脉象洪数、体温升高、持续高热，开 50~100g，同知母、黄芩、柴胡、大青叶配伍；第二医胃火牙痛、咽喉红肿、口舌生疮，开 30~50g，同山栀子、蒲公英、银花、连翘、板蓝根、败酱草、少量大黄组方；第三治肺火咳嗽、气喘、低热、口吐黄痰，开20~40g，同枇杷叶、贝母、桑白皮、白前、桔梗、杏仁、瓜蒌、天竺黄合用。凡内服都给予生者，外科涂料则与煅者。

❖ 石膏运用经验

石膏辛甘大寒，清热泻火，与寒水石并称降温退热药，无论内外、表里，凡热邪稽留皆可应用。老朽临床从不局限火陷阳明。第一调理肺燥化热、津液亏乏，气喘、咳嗽、口干无痰，开15~30g，同知母、麦冬、玉竹、沙参、杏仁、桑叶、川贝母合用，每日1剂，水煎分3次服；第二治疗流行性感冒、各种温病，以体温升高、脉象洪大、下午转重、汗出不解为投予标准，开30~60g，和黄芩、连翘、黄连、山栀子、板蓝根、银花、羚羊角组方，水煎分4次服，5小时1次，日夜不停，转愈辄止。1956年诊一春温患者，开始无汗，3天后汗出口渴，烦躁，舌苔尖白根黄，目赤，体温近40℃，吃白虎汤、黄连解毒汤不降，即取上方与之，共6剂，遂恢复健康。按照张锡纯先生经验，邪火持续不退，加重楼10~20g，能提升功效。

❖ 石膏重点用途

《伤寒论》《金匮要略》投予石膏，有三项准则，一是针对哮喘，配入麻黄，痰饮加木防己，如麻杏石甘汤、小青龙加石膏汤、木防己汤；二是治疗烦躁。清化内热，如大青龙汤、小青龙加石膏汤；三是解除火邪稽留，余热未退，如白虎汤、竹叶石膏汤。因为哮喘、烦躁同蕴热有密切关系，故应用时突出石膏的作用，显示退热二字。由于投量各异，尚要考虑分治的病态，大青龙开石膏似鸡子大，麻杏石甘汤半斤，白虎汤1斤，竹叶石膏汤1升，木防己汤鸡蛋大12枚，小青龙加石膏汤2两，其中大量授予者为木防己汤、白虎汤、麻杏石甘汤，次则大青龙汤、竹叶石膏汤、小青龙加石膏汤。木防己汤虽未标出发热症状，却提及支饮"膈间痞坚"，可能热邪聚结而引起，乃重点祛火，并依靠木防己利水共奏疗效。

❖ 石膏统治表里内外之热

乔化毅医家刻苦力学，不舍昼夜，爱读《顾氏医镜》《类证治裁》《医醇賸义》，受其影响，善理温热杂证，师法张锡纯、刘蔚楚喜开石膏。认为外感疾患，只要有高热症状不论表里均可给予，非阳明专药，重点在配伍上，同麻黄、薄荷、浮萍治外，如大青龙汤、薄荷白虎汤、石膏浮萍大青汤；与大黄、黄芩、黄连合用，则清里泻毒，如承气加石膏汤、芩连石膏汤、三黄加石膏汤。若忽视这个方面，等于盲人夜行，不知方向，或拘守一隅身坐牢笼了。老朽对此论点，持赞成态度，无保留余地，举称经验语。

❖ 张、孔二家应用石膏不同

友人步玉如来济参加药品鉴定会，又言及石膏应用问题，他讲其师孔伯华先生投予本品和张锡纯大师完全不同，二家相互影响不大，孔氏临证处方开量较小，配入他药，不加阿司匹林发汗，病减即止。从来未写单方一味，也是秘诀。临走时怂恿老朽留一首道情元曲，乃檀板吟之："逆旅客，南腔北调，抛金拾沙。幼读神农、黄帝书，三个指头添人寿，千锤百炼代桑麻。小桥流水，西风似马，走通了古道人家。万里长空明月夜，笔下杏林闲话，八十白髪年华，已到夕阳斜。梦断黄粱无徵信，大千世界有天涯。"

❖ 石膏与出汗

石膏从《伤寒论》起，已为大众熟知，虽对其清热无有异议，但在性味上提出质疑，有过争论，认为含有酸涩感，重在收敛出汗，解热居次要地位，否则出汗给予麻杏石甘汤便不是适应对象了。白虎汤内亦有石膏，且为重点，未提及高热字样，只谈到口渴加人参，大概汗多引起的变局，故后人将白虎汤靶向定了大汗、大热、大渴、大脉四个标准，大汗仍占核心。然大青龙汤也有石膏，因其麻多膏少，难以发挥收敛作用，由此动摇了无汗不宜石膏的说法。老朽的实践，处理流行性热病，若发热无汗可配入宣散药，单独应战功力不显。体会较深者，就是张锡纯先生开石膏或白虎汤加阿司匹林，增强解表，纠正石膏的收敛性，很富临床意义。

❖ 烦躁与石膏

《伤寒论》所言烦躁，有两种涵义，一指心烦，习称懊憹，为虚热内扰，投山栀子豉汤；二指躁动不宁，发热，体温升高，属实火表现，投予石膏，如大青龙汤、小青龙加石膏汤，此其不同点。虽然白虎汤之用石膏未涉及烦躁症状，应纳入临床依据之中。老朽业医70年，对流行性需要退热疾患，应大量遣用，一般30~90g，还须配合他药，大青叶、银花、连翘、七叶一枝花、知母、板蓝根、青蒿、黄芩、浮萍、柴胡皆可入选，量小难见作用。1968年治一军人，高热无汗、烦躁、尿赤，授以小柴胡（柴胡、黄芩、人参、半夏、甘草、生姜、大枣）加银花、石膏汤，饮后汗出，体温下降，夜半身上又复灼热，口渴、舌红、欲喝冷水，遂重新组方，开青蒿15g、大青叶30g、知母15g、麦冬15g、板蓝根30g、石膏改为60g，水煎分4次服，4小时1次，连续弗停，共3剂，热退体凉，邪去而愈。充分说明石膏放胆与之，量大无害；另外也证实和清火解毒、壮水滋阴者同用，疗效显著提高，他药借石膏之力亦发挥显著功能。

❖ 石膏不宜针对烦躁

《千岁堂方药录》载有古方研究家路十遥的论点，认为外感风寒兼有内热咳嗽，投《金匮要略》小青龙加石膏汤内清外表，有一定作用，但所标"烦躁"二字，不能代表蕴有热邪，风寒外束封闭毛窍，不得汗解，亦易发生烦躁；真寒假热、阴极似阳更会出现，单纯指为内火十分片面。对此，老朽也有感受，同意如是分析，根据临床习见，凡有内热者，大都舌红、口渴、脉象滑数，烦躁不属主证，只抓烦躁，盲目遣药，可起祸端。1989年诊一风寒感冒，恶寒无汗，呼吸不利，轻度哮喘，表现烦躁不宁，即以小青龙汤与之，未加石膏。计麻黄12g、白芍6g、细辛6g、干姜6g、五味子10g、桂枝10g、半夏6g、甘草6g，水煎分2次服，连用2剂，汗出涔涔，病情缓解，烦躁随着消失。本例说明烦躁非素有积热，乃玄府被风寒所闭、鬼门不开，汗出表解就热退身凉，与石膏无任何关系，若将麻黄之功记到石膏账上，等于张冠李戴，错选了标兵。放弃发汗，依赖石膏，烦躁难以得除，一言以蔽之，烦躁不是石膏的专利、适应证。

❖ 石膏、寒水石清热作用有待研究

民初药学家童立人，晚年以诊疗济世，积累许多经验，提到医外感发热，汗后体温不降，邪已入里，无论伤寒、温病，或阳明、杂症，投予石膏、寒水石退热，功效均不理想，如果见效，则是他药起的作用。建议调治内外之热，要开大量柴胡、黄芩、大青叶、板蓝根，能解表也可清里，公告杏林，少走弯路。为此老朽一再验证，二药在水中溶解度很低，其说可取，但非单方一味孤立作战，尚有另援，还应根据实际情况析病授方，若完全否定石膏、寒水石的临床作用，就含有片面之见了，特意写出，供业友参考。

❖ 石膏、附子应用区别

民国时期，从盐山张锡纯到曲阜孔伯华，大量应用石膏，被称白虎医家；四川刘民叔、广东陈伯坛、湖南萧琢如、云南吴佩衡投附子到百余克，推为南方朱雀，号"火神派"。老朽临床对石膏、附子二药，认为量小难见踪迹，过多恐其发生不良反应，常敬而远之。随社会发展、经验积累，改变了观点。石膏性味平和纯净，很少副作用，色白虽名白虎，然非虎狼之品，根据需要每剂开至30~100g，水煎分数次服，屡试不爽。观《伤寒论》习用如鸡子大、10余枚、1斤巨量，就会破解质疑，无必要谈虎色变，落荒而逃。附子含乌头碱，的确有毒，炮制、久煎即可去掉，给予30g左右，不易出现毒力缠身，甚者火山吐焰、热力冲天。若量超常、久服不已，不仅伤阴、转化阳性体质，亦能导致病理性反应，如口干、头痛、烦躁、失眠、面热似火等多种亢奋症状。陷入火神派的同道，应当注意附子和石膏不同，火神在人体燃烧，可影响生机平衡、生命活动。

❖ 石膏、附子的配用

药学家陈羽，其父为伤寒派耆宿，以善授麻桂、姜附驰名。指出麻黄、桂枝解表，不只调理风寒之邪，将桂枝减半加石膏可施治风热感冒。桂枝起活血作用，能助石膏发散，勿因性热而减去，大青龙汤、桂枝白虎汤，桂枝与石膏合用，就是一面镜子，释此顾虑。四逆汤应突出附子雄悍，温里兴阳，干姜多寡无关紧要，二者同量，散力较强，对收敛回阳不利反受损伤。"附子不得干姜则不热"，是温里祛寒的断言，不适于救危返苏的亡阳证。《伤寒论》《金匮要略》给予附子的标准，可以四字概括，即救阳、镇痛。温里祛寒的药物，是吴茱萸、干姜。不了解实际，就会反宾为主，误了大事。老朽吸收这些经验，证诸临床，确属久战沙场折肱良谈。曾留下独特处方，专医发热、出汗、心衰、精神萎靡、脉象微弱，开生脉散（人参、麦冬、五味子）加大剂石膏、小量附子。他的另一特点，无论温里或助阳，都写生附子，不用炮附子、熟附子。所投附子皆先煎两小时，除掉毒性，再入他药，能保持疗效，很少副作用，被人们称道得法当代高手。

❖ 附子、石膏并用案例

《清事琐记》载左宗棠患水肿，从面到脚虚浮如瓜，以手按之塌陷呈坑状。聘一宜昌白发医家诊之，断为风水，症见发热、心慌、有汗。言汗出能以退热，发热不足为虑，从心慌推敲恐会发生亡阳之变。力主投《金匮要略》越婢汤加附子，利水加桑白皮。因由权威人士所荐，难以拒绝其药，但附子与石膏同方则令人毛骨悚然。当时便查原书，见旁注有"恶风者加附子一枚"，始知学有所本，非空穴来风，即照处方服下，未见不良反应，继饮 4 剂，热去、肿消、心安，病遂转愈。通过这个案例，不仅了解越婢汤加桑白皮治风水有效，而且也开阔眼界。附子、石膏相配，寒热并施，各司职责，不犯戒条，是起作用的。

❖ 石膏与山药、牡丹皮配伍

张锡纯先生在天津开业，创办中西汇通医社，出版《医学衷中参西录》，宣传其思想学说、处方论药、临证经验、同岐黄界往来信函。喜投石膏，不泥守《伤寒论》白虎汤和知母配伍，喜与山药组方，益气防泻、量大、趁热服之，具有自己特色。当时天津尚有一位医家，亦欣赏石膏，不用知母，专加牡丹皮凉血，发表另外见解，形成两个对照。老朽认为从实际出发，二者合而为一同时应用，比白虎汤要占优势，能提高一筹，在流行性高热疾患中，预防石膏大寒引起腹泻，增上山药很有意义，加上牡丹皮控制火邪犯营血，先行凉血，更是锦上添花，因此汇归一方十分适宜。

❖ 细辛运用放开剂量

细辛性味辛温，有小毒，祛风解表、宣肺利痰、通络止痛，医风寒感冒、鼻塞流涕、头牙关节疼痛、痰饮中阻。与干姜、五味子相配，治咳嗽、哮喘；与藿香、苍耳子、辛夷为伍，治鼻渊（鼻炎）；与半夏、茯苓、白术、泽泻结合，治胸闷停饮大吐黏涎；与罗勒、紫石英组方，治宫寒不孕，促进排卵。老朽重点取其行痰涤饮。1957 年于山东省中医院遇一老年慢性支气管炎，咳嗽、兼有哮喘，呼吸困难，虽然痰多，喉内无水鸡声。开始给予《伤寒论》小青龙汤加减，有麻黄 10g、干姜 10g、五味子 15g、细辛 3g、紫菀 10g、茯苓 15g、半夏 10g、杏仁 10g、水煎分 3 次服，连用 6 日，身上出汗，病情不减，将茯苓加至 30g、五味子 20g，稍见好转，痰量已少，其他存在如故。考虑气管炎因水饮阻塞，应强化通的力度，解除呼吸障碍，乃把疗效寄托细辛，放到投量上，于是增加 9g，共 12g。又饮 5 剂，逐渐恢复了正常。本药临床，要掌握火候，10g 以上，方起明显作用。细辛"不过钱（3g）"的陈规戒律，须打破。

❖ 细辛利饮止咳

细辛发表散寒、温肺止咳、利气平喘，能祛风湿，主感冒鼻塞、流涕、身体酸楚，对牙痛、头痛、四肢肌肉关节疼痛，皆有功效，是一味行气、启膝、镇痛的良药。1962 年老朽于德州治一患者，70 岁男子，素有痰饮病史，经常发作，每次都表现逆气上冲，喉痒、咳嗽，吐白色水样稀痰，曾诊为老年慢性支气管炎。开始予小青龙汤（麻黄、白芍、细辛、干姜、五味子、半夏、桂枝、甘草）、射干麻黄汤（射干、麻黄、生姜、细辛、紫菀、款冬花、半夏、五味子、大枣），疗力不显，乃转开《金匮要略》还魂汤加味，突出细辛作用，饮过 5 剂，症情便减，又继服 4 天，即霍然而愈。方中含有麻黄 10g、杏仁 10g、甘草 6g、细辛 15g、干姜 10g、半夏 10g、茯苓 15g、白前 15g、旋覆花 10g。因不需要酸敛之品，故未添入五味子。家父传统经验，根据《金匮要略》赤丸，细辛和乌头组方，调理风湿、类风湿、尿酸性关节炎，信息反馈最佳。

❖ 细辛、吴茱萸组方

细辛升发宣散，吴茱萸温里祛寒，相互配伍，解除肺、胃之邪，医阴寒入里，症见气喘不宁、腹内隐痛、手足发凉。通过辛散、温里，获得健康。杂方派医家虽取二味组方，但不多见。广和堂古方配本，记有毕姓前人调理肺寒气喘、咳嗽、痰液量多，或胃痛呕逆、泛酸、喜吃热汤，于所投处方内加入细辛、吴茱萸，收效良好。老朽临床，对其温散、热化疗能，很感兴趣，患者称道不衰。1956 年治一胃溃疡，舌苔白滑，腹中隐痛日夜不止，饭后依然不减。医院检查，恐有恶变，考虑外科手术。该男子怕影响身体，遗留他症，拒绝手术，由朋友伴同来诊。刻见脉沉、口淡、食不知味，面色㿠白，精神抑郁，两眉紧锁，满面愁容。当时即以二药为君，又加入应对之品，计人参 10g、制乳香 6g、炒没药 6g、白芷 6g、细辛 10g、吴茱萸 15g、干姜 6g，水煎分 3 次服。细辛、吴茱萸增强补、散、止痛催化之力，提高祛邪作用，非东郭吹竽者。连饮 10 剂，成果明显，告之蝉联勿停，约 1 月余，病状消退，食欲改观，逐渐转安。

❖ 人参益气止渴

《伤寒论》口渴投人参，如白虎加人参汤，后世议论纷纷，谓人参性温偏燥，不应入选，起用党参、太子参则无此弊，颇有道理。殊不知益气便可生津，解除液亏口渴，党、太二参势单力薄，小木难支大厦。黄芪亦能补气，因其利水抵消了这个作用，也不可取。老朽临床，凡高热持续均加人参，且为保本之药，用在寒凉队伍中毫无大碍，有故无殒，寒热同方，嚆矢先开，非自大论始。1955 年，老朽诊一 15 岁男童感染瘟疫，头痛，呕恶，医院诊为流行性乙型脑炎待查。体温 39.5℃，高热不退，吃药、打针均不下降，身体虚弱，渴喜饮水，无抽搐现象。即以白虎汤加人参等味授之，计石膏 50g、知母 15g、人参 10g、甘草 6g、粳米 40g、青蒿 20g、板蓝根 40g、半夏 6g，水煎分 4 次服，5 小时 1 次，日夜兼进，连用 4 天，热度逐渐回落，改为每日 1 剂，继饮 3 剂，已经恢复正常。并未因人参之温影响到疗效。

❖ 人参大补元气提高三力

真正地道的人参，产自寒冷地区，目前所用来于东北长白山一带，习名棒槌、高丽参。人工种植约 10 年方可挖出，普通商品不足 7 年生长史，药力欠缺，不够标准。野生人参藏于森林，晨喜日照，下午怕光。传说"赶山王"（一种人变的鸟）嗜食其苗叶，故此鸟鸣叫处即有人参。临床用途大补元气，医身弱无力、津液匮乏、心悸怔忡、病久虚脱，能提高免疫、抵抗、修复三力。历史上汪机、张景岳、缪仲淳、李中梓皆善用之。韩国人之膳食、养生添加物、益寿延年药，常以之为主，推称保健上品。老朽给予患者的是生晒参。重点调理气液两亏，加黄芪、白术、甘草、大枣、山药，治神疲、体倦、嗜卧、乏力、内伤不足；加麦冬、石斛、玉竹、五味子，疗夏季中暑、热邪耗阴、口渴出汗；加肉桂、附子、当归、熟地黄，挽救生命垂危，延长存活时间，确有实际效果。

❖ 人参救危

现代所用人参，与东北长白山产者不同，《伤寒论》组方之品，和山西台、党参类似，张锡纯先生曾言及此事，值得深入研究。仲景先师使用本药，寒热疾患均可给予，如白虎汤口渴加人参取其生津，理中、附子、吴茱萸汤则补中益气，二者导向不一，扶正保元殊途同归。老朽经验，长白人参虽性偏温，补养之力超过上党、五台参，救危挽困、强心苏脑功越两倍，兴奋细胞、神经、生殖系统作用，更非台、党参能够比拟。若与附子合手，效果益佳。1956年春季在德州治一老妪，医院诊为肺功、心力衰竭，气喘、心慌、身上冒汗、呼吸微弱、双足浮肿、卧床难动、无食欲感，病情垂危。和患者家属协商，试以三味小方鼻饲，开了东北人参30g，附子（先煎1小时）15g，回阳救逆，葶苈子20g强心、利水、定喘，每剂水煎，连饮2天，精神转好，能进流质、软食，嘱咐继服，配合输血、送氧，综合医疗，日渐起色，已可倚被端坐。半月后复发命亡。尽管没有挽救成功，却延长了生存时间，人参健运业绩，要推第一。

❖ 人参救急回苏

人参大补元气、急救虚脱，与附子组方最为理想，《伤寒论》运用其益气生津解除口渴，如白虎加人参汤。张锡纯先生认为东汉末年所投之人参，产于山西上党，和吉林长白山的人参，并非同类，然生津止渴皆有作用。老朽一般气虚投党参，若大气下陷、气血大亏、阳气暴亡，皆投长白山野生人参，二者相较，人参偏温，功力首屈一指，山西党参望尘莫及。明清医界汪机、薛立斋、张景岳、缪仲淳、李中梓、顾松园，都对人参别垂青睐，肯定其临床疗效。1955年诊一老妇，伤寒入里，病情危笃，手足厥冷，嗜眠，呼吸薄弱，神志不清，脉微按之似无，医院已下危险通知，让家属准备后事。老朽从少阴入手，用人参30g、熟附子30g、干姜10g、葱白3段，急火煎之，一口口灌下，24小时连进2剂，开始好转，能起床饮水、喝大米稀粥，继服3剂，挽回了生命。恐生附子久煮误治时间，改为熟品，虽回苏之力低下，由于人参扛了大旗，竟获得涅槃返生。

❖ 人参救急能延长生存时间

对人参的研究，老朽之父的考证与张锡纯之言相同，认为东汉所投人参，产自山西地区，乃现今的台、党参，《伤寒论》以之养阴生津，治液亏口渴，和明代大量入药者不是一种。从公元十六世纪医界遣用的，皆属东北野生人参，性偏温燥，非阴柔药物，补气功效明显，都纳为阳品范围。民间凡遇重笃疾患，生命垂危，处于弥留时，为使等候亲友来临，常以 10~20g 水煎饮下，能延缓心脏停跳、脑死亡，拖长生存 1~3 天。老朽临床多年，可肯定这一作用，实为救急良药。传说王敢哥专吃幼苗、茎叶，此论欠妥，老朽在山东灵岩寺居住 2 年，不断听到该鸟叫声，都未发现过地产人参，王敢哥乃杂食禽类，武断见鸟即有人参，缺乏根据。

❖ 人参有延寿作用

人参在《伤寒论》《金匮要略》之处方约四十首，国外尚作为食品添加剂，韩国有人参糕点，人参鸡，说明已有广泛用途。就目前而言，大都来源于东北辽宁、吉林、黑龙江东部林海雪原，以产自长白山者为佳，朝鲜所采的人参亦属良品。临床作用，健脾养胃、补中益气、扶正祛邪、生津止渴、兴奋神经细胞、改善记忆、促进新陈代谢、强化恢复健康，曾被誉为救死扶伤的神草。对胸内痞闷，在泻心汤中能化解盘踞之邪，使大气得转其结乃散。生命垂危，煎汤口服，可延长存活 6~24 小时，等待亲友来临。1958 年接诊一 70 岁农民，平素身形虚弱，逐渐精神萎靡不振，脚面严重水肿，医院诊断为心力衰竭，递交了病危通知书，采取维持疗法，却日益加剧，心、脑检查，归天在数小时之间。为了弥留同儿子诀别，给予大量优质人参，打碎，煮水，一勺勺喂下，竟延长1 个昼夜才谢绝人世，充分证实其确有益寿作用。

❖ 人参单用收效不显

人参补中益气，亦能助阴生血，和黄芪相似，同当归、熟地黄、麦冬配伍就是例子，如当归补血汤、两仪膏、生脉散。《伤寒论》霍乱篇曾言"恶寒、脉微而复利，利止，亡血也，四逆加人参汤主之。"因而阳性药物能有阴用，养阴、生津、益血，因随处方转变。若单独给予则功效并不可观，此乃老朽经验。

老朽临床数十年，鉴于人参性温偏燥，凡见口渴开党参、太子参，只有元气大亏方投本品，加入麦冬、女贞子、地黄、玄参、五味子、枸杞子、胶饴、大枣、蜂蜜、白芍、何首乌、阿胶、石斛、玉竹、龟甲、当归、瓜蒌队伍内，不受是限，否则带来另外的伤害。

❖ 治虚脱用人参、龙骨

张山雷前辈，被举为国内三张之一，以儒生而业医，乃杏林中之文学家，属时方派。调理虚脱证，以养阴益液居先，配合补气，喜投人参、熟地黄、阿胶、山茱萸、鸡子黄，加龙骨收摄，添入玳瑁、龟甲、鳖甲等介类潜镇浮阳，只有脉伏、肢冷、身汗如油珠，表现出明显的阳虚时，方开附子。老朽学习其经验，着重投予人参、阿胶、山茱萸，非阳亢内风萌动则不取水中三甲。治痰涎上涌，以石菖蒲煎汤送服猴枣，亦是独具特色。开窍利痰，石菖蒲为上品，猴枣乃猴的结石，功效同牛黄相仿，昂贵难得，若改换天竺黄、竹沥二药，疗效虽逊，也可生效。

❖ 补益气血用人参、当归

当归又称文无，甘温暖中，养血而兼活血，属调血的动药，补中有行，行小补大。性能滑润，改变肠道干燥，有利大便排出。女性调理内分泌，以治血为主，应用较多，被尊巾帼圣品，妇产科要药，和川芎、白芍、熟地黄组方，即传统的四物汤。吴七先生批评《景岳全书》以人参、熟地黄为两仪，殊欠分寸，既难代表天地，也不能包揽阴阳，只有人参、当归相配，方可大补气血、主宰人体，符合名实。熟地黄偏于滋阴，同当归比较，补血之力不居优势，甘拜下风，取其替代当归，是爱屋及乌、毁掉垣城。所论入木三分，应予钩沉，令人参、当归合用，重回正果。1970 年诊一工友，精神不振、四肢无力、嗜卧懒动，类似解㑊证，即按气血双亏疗之，给予人参 15g，因大便秘结数日更衣 1 次，加重当归投量，开了 30g，每日 1 剂，水煎分 3 次服，连用 10 天，情况转顺，愿意外出活动。嘱咐继饮 1 个月，彻底获愈。说明二味结合功效乐观。

❖ 双参、附子治气阳两脱

苏南医家余听鸿诊其友张芝卿面目红赤，汗出如冰，脉沉不浮，腹泻带血，认为真寒假热，气阳两脱，每剂投人参 36g、党参 120g、附子 10g，日夜猛进，逐渐转安，大噪杏林，被称"余仙人"。尔后江浙不少学者皆以本案为鉴，重视人参、党参作用，特别是附子力挽狂澜起死回生，改变了畏之如虎的思想，纠正了"宁缺勿险"偏颇之见。对此老朽亦有感触，人参固脱、附子救阳，人所共知，开量多少根据病情来定，二三克或数十克不一，李东垣、张景岳二先贤已树立榜样，陈伯坛、祝味菊用附子动辄超过 30g，也非盲目"夜半临深池"。因而提出要依证遣药，量小无济于事，但还应考虑避免经验主义，犯"韩信将兵多多益善"之误，允执厥中方得真诠。

❖ 补气壮阳有三味

友人生理学家冯国安，对研究中医药学术很感兴趣，且有成就。他善治虚寒疾患，认为人体功能减退，能量代谢下降，身体热量不够，呼吸缓慢，心跳转少，血液搏出锐减，体表毛细血管收缩，须投增热温里药，即补气壮阳。曾说治疗虚寒证，最好的药品莫过于人参、附子、肉桂三味，其余均属点缀物。组成一方，名益气助阳汤，计人参 9~15g、附子 9~15g、肉桂 6~12g，水煎分 2 次服。肉桂不仅温化阳气、活血通络，尚燃命门之火，不可小觑。凡体弱、易汗、气短、神疲、无力、舌淡、面色苍白、嗜卧、畏寒、懒言、脉微不呈鼓舞状，都宜应用。老朽已试验，其效可观。方内附子之量，不要低于 9g，否则反而贻误、偾事。

❖ 黄芪的妙用

黄芪属补气药，升阳、固表、托里、利尿，调理气虚自汗、化脓不溃、大气下陷、身发水肿。近年来常用于中气亏损的胸闷、痞满，给予心脏冠状动脉粥样硬化的供血不足，能扩张血管、促进血流量，改善缺血乏氧状态，大剂应用，很见功效。老朽临床同葛根、川芎、丹参、红景天、瓜蒌皮、三七参、赤芍、茵陈蒿组方，利用升阳、活血、降压、消脂、开结，令阴霾凝聚破散，命名升阳行血汤。1986 年滁州一 60 岁教师来鲁求诊，胸内呈阻塞感，左侧疼痛，放射到肩胛，脉象间歇，呼吸不畅，曾定为心绞痛、陈旧性心肌梗死，即以此方与之，计葛根 15g、川芎 15g、丹参 30g、红景天 15g、瓜蒌皮 30g、三七参块 10g、赤芍 10g、茵陈蒿 15g、黄芪 50g，每日 1 剂，水煎分 3 次服，连用 10 天症状缓解，饮了 2 个月，共 40 剂，客观检查，已恢复健康。

❖ 黄芪平中见奇

黄芪有气药之长称号，甘温补中，东垣先贤喜用之。能固表敛汗、祛湿行水、疗关节疼痛、疮疡破溃久不收。和桂枝、白芍配伍，医伤风汗出不解。卫阳不固自汗频仍、大气下陷无力升举，都属适应对象。同人参合用，提高助力，转化为益气之王。老朽重点调理动辄易汗、嗜睡不醒、高血压持续不降、肛门下坠、胃下垂、子宫脱出、冠状动脉粥样硬化心脏病。1973 年遇一男子，约 40 岁，开始头痛、健忘、常打哈欠，感觉神志昏糊，有时答非所问，客观检查脑部梗死。家属邀老朽会诊，按髓海不足、气血不能上荣治之。以黄芪为君，投 60g，加川芎 15g、葛根 10g、丹参 20、人参 10g、升麻 3g、赤芍 6g、山楂 6g，每日 1 剂，水煎分 3 次服。连用 10 天，逐渐好转，嘱其继续勿停，又饮半个月，病况恢复 2/3。本品应大量、久用，量小、时间短暂，难见奇功。

❖ 黄芪多项用途

黄芪补气、升阳、利尿、甘温除热，所含皂甙、多糖、黄酮、氨基酸、微量元素对人体有益。就目前所知，具多项作用，一是提高人体免疫力，上升白细胞，预防伤风、感冒，抗恶性肿瘤；二是促进体力恢复，改善乏力疲劳，鼓舞精神兴奋；三是扩张心脑血管，降低血压，治疗冠心病、半身不遂；四是降血糖、尿糖，医口渴、多食，调理糖尿病；五是保肝消炎，护理胃与十二指肠溃疡；六是消除肾炎小便中的蛋白，和党参、白术同用，收效最好。老朽临床发现，本品量少难见其功，重用开到百克以上，能立竿见影，且无不良反应，吴七先生谓之"慢性子药"。

❖ 黄芪大量降血压

老朽于张家口医学院讲学时，介绍山东中医发展概况，执业医家投药平妥，无明显倾向，很少学派门户之见。就近代而言，均为经方、时方的结合体，基本归于杂方系统。临床功力好，治愈率较高。黄元御大家虽属山东籍，其著作在此流传不广，然河北王清任先贤的《医林改错》则大行其道，读者甚多，主要是补阳还五和通窍活血、逐瘀汤，几乎家喻户晓。老朽师王氏法，气领血行，扩张血管，促进血流量，通过观察，每剂开黄芪30g，收效不显，超过80g，血压迅速下降，且持续时间长，若与黄芩、杜仲、夏枯草组方，能锦上添花，更有裨益。在降压过程中，还可利尿。

❖ 超量投予黄芪

屠文若医家，原籍东北，九一八事变来山东业医，以善用黄芪闻名，被列为王清任第二。强调本药性平无毒、十分温和，必须投予大量，否则作用甚微。对元气亏损神疲乏力、嗜睡懒动，每剂开至100g，与人参、红景天配伍；心脏冠状动脉粥样硬化供血不足，同葛根、丹参、三七参组方，开至120g；高血压日久持续不降，和黄芩、山楂、杜仲、夏枯草结合，开至150g；脑血管意外中风后半身不遂，与川芎、红花、桃仁合作，开至200g；风寒湿侵入经络，沉重、疼痛、麻木、行走困难，同独活、千年健、桂枝、秦艽一起，开至120g；心脏病足肿、肝硬化腹水，与白术、茯苓、车前子合用，开至200g以上，便可利水排尿。经验统计，每日1剂，必须多服，方见显效，最少也要超过10天至1个月。另外降血糖亦是主将、先锋。

❖ 黄芪升阳利水也治腹泻

黄芪甘温升阳，补中益气，利水消肿（西医用于扩张血管、降低血压），外科托毒排脓、化腐生肌。医气虚下陷、身倦无力、嗜睡、汗出过多、创伤久不收口，其中固表功能占据一半。虽有补气之长称号，实际作用逊于人参。性味平和，需投予大量方见其力。经方中消除皮肤感染、关节疼痛，习开此药，疗效不大。因能振发、兴奋精神，失眠多梦人忌服。1964年于合肥诊一大学教师，40余岁，体弱，气血两亏，近来大便溏泻，日行数次，自汗频仍，日夜不止，胸闷心慌，疲劳不起，住院2周未见效果，乃邀老朽施治，应举阳气、固表敛汗，通过提升即可解决下利不止。当时考虑，非黄芪莫属，即给予黄芪50g、升麻3g、白术15g、茯苓15g、人参10g、泽泻10g，加陈皮6g开胃行滞，每日1剂，水煎分3次服，连饮7天，情况转化，出汗、泻下均减，处方未变，又吃1周，基本痊愈。本品尽管在四君子汤（人参、白术、茯苓、甘草）之外，未归所谓"正规药谱"，但功兼敛汗、利尿、止渴，其排水救禾之力，有目共睹。

❖ 黄芪、白术治水肿

临床所见水肿证有数种，除肝性、心性、肾性、贫血性，或为营养不良而致。虽然表现多发于下肢，仍具有全身性。如蛋白缺乏，应进食瘦肉、鱼虾、蛋类，还要通过药物调理气血，强化生理功能，改善水液代谢障碍。民国时期楚云升先生施治此病，以大补脾土、催化阳气、激发人体肌肉、四肢生机，畅利水道下输膀胱，令水邪从小便排出。常规处方白术、黄芪二味为君，投量十分惊人。谓开药浮光掠影、蜻蜓点水，"厥疾弗瘳"，只有鹫眼狮胆，大刀阔斧，才能扶正祛邪。方由黄芪100g、白术50g、茯苓皮30g、泽泻15g组成，每日1剂，水煎分4次服，7~15天便会向好的方面回转。如积水始明显代谢，将量减半，继续勿辍，消去90%，停止饮药，以六君子汤（人参、白术、茯苓、甘草、半夏、陈皮、生姜、大枣）代之。老朽曾给予相应患者，确有良效。1980年于西安开会时，遇一咸阳40岁男子，从头到足严重浮肿，按之塌陷不能随手而起，身形呈膨脖状，医院诊断原因不明，已经3个月。即以本方授之，凡七剂肿势渐消，嘱其坚持莫停。尔后专函相告，吃了20天完全治愈，未再复发。

❖ 黄芪、白术大量治腹水

肝硬化腹水，大都由病毒而致，其次则为酒精蓄积性中毒，调治比较棘手，既往以利水为主，虽立竿见影，然易复发。1987年于临沂诊一患者，由丙型肝炎转来，脾大、肝体缩小，食道静脉曲张不断吐血，腹部隆起，肚脐外翻，腿足水肿，多次放水，利尿药无效，困顿难言，欲求安乐死。老朽接手亦少良策，只有用健脾益气法试之，获效虽慢，不致伤身。乃开黄芪80g、人参15g、红景天15g、白术60g、炒神曲10g、炒山楂10g、大腹皮15g、猪苓15g、泽泻15g、阿胶10g，水煎分4次服。嘱其若小便没有增加，无不适感觉，则每日1剂，坚持应用。7剂似见好转，处方未予更改，连饮19天，尿量渐多，肚子已小，水肿渐消，过了1个月，病去大半。从中得到两点经验，一是单纯利水，无异于扬汤止沸，复发率高；二是以补为主，突出黄芪、白术，且可防止再次复发，属探根寻源。加阿胶护阴，补充蛋白丢失。

❖ 黄芪、当归组方的作用

黄芪、当归二味组方，名补血汤，调理劳倦内伤。通过补气促进血液运行，利用养血增强气的功能，相互配合激发人体活力，恢复健康。老朽给予身形羸弱易于出汗，精神不振，面色无华，性生活低下，感觉疲乏者，投黄芪 40g、当归 15g，加白术 10g、红景天 10g、仙灵脾 30g；先天亏损，禀赋不足，营养欠缺，有贫血倾向者，大补元气兼助阴血，投黄芪 50g，当归 20g，加人参 15g、阿胶 15g、龙眼 20g、枸杞子 15g、熟地黄 15g；另外尚医原因不明功能性低热，投黄芪 20g、当归 10g，加人参 10g、甘草 6g。均每日 1 剂，水煎分 3 次服，坚持应用，效果可观。配伍特点，黄芪之量超过当归 1~2 倍，以益气为主，取气为血帅、血由气生之义，反之令当归居元戍地位，疗力下降，就失去"圣母"称号了。

❖ 黄芪、当归投量

《铁山医案》谓明贤张介宾喜投熟地黄，列入养阴家，实际属于温补派。益气以人参为主，很少开黄芪，补血用熟地黄，很少开当归，存在倾向性。临床验证，黄芪与当归组成的补血汤有广阔疗途。二味遣用，由于投量差异，易产生不同的效果。突出黄芪以之为君，给予 40~80g，扩张血管，促进血液循环，改善心脑供血不足，治冠状动脉硬化，胸闷、气短；降低血压，解除头痛、眩晕、上盛下虚现象，振奋精神，转化嗜睡、疲劳、半身不遂。当归为君，则医贫血、肠燥、腹痛、面色无华、月经量少、消瘦、肌肉缺乏丰满、四肢麻木。1963 年诊一汽车制造商，手足疼痛，且有时麻痹，发病 9 个月，药力似无。老朽接手后，师法黄芪桂枝五物汤（黄芪、桂枝、白芍、生姜、大枣），授予黄芪 40g、当归 15g、藏红花 3g、桂枝 10g、川芎 10g、老鹳草 15g，水煎分 3 次服，虽见好转，然减不足言，将黄芪升至 60g、当归 40g，其他如旧，连用 20 剂，症状消退，基本痊愈。

❖ 黄芪、豨莶草能起三重奏

古方豨莶丸，由此单味制成，医高血压、头痛眩晕、手足酸痛麻木，谓之三重奏。老朽临床试用功效并不理想，同道邓春明将其改为汤剂，加入他药，命名老年汤，以黄芪当君主之官，有豨莶草 30g、天麻 15g、菊花 15g、黄芩 15g、丹参 30g、黄芪 60g、羌活 15g、生姜 10 片，每日 1 剂，水煎分 3 次服，连用 10~15 天，能提高治效。曾对老朽说，豨、芪二药需投大量，少则降血压、消除症状似水掷石，难见反响。豨莶草力微效慢，丸型量小，不易放出卫星获得佳绩；水溶提取其力可超过原量数倍，充分利用，可硕果递增。

❖ 白术祛湿利水

白术性味苦温，补中益气，为四君子汤第二元戎，仲景先师处方包括本品者约有 30 首。适于脾虚中气不足。凡停积水饮胸腹痞满、小便不利，均宜投用；风、寒、湿缠身，感觉沉重、四肢关节疼痛，亦可对证发药，配入相应队伍中，单独用者极少。老朽经验，纳呆、胃潴留、消化障碍，添加砂仁 6~10g，促进运转功能，防止胀气，十分有益。胸水、腹水和大腹皮、猪苓、泽泻共同组方，要加大其量，不止凸显排尿，还可助推肠道蠕动，令大便下行。1965 年医一风、寒、湿痹患者，关节红肿，肢体疼痛，舌苔白滑，脉呈弦象。曾吃越婢汤数剂，未见反响，邀老朽参与拟方。鉴于体温不高，出汗，尚有微恶风寒，即以桂枝汤加白术、附子、防风授之，突出白术，附子陪衬，开了桂枝 15g、白芍 15g、甘草 6g、生姜 10 片、大枣（劈开）6 枚、附子 10g、白术 40g、防风 10g，水煎分 3 次服，连饮 1 周，症情消失，未再复诊。白术的胜湿作用，得到有目皆睹。

❖ 大量应用白术

白术健脾益气，利水，为四君子之一，医家赵世宏久于临床，喜投本品，特点是量大，精巧组方配伍。凡肠炎尿少、大便溏泻，以之为主，开 30~50g，加茯苓 15g、泽泻 20g；脾大、肝硬化腹水，开 60~100g，加大腹皮 20g、葫芦瓢 60g、猪苓 20g、白毛松萝茶 10g。中气不足乏力、食欲不振、心内荡然，开 30~40g，加人参 10g、砂仁 15g、炒神曲 10g、炒山楂 5g；感染风水，身体浮肿，开 50~80g，加麻黄 10g、桂枝 10g、薏苡仁 60g；湿困脾阳四肢肿胀，沉重疼痛，开 40~70g，加黄芪 30g、独活 15g、熟附子 10g、汉防己 20g。友人贺枫亭曾展示老朽一方，含白术 100g、厚朴 15g、木香 10g、大腹皮 15g、茯苓皮 30g、大将（蝼蛄）10g，调治酒精性肝硬化腹、腿、足悉肿，水液弥漫，胀满如裂，患者要求速死。据云每日 1 剂，水煎分 4 次服，连用 10 天，病况锐减，已能进食，水去 2/3，可以下床活动。3 年后未再复发，说明起了卓效。

❖ 重用白术治水肿

白术健脾益气，燥湿利水，固表止汗、温补中州，调理虚弱腹泻、水肿尿少，产于黔者为正品。老朽取其投予阳气亏损、身体乏力、精神不振、感觉疲劳，常施治肝硬化水肿，每次开 30~60g，配入行水药中很能发挥作用。超过 60g，需加砂仁 6~10g，防止守而不走发生壅气胸膈胀满。1958 年在济南诊一肝硬化腹水男子，40 余岁，患病 2 年，近期转剧，腹部膨大如釜，腿粗大如柱，足凸起像小西瓜，均按之塌陷呈凹状，气喘，胀满欲死，水肿十分严重，医院已下病危通知，考虑情况紧急，一般药物已无用武之地，大泻则加速命亡，即给予白术 80g、砂仁 10g、人参 15g、黄芪 80g、郁李仁 10g、猪苓 15g、炒神曲 10g，每日 1 剂，水煎分 5 次服，日夜不停，连续 7 天，小便增多，腹围缩小，积水开始减退，敢吃米粥了。将量改半，又服 15 剂，症状逐渐消失，尔后来告，愈而未发。此例酒精性肝硬化腹水，健康恢复较快，与大量白术、黄芪不无关系，值得进一步研究。

❖ 白术治湿痹

白术苦温，疗途较广，为四君子之一，健脾益气作用超过山药，能与台党参、扁豆、甘草同用分庭抗礼。祛湿利水、固表止汗，可与黄芪、山药、茯苓所组之方争夺春色。医内伤脾胃，倦怠少食，心下停饮，头目眩晕，小便不利，肺虚咳嗽，肠道滑泄，以於术补气，燥性较小。老朽临床，取其调理湿邪，症见身体沉重、水肿、四肢酸痛、行走无力，做领军元戎，很有功效。1964 年于安徽佛子岑诊一干部，冬天感受风寒后，身上酸软、沉重、疼痛，和关节炎不同，久治不愈，影响了工作。当时曾按寒湿疗之，突出大量白术，开了 60g，加入附子 20g、汉防己 15g、茯苓 15g、独活 15g，水煎分 3 次服。据来函告诉连用 20 天，病情顺转，症状解除，把药量减去一半，又饮 3 周，已彻底得安。时间表明，本药非重用不可，量小难见成绩。

❖ 一味茯苓可治三证

茯苓健脾利水、祛湿止咳、宁心安神，医咳嗽多痰、水肿尿少、失眠易梦，《伤寒论》《金匮要略》二书载有茯苓处方三十余首。性味甘平，取效较慢，非立竿见影药物，宜配入他方，大量投用。老朽临床，常和白术、泽泻为伍，调理痰饮上凌，头眩眼黑；与桂枝、甘草组方，治心悸忐忑不安、心动过速、期前收缩、心房颤动、神经性怔忡症。1963年诊一农民，50余岁，主诉头目眩晕，已有数月史。近来感冒咳嗽，吐白色痰涎，夜间失眠，要求开一廉价小方，当茶饮之。经验可服本品，乃开了茯苓30g，水煎分2次用。尔后来济，言连续吃了10天，头眩、咳嗽、失眠3种症状，均已消失，感激莫名，赞称"神药"。由此不难看出，单用一味、量大、久服，也有良好的效果。

❖ 茯苓两用

白茯苓为松根腐烂后长出的寄生菌类，大者数十斤，产于云南者佳。平淡易服，应用广泛。健脾、渗湿、利水，宁心安神，疗痰饮水邪、惊悸失眠、头眩眼黑、癔病发作。老朽取其作用有二，一医脑供血不足缺氧，头眩、健忘、眼冒火花、饭后瞌睡、血压无变化，投30g，加天麻10g、白术10g、桂枝10g、甘草6g、龙骨15g、当归10g、牡蛎15g；二治癔病，歇斯底里频繁出现，症见无故啼哭、乱闹、大声叫喊、突然身僵不能动转、行为异常，开60g，加甘草30g、小麦60g、大枣（劈开）20枚、马宝（冲）1g、全蝎6g、石决明30g、紫贝齿30g。均每日1剂，水煎分3次服，连用不停，皆有效果。

❖ 茯苓治眩

流传抄本《百草汇》记有茯苓专医头目眩晕说，人们怀疑是从《伤寒论》苓桂术甘汤（茯苓、桂枝、白术、甘草）、《金匮要略》小半夏加茯苓汤（半夏、生姜、茯苓）引申而言，非另外的发现。老朽通过观察单开茯苓一味，亦有作用，因此不应过分尊古，忽视社会进展，贬低后来居上。临床起用无论血压高低，或在正常范围，只要头晕、眼冒火花，都可给予，尤其对神经性眩晕一证，功效最好，一般不超过10剂，症状便会解除，家父誉为定海神针。1992年诊一患者，感觉上重下轻如坐水浮小舟，每日发作数十次，医院检查谓神经性眩晕、梅尼埃病，经百余天施治功力未显，乃转山东中医学院（今山东中医药大学）门诊部，当时曾投予苓桂术甘汤 15 剂，仍无灵验，乃改为茯苓 30g、半夏 6g、龙骨 10g、牡蛎 10g，突出茯苓为主宰本方，连饮 10 天，未再更易，电话告知，已经痊愈了。说明茯苓临床，确有疗效。

❖ 茯苓祛饮小量无功

老朽受伤寒派刘民叔前辈影响，对慢性支气管炎、支气管扩张，咳嗽不重，吐痰甚多，半小时即咯出一二口，白薄似水，即《金匮要略》谓之饮证，通过临床筛选，拟茯苓泽泻汤加葶苈子，以利水为主，清化大量痰液，计茯苓 30g、白术 15g、泽泻 15g、桂枝 10g、葶苈子 20g、甘草 3g、生姜 10 片，每日 1 剂，水煎分 3 次服，连用 7~15 天，有明显治疗作用，比小半夏加茯苓汤功效较强。王仲楚先生曾用过此方，加了车前子 15g，据说普遍生效，兹片言介绍供分析研究。其中茯苓须开大量，升至 90g，能云起雾落速见捷报。

❖ 竹茹量大方见其效

竹茹又名竹二青，清热、降气、止呕、消痰，除烦，治肺火咳嗽、胃气上冲、呃逆连连，普通药物具有多项用途。老朽临床，一是医干哕、恶心、呕吐、噫气，导之下行，投 90g，和半夏 15g、陈皮 15g、代赭石 20g 配合；二为疗虚烦困扰，夜晚难眠，投 50g，同黄连 10g、山栀子 10g、酸枣仁 30g、知母 10g、茯神 10g 组方，水煎服。催人入睡者，最好下午 4 点开始饮之，分 2~3 次用。1963 年诊一顽固性呕哕，水谷入口即呛，将胃内食物全部倾出，老朽在绝境中忆起此药，遂开竹茹 100g、半夏 15g、大黄 4g、生姜 20 片，煮成后分 10 次一勺勺咽下，吉人自有天相，竟然吐止，能喝稀粥，凡 3 剂而愈。病家欢喜不已，邀集亲友庆祝。实践送来经验，量小力微，不易获效，每剂开到 60g，才会一见竹茹的丽容，否则等于无功。

❖ 竹茹的应用范围

竹类入药，有竹叶、竹茹、竹鼠、竹苓（雷丸）、竹笋、竹蜂、竹沥、竹黄、以竹茹应用最多。竹茹又名竹二青，清热止呕、祛痰除烦，产后不忌，如《金匮要略》竹皮大丸（竹茹、石膏、桂枝、白薇、甘草、大枣）。老朽临床，第一清上焦火，降逆气，开胃进食，治烧灼感，用 15~30g，与半夏、代赭石、黄连、芦根、海蜇、地栗、蒲公英配伍，调理胃炎，十二指肠炎和溃疡症；二是解除恶心、呕吐、反胃、郁热结胸、大便不爽，用 30~60g，同大黄、瓜蒌、枳壳、厚朴、枇杷叶组方，专疗痰火，食积，气滞，便秘，膈间阻塞，胃肠功能障碍，一句话，三焦不通病。每日 1 剂，水煎分 3 次服，能见明显效果。

❖ 半夏降逆、祛痰饮领先

半夏须炮制入药，否则麻舌、口腔不适。一般投姜半夏、矾半夏、清半夏，重于祛痰者，则用竹沥半夏。降逆镇呕、燥湿涤饮、止咳平喘、宽中下气、利咽开结、祛水解除肠鸣。仲景先师投予较多，《伤寒论》《金匮要略》含本品之方，约四十首。老朽应用，调理胸膈满闷、痞塞，与黄连、瓜蒌、枳壳、砂仁配伍；胁下胀痛、发硬，同柴胡、香附、黄芩、厚朴、川楝子结合；咳嗽、哮喘，和麻黄、细辛、紫菀、杏仁、露蜂房组方；逆气上冲，呕吐不停，携手代赭石、竹茹、灶心土、大黄统一阵线，便可攻克。普通之物，施治广泛。1980 年遇山东医学院遇一男子，40 余岁，胃脘痞满，感觉有物阻塞，曾按痞气、结胸疗之，吃小陷胸汤、泻心汤无效，邀老朽诊治，从频咯大量痰液、呼吸困难思考，乃饮邪盘聚，应速逐水热交凝之痰，症状即可消失。给予半夏 20g、枳壳 15g、厚朴 15g、泽漆 15g、皂荚 6g、桔梗 10g、制甘遂（冲）1g，水煎分 3 次服，3 天病退大半，把甘遂减去，又饮 4 剂，已转痊愈。方中甘遂起了不小作用，但下气、降滞、散结，则要写入半夏的纪念册上。

❖ 半夏可开大量

半夏入药，重点降逆止呕、宽中消痞、燥湿祛痰、下气散结，疗逆气上冲、痰喘咳嗽、水饮内停、胸中闷满。《伤寒论》《金匮要略》约有 40 余方含有本品，投用较广。和瓜蒌、枳壳、干姜、黄连治痰塞结胸；和桂枝、代赭石、旋覆花、降真香治气冲上中二焦；和茯苓、白术、泽泻、竹沥、甘遂治痰饮、水邪积聚，属动力下行药，以降气、祛痰、止呕为应用典范。1980 年诊一剧烈呕吐，水谷入口即出，医院认为神经性呕吐、胃神经官能症，药后功力未显，邀老朽调理，给予二陈汤（半夏、橘红、茯苓、甘草、生姜）、平胃散（陈皮、厚朴、苍术、甘草、生姜、大枣）、小半夏汤（半夏、生姜），均乏效果。考虑还要继续降逆下气，决定以半夏挂帅，加大投量，配合开通肠道，令邪有出路，由肛门祛除。授予半夏30g、大黄5g，水煎分3次服，病从人愿，吃了1剂，呕吐便止。说明半夏非重用不可，虽然量大，分3次饮下，不会发生差错。

❖ 半夏、代赭石降冲

桂枝应用较广，以温阳通利血脉为主，和麻黄相配发汗解表，能以退热。另外制逆降冲，《伤寒论》明言气上撞心，投桂枝加桂汤（桂枝、白芍、甘草、生姜、大枣，增桂枝之量）。然治奔豚非桂枝一味所能建功立勋，《金匮要略》奔豚汤（川芎、当归、半夏、甘草、黄芩、生葛、白芍、生姜、甘李根白皮）内就无桂枝，同样生效。因此灵活看待这些问题，否则死于句下易被书误。1980年医一类奔豚证，开始由惊吓而得，感觉腹中有物上冲，到咽喉停止，每日发作10余次，真像小猪上顶然，医院诊为神经官能病，门人引荐委老朽调理，给予桂枝汤加桂枝50g，水煎分3次服，吃了10剂，无任何转变，乃于本方中添入半夏15g、代赭石50g，很显效果。嘱其继饮勿辍，竟然获愈，可见半夏、代赭石功不可没。

❖ 砂仁可投大量

近代岐黄家张锡纯喜投石膏、萧琢如善用附子，均以量大震撼杏林。民国时期老朽见一古玩界业医白翁，临床遣药重视砂仁，认为宽中下气、止呕消胀、芳香化浊、开胃进食、促进运化、止泻安胎，有多项疗途，推为第一佳品。唯投量超过常规数倍，每剂开至20~40g，强调杯水车薪影响功效，达到30g左右，才可都见全豹之形，使胸膈豁然、满闷解除，等于吃了小陷胸汤。老朽曾参考这一经验，于相应处方内加入此药，确有效果。1982年在聊城诊一男子，40岁，恶心、胸闷、嘈杂、腹胀、胃脘隐痛，客观检查，无炎变、溃疡、息肉，印象胃神经官能证，转求中医救援，老朽即以平胃散（苍术、厚朴、陈皮、甘草、生姜、大枣）加减与之，计苍术10g、厚朴10g、大腹皮10g、陈皮10g、生姜10片、砂仁30g，每日1剂，水煎分3次服，连用8天，基本治愈。砂仁单用，也有功效，但量不宜低于20g，否则皆为泡影。

❖ 砂仁消胀止泻

砂仁性味辛温，降气止呕、开胃进食、固肠安胎。除腹内胀满、消化不良、妊娠恶阻。和白豆蔻的区别，辟秽、化湿、退浊腻舌苔功力较逊，预防先兆流产则为冠军。外皮名砂仁壳，专于解郁散结，对胸闷、痞塞、食管返流、吞咽梗阻，起一定作用。老朽临床取其兴奋胃阳，促进消化吸收而不泻下，是保健良品。1964年在山东省中医院遇一女性患者，40岁，纳呆，经常打嗝，稍食便饱，胸脘胀满，更衣日解二三次，矢气排出甚多，无疼痛感，曾诊为胃炎、溃疡、郁积证。因吃药困难，要求开单方调理，当时即介绍砂仁，每日用15g，水煎分2次服，连饮1个月。半年后来济，言如法照办，虽有时漏用，但仍坚持，先后约40日，症状解除，完全治愈。砂仁的疗效，值得重视。

❖ 苍术消胀止泻

苍术辛温，芳香燥烈，健脾渗湿、促进消化，与厚朴、陈皮、甘草、生姜、大枣配伍，为平胃散。医湿困脾阳、呕恶、烦闷、腹内胀满、风湿身痛，含丰富的维生素A、胡萝卜素，可疗夜盲眼。老朽临床重点以其解除胀满、祛湿止泻，施治胃病、急慢性肠炎。1980年遇一70岁高校教育家，有浅表性胃炎史，腹内胀满，气体充积，大便日行2次，晚上不敢吃饭，防止食而不化影响睡眠，已有2年，由其领导陪同来诊。开始给予山楂、麦芽、槟榔、厚朴、陈皮、鸡内金、神曲、莱菔子消导药物，不仅寡效，病情反而增重，最后以行气为主，振发脾阳，授予苍术15g、大腹皮6g、丁香柄3g、木香6g、仙人头（地里遗留的干萝卜）30g，水煎分3次服，收效很佳。在调理过程中将本药减量，功力即降，上升其量则感轻松，说明苍术起了杠杆作用。凡40剂症消而愈。

❖ 苍术可扩大应用

同道程馥英，临床喜开苍术，认为健脾燥湿、开胃，芳香化浊，每次6~15g，单投或配入他药内，能发挥独立或辅助作用。与石菖蒲、白豆蔻组方，治气滞胸闷、纳呆、胃中嘈杂；与藿香、苏叶组方，治风寒感冒头痛、呕恶、身上无汗；与丁香、高良姜组方，治寒湿聚结，少腹部胀痛；与干姜、白术组方，治中气不足便溏、泻下；与人参、黄芪组方，治气虚循行不利，矫正守而不走，促进流动；与独活、汉防己组方，治四肢关节发炎、积液；与桂枝、乌头组方，治阳衰阴盛出汗肌肉酸痛；与山楂、神曲组方，治食欲低下、消化不良，嗳气闷满；与白芷、细辛组方，治寒邪入脑双侧太阳穴疼痛如刺；与大黄组方，可升清降浊，治头胀便秘，开通气机，上下畅利无阻。

❖ 苍、白二术同行

白术健脾益气，利尿之力较小；苍术燥湿、芳香化浊，泄而少补。二味合用，为比目鱼药。凡脾湿、口腻、舌苔白厚、腹内胀满、便溏尿少，均可应用，名二术汤。老朽加黄连调理上、中焦湿热之邪，灼心、嘈杂、不思饮食，收效颇佳。1980 年在山东地区图书馆见一竹纸刻本《芳草药录》，把白、苍两味碾末，水泛为丸，给予胃火上行、口出臭气，水液反流，计白术 100g、苍术 100g，加入甘松 50g，每次 6~10g，日 2~3 服，连用 15~30 天。实践验证，宜于呕恶、胸闷、胃中停滞、肠功能紊乱，能促进运化，分利阴阳，腐熟水谷，解除肠炎。1982 年诊一结肠易惹综合征，7 个月来少腹不断疼痛，24 小时更衣数次，委顿不堪，投利尿、固涩药反而加剧，体重下降 10 公斤，要求改投他药，否则愿结束人间沧桑。乃取上药用苍术 15g、白术 15g、甘松 10g、黄连 10g，又添猪苓 10g，水煎分 3 次饮下，2 周后病情减退，继续未缀，彻底治愈。小方可疗缠手之证，信而有征。

❖ 三开门

胡椒、荜茇、荜澄茄属辛热药物，习称三开门，能温中散寒，调理胃肠疾患，有镇呕、缓解腹痛、止泻的作用。餐馆将其碾为细粉，放入菜汤内改变口感，可增进食欲、增助消化，名健运祛寒调料。老朽以胡椒粉 100g、荜茇 100g、荜澄茄 100g，打成粉末，水泛成丸，治疗上吐下泻、中寒腹痛，如急性胃肠炎，或胃功能紊乱、神经官能症，都有疗效。过去药肆配制的启运丸，即此方。

❖ 黄芩止血

黄芩清热燥湿、凉血安胎，医肺热咳嗽、痢疾、吐衄、崩漏、二便下血，先兆流产，施治范围较广。凡壮热无汗要和柴胡配伍，宣发火邪，性燥祛湿，不宜单独起用，否则影响解表退热。老朽临床常与白术同方，调理胎动不安，阴道溢血，防止流产。对心阳过扰，烦躁，入夜难卧，和黄连、莲子心、山栀子、夜交藤结合一体，给予失眠多梦、浅睡易醒，很见良效。1972 年诊一功能性子宫出血，数月不潮，来时量多，久而不停，曾服胶艾四物汤 10 剂，突出补阴、平热、凉血，以阿胶、生地黄为君，计当归 10g、川芎 6g、生地黄 30g、白芍 15g、阿胶 30g、艾叶炭 10g，似水投石，无有回响。最后加入黄芩 30g，水煎分 3 次服，连饮 5 天，血下便止。此后记取这一经验，凡妇女崩漏症，请黄芩出山，即能药到病除。

❖ 黄芩清热止血

黄芩清热燥湿、泻火解毒、凉血安胎，医感受热邪，温病发热，咳嗽、痢疾、泻下、吐衄、二便出血、先兆流产。与柴胡配伍，治伤寒传入少阳往来寒热，胸胁苦满，亦属比目鱼药。老朽临床，一降低体温；二止血热妄行，内外出血。1972 年诊一流行性感冒男子，30 岁，头痛、无汗、咳嗽、高热、脉象弦数、痰中夹血，曾给予小柴胡汤加减，计柴胡 15g、黄芩 15g、紫菀 10g、款冬花 10g、白芷 10g、石膏 20g、青蒿 10g、半夏 6g，每日 1 剂，水煎分 3 次服，连用 4 天，症状减退，咯血未止。把量压缩一半，加参三七 6g，继饮 3 剂，亦无转机，遂突出凉血疗法，将黄芩增至 30g，吉人天相，很快便止。通过实践观察，黄芩在调理出血疾患方面，能独占鳌头。李时珍先贤曾以其治愈肺病溢血。芎、归、地、芍加本品，可专疗妇女崩漏，即子宫出血，称奇效四物汤，功力甚佳。

❖ 黄芩、柴胡同用降温

《太平圣惠方》医吐衄，东垣老人降阴火均投黄芩；《本经疏证》言黄芩有三偶，与柴胡走气分，与白芍入血分，与黄连清湿邪中阻，皆治热结。目前临床尚取其广谱抗菌，疗途很广。老朽依据《伤寒论》小柴胡汤配伍规律，同柴胡组方，一升阳一降火，一疏散一泻湿，相互辅成，调治多种疾患，特别在解肌退热方面，独树一帜，能建奇功。民国时期绍兴医家何廉臣、曹炳章洞晓二味作用，然所开较少，令人遗憾。凡风热外感，或风寒化热，或伤寒少阳证，只要无汗、头痛、流涕、口苦、发热，脉象弦数，都可于相应处方内加入黄芩、柴胡 15~25g，提高药效，缩短疗程。为了防止柴胡过度升发引起呕恶，加半夏 10~15g。还宜师法《串雅》经验，单用黄芩、柴胡，不配他药，既经济又节约药源，同样生效。1955 年诊一妇女，发热、恶寒、身有小汗，高热稽留不退，即给予黄芩 30g、柴胡 30g、半夏 10g，水煎分 3 次服，6 小时 1 次，4 剂便愈。

❖ 黄芩功用超过黄连

黄芩又名腐肠，性味苦寒，清热、燥湿、退黄、止血、安胎。《伤寒论》以之同柴胡相配，调理少阳祛表里之邪寒热往来，用途之广超过黄连，属多向性治疗药物，仲景先师处方含有本品者约 30 首。老朽经验，和黄连为伍，祛心、肺、胃、肠郁火，解除胸闷、烦躁、痢疾、水泻；和竹叶、石膏、连翘、青蒿、板蓝根组方，治流行性、时令病高热无汗；和山栀子、大黄共用，泻三焦蕴结，导热邪从二便排出。1965 年在山东中医学院（今山东中医药大学）附属医院诊一夏季暑泻病人，发病 10 天，口干、低热、小便短赤、下利似水夹有黑血，无脓液、里急后重，吃理中汤（人参、干姜、白术、甘草）、参苓白术散（人参、白术、茯苓、扁豆、山药、莲子、薏苡仁、砂仁、桔梗、甘草）未见反响，乃来求治，嘱其购黄芩 30g、滑石 40g、泽泻 15g，水煎分 3 次服，连饮 5 剂，霍然而愈。清热、燥湿、固肠、止血，黄芩萃于一身，功顶多药大方。

❖ 黄连泻火疗狂

黄连以苦寒著称，清热、泻火、燥湿、除烦，医疮疡初起、恶心呕吐、口鼻出血、腹泻痢疾，能抑菌、抗结核，属广谱消炎药。老朽以其予阿胶调理虚烦失眠、卧床多梦，用《汤液经》朱鸟汤（黄连、阿胶、黄芩、白芍、鸡子黄，即黄连阿胶汤）；和干姜一起宽胸、开痞、降浊、散结，用《伤寒论》诸泻心汤。1970 年于曲阜诊一工厂管理人员，平素办事认真，性格刚直，易怒，常同别人争吵，近来话多，暴躁，大便数日一行，夜难入眠，不断发狂。家属疑为特殊病变，准备送往精神医院，乃邀老朽先行诊治，再做决定。开始给予商品成药栀子金花丸、当归龙荟丸，均无效果，改以黄连为主组成处方，计枳壳 15g、龙胆草 15g、黄连 30g、山栀子 15g、大黄 15g、元明粉 15g 降邪泻火，水煎分 3 次服，连用 5 剂，神志清爽，更衣 10 余次，感觉疲劳，倒下便入梦乡。尔后把量削减，又饮 9 天，获愈未有复发。

❖ 巧用黄连

黄连清热燥湿，泻火解毒，常投予心火炽盛、口苦泛酸、烦躁不宁、肠炎、痢疾、口鼻出血。医林前辈大瓢老人一生不欣赏此药，却能巧用。一是医湿聚胸中，满闷，开 15g，与干姜 15g 合用，师法《伤寒论》泻心汤辛开苦降解除蕴积，加瓜蒌 50g 破结；二是治肠炎腹泻不止、肠道蠕动亢进大便日行数次，开 15g，加干姜 15g、泽泻 15g，利水、固肠，分化二阴；三是治疗内热腾发、火气上冲，恶心呕吐，甚至吐血，开 15g，加大黄 3g、代赭石 15g，将病邪引向肛门排出；四是开 10g，加大黄 1g，沸水泡之当茶饮，疗头面烘烘如火、脸红目赤、头痛耳鸣，导浮火下行。老朽临床师法上意，曾不断应用，都见效果。1980 年于泰安诊一反胃女性，严重呕吐，水谷均难停留，靠补液生存，乃以第三类型之药授之，功力很好，只服 2 剂呕恶即止，又吃 1 剂，便出院回家。

❖ 防风治泻

防风入药，《金匮要略》已开用端，侯氏黑散、薯蓣丸、竹叶汤、防己地黄汤、桂枝芍药知母汤均含本品。性温，疏散风寒、祛湿镇痛，抗过敏止痒。投予小量无发汗解表作用，医表虚自汗的玉屏风散（黄芪、白术、防风）就是例子。老朽临床，以之同葛根、独活、白芷、秦艽治感冒头项强直、身体沉重、疼痛如被杖打，很见功效。其次利用逆流挽舟法，给予急性肠炎肝木克脾、土败木贼，腹痛即泻、下流清水，通过解肌透汗改善肠道功能，达到止泻目的。师刘草窗痛泻要方，开白术 20g、白芍 15g、陈皮 10g、防风 10g，每日 1 剂，服药 7~10 天，肠鸣减少，腹痛缓解、下利可止。1956 年春季治一过敏性肠炎，大便日行 4、5 次，药后反弹，已有半年史，即以此散疗之，20 余剂痊愈，且未复发。

❖ 防风疗痛

防风又名屏风，有保护体表、御外的作用，祛风胜湿，能解除头、项、肩、背四肢肌肉关节疼痛。既往组方取其发汗与抗痉挛，临床观察，功力不大，难占主导地位。虽可解表，若和麻黄相比，处于劣势。杂方玉屏风散（黄芪、白术、防风）采用本品，施治体虚多汗，绝不会让其再大启腠理向外排汗。如不了解这些情况，将它看作开鬼门的推手，就走错输掉棋局了。老朽欣赏防风，不仅医皮肤过敏制止瘙痒，而且可重点调理全身疼痛。1982年一感冒患者来诊，吃药出汗诸症已退，只剩下四肢酸痛，给予《金匮要略》麻杏薏甘汤（麻黄、杏仁、薏苡仁、甘草）加味，又服商品成药活络丹、虎骨木瓜汤，无有效验，家属要求授予廉价小方，坚持长服。遂即开了独活20g、防风30g，水煎分3次饮之，每日1剂，连用10天，寒温转化，疼痛大减，又继续1周，感觉痊愈，药停未有复发。

❖ 防风与白芷同用

防风辛温，疏风散寒、解疼止痛，医外感项强、脊背不舒、周身肌肉关节疼痛、破伤风抽搐，抗过敏皮肤瘙痒。杂方派将其和荆芥、麻黄、葱白、生姜配伍，专题施治风寒感冒发汗解表，一般3剂便愈。老朽临床，主要调治风、寒、湿三邪入侵，恶风、怕冷、身体拘紧、沉重酸楚、四肢疼痛。常开防风15g、加独活15g、桂枝15g、羌活15g、白芷15g、细辛6g，水煎分3次服，均见疗效。1980年秋季阴雨连绵，诊一患者发生此证，以头痛为主求医，遂取本方授之，得力不佳。把防风改为30g、白芷30g，二味领军，同量并举，5天病即霍然。尔后以之为镜，凡投是汤则委防风、白芷挂帅，都可满意收功。

❖ 独活量大方见疗效

独活性味苦温，宣散解表，祛风、胜湿、止痛，医风、寒、湿痹，疼痛、筋脉拘挛、屈伸不利。与麻黄组方，调理外感风寒腠理不开。与羌活合用，羌活治头项，本品疗四肢，合之可解除一身尽痛。因其茎叶无风亦动，故称祛风之独摇草。老朽临床习同紫苏、防风配伍，给予身体沉重、头痛、流涕、发热、无汗者，功力较好。1965年于山东省中医院诊一60岁男子，肩、肘、膝、脚关节剧痛不已，走路困难，医院定为类风湿型关节炎，依赖激素维持，转老朽接手改投中药。即授予独活20g、羌活15g、两头尖15g、制乳香10g、炒没药10g、秦艽15g，疏风散寒、舒筋活络为治，药后反馈减不足言。经过数度思考，可能和剂量有关，将独活加至 40g，仍水煎分 3 次服，每日 1 剂，连续 15 天，症情缓解，逐渐返安。既说明全方之作用，也提示推出独活应战，量大才见成果。

❖ 大豆黄卷的应用

大豆黄卷，首见于《金匮要略》薯蓣丸，一般说法，指黑大豆发芽晒干而成；另言乃黄豆芽，故名大豆黄卷，目前均投黑大豆制者。性味甘平，习写清水豆卷。医感染热邪、暑湿、湿温，能清热利湿，疗胸中痞闷、身上少汗、关节酸痛、腿足水肿、抑郁心烦、神志昏糊、筋脉拘挛，温病派投予较多，反被称"果子药"。叶桂系统传人，常和竹茹、藿香、荷叶、金银花、连翘、黄连、苏梗、滑石为伍，调理风热、伤暑、湿邪绕身。老朽主要给予阴雨连绵、湿热交蒸所致四肢疲软、沉重、疼痛，同香薷、汉防己、白术、薏苡仁、木瓜、牛膝一起，发挥综合功力，收效很佳。单纯运用，每剂开到 100g，也难见成果。若以之为君，并不高出佐使，与食品无异。

❖ 紫苏安胎

紫苏辛温解表，发散风寒，行气通阳，祛湿开结，宽中止呕，消除口臭，解鱼蟹之毒，防先兆流产。此类功效入药只用梗、叶，不用苏子。《本草汇言》谓有三善，指安胎、下气、化痰。与半夏、厚朴、茯苓、生姜配伍，医妇女咽中如有炙脔。老朽临床，主要用于普通感冒症见头痛、身热、脉紧、骨楚、恶寒、无汗，和麻黄、荆芥、防风、羌活、葱白、生姜组方，收效良好，民间习称发散汤。1957 年于淄博诊一习惯性流产，均在怀孕后 2 个月早期妊娠呕吐剧烈时发生。此次妊娠恶阻十分严重，饮水也吐，尚未见阴道流血。为了预防流产，患者（其本身为内科医生）要求吃中药调治。即给予紫苏 15g、黄芩 10g、白术 10g、竹茹 30g、砂仁 10g、桑寄生 10g、陈皮 15g、生姜 10 片、甘草 6g，水煎分 3 次服，连用 7 天，症状缓解，又开了 10 剂保胎，增强营养之品，到期生一女儿。

❖ 枳壳开胸

枳壳性味苦寒、破气行痰、消积散结，常同芳香行气之厚朴合用，为比目鱼药。其中枳壳善于开上中痰、食、气郁；厚朴侧重中下部，疗腹内胀满。《伤寒论》《金匮要略》所投枳实，指枳木之果，就是成熟干果，即枳壳。虽属攻坚药物，因能增强平滑肌收缩力，尚可调理脱肛、疝气、子宫下垂，又因中医重视辨证施治，认为虚的表现不宜服之，大都不予采用。老朽临床，多遵照仲景先师四逆汤（枳壳、柴胡、白芍、甘草）、橘皮枳实生姜汤（橘皮、枳壳、生姜），给予气滞脘闷、中满、痞塞、郁积、痹证。开胸为主，习于小陷胸汤（半夏、黄连、瓜蒌）、瓜蒌薤白半夏汤（瓜蒌、半夏、薤白、白酒）内加入枳壳10~30g 能提高疗效。1982 年诊一男子，50 余岁，由于工作矛盾，胸闷、疼痛，自己独语不休，医院怀疑精神官能病，转老朽以中药治之，经过反复考虑，和气、痰停聚关系较大，应突出通、散、降三字，开了枳壳 40g、瓜蒌 30g、陈皮15g、甘松 10g、大黄 3g，水煎分 3 次服，每日 1 剂，连吃 3 天，症情缓解，又饮 2 剂而愈。事实告诉，枳壳量小，不易见功。

❖ 川贝母疗咳制酸

柴门业师耕读山人指出，川贝母为肺、胃双品，还医癥瘕、积聚、乳汁不下、尿道不利、小便困难。同时尚可解除支气管炎咳嗽，胃病灼心、酸水上泛。浙贝母亦能应用，然对肺炎、支气管炎频频咳嗽比较逊色。1975 年于山东新泰诊一慢性溃疡性胃炎，平素吞吐酸水，今日感冒咳嗽不止，支气管炎发作严重，无头痛、发热、恶寒现象。老朽即给予川贝母 20g，水煎分 3 次服下，连用 7天，咳嗽、泛酸二证，均一扫而空，堪称良药。

❖ 川贝母与浙贝母之分

贝母入药，主要分两种，一是川贝母，养阴润肺，调理内伤久嗽、干咳无痰；二是浙贝母，又名象贝、大贝母，宜于新病外感，侧重宣散、清热止咳，乃其不同点。老朽临床对慢性支气管炎、支气管哮喘、支气管扩张，均投川贝母，喜用松贝、泸贝母两种商品；感受风热外邪、时令病咳嗽，则开浙贝母。经验告诉浙贝母不仅适应急性支气管炎、哮喘、扩张症，在软坚散结方面，也大有可为，如给予乳腺炎、淋巴结肿大、结核，乳腺小叶增生，甲状腺结节，都有明显作用，比川贝母售价低廉，疗途广泛，是一味良药，值得推广。

❖ 山茱萸壮腰敛汗

山茱萸性味酸温，补肝益肾、敛汗固精，医腰腿酸软、头眩耳鸣、崩漏带下、阳痿早泄、小便不禁。老朽临床取其两点，一是固表收汗，吃开鬼门药物过多，大汗亡阳，畏寒、手足厥冷，投 50g，加附子 30g（先煎 1 小时）、桂枝 10g、干姜 10g；二为气虚不固，动辄汗湿衣衫，开 40g，加黄芪 30g、麻黄根 15g、五味子 15g、龙骨 30g、牡蛎 30g，都举它挂帅，水煎分 3 回服。次则调理腰腿疼痛，行走困难，亦有捷效。1989 年滁州一男子来诊，要求解决腰痛如折，弯曲受限，夜间转剧。医院检查无器质性变化，未排除腰椎间盘突出，下肢没有麻木症状。给予六味地黄丸（熟地黄、山药、茯苓、山茱萸、牡丹皮、泽泻），反馈不佳，即改为大量山茱萸，计狗脊 15g、续断 15g、杜仲 15g、牛膝 15g、山茱萸 60g，每日 1 剂，蝉联两周而愈。实践证明，若和他药开同等之量，就会兵溃连营。

❖ 白薇的应用

白薇清热凉血，医咽喉肿痛，小便黄涩、外排不利。还治赤带、崩漏，被《重庆堂随笔》誉为妇科要药，先贤王孟英欣赏之，应用较多。《小品方》对虚弱浮热出汗者，与白芍、龙骨、牡蛎、附子、甘草、生姜、大枣组合，称二加龙骨汤。老朽临床调理妇女功能性子宫出血，或月经来潮淋漓不止，排除内膜增生，以之同黄芩 20g、小蓟 50g、鸡冠花 15g 相配；泌尿系统感染之尿道炎、膀胱炎、肾盂肾炎表现的五大症状，如尿急、尿频、尿热、尿痛、尿血，和瞿麦 15g、蒲公英 50g、败酱草 30g、穿心莲 15g、大黄 3g 为伍，每日 1 剂，水煎分 3 次服，连用 10~15 天，效果很佳。凡急性咽炎、喉炎疼痛不止，水谷难入，取 10~20g，煮水漱口，然后咽下，也有明显的作用。

❖ 白薇治虚烦失眠

白薇苦寒，亦名春草，外散风温、清热凉血、祛火除烦。《金匮要略》有竹皮大丸（竹茹、石膏、桂枝、白薇、甘草），《小品方》有二加龙骨汤（白芍、白薇、附子、龙骨、牡蛎、甘草、生姜、大枣）。医虚热内扰，心烦、惊狂、身热、失眠，能安神、退热。或云兼疗疟疾，实践证明，功力不显。老朽重点施治虚热之邪所致烦躁、失眠。1986年遇一围绝经期女研究员，素有神经衰弱史，两个月来心烦意乱、坐卧不宁、月经提前、厌恶与人接触、严重失眠，医院诊为精神分裂、自主神经功能紊乱、狂躁妄想症，以镇静药物维持，因恐产生依赖性、蓄积中毒，乃转中医，邀老朽调理。开始给予黄连阿胶汤（白芍、黄芩、阿胶、黄连、鸡子黄）加甘麦大枣汤（甘草、小麦、大枣），无有反响，乃启用清火凉血的白薇、山栀子组方，计白薇15g、山栀子15g、大黄2g、龙骨30g、石决明30g、夜交藤39g，水煎分3次服，吃了6剂，虽有改善，仍难入睡，懊恼，未获乐观。即于方中将白薇、山栀子均增至30g，继续应用，心想事成，效果出现，逐渐向好处嬗变，嘱咐勿停，以平为期。凡20剂彻底治愈。因此白薇一味，在神经内科领域须要深入发掘，进一步探讨它的临床作用。

❖ 五味子的四项作用

五味子分南北两种，北产品品质优良，因皮甘、肉酸、核辛而苦，皆含咸味，故称五味子。补虚收敛，养肺滋肾，生津止渴。老朽临床治疗，第一镇咳。新感与麻黄、细辛、干姜、前胡、旋覆花为伍；久嗽与紫菀、桔梗、百部、御米壳、款冬花为伍；停有痰饮与茯苓、泽漆、葶苈子、半夏、车前子为伍；伴发哮喘与厚朴、白芥子、杏仁、佛耳草为伍。第二治肝功失常。谷丙、谷草转氨酶升高，降下二酶和升麻、垂盆草、水飞蓟、蒲公英组方。第三治疗自汗、盗汗。夏季多汗、更年期阵发性冒汗，与浮小麦、麻黄根、山茱萸、龙骨、牡蛎结合。第四固涩肠道。纠正黎明泻、慢性肠炎、肠功能易惹证，配入白术、诃子、薏苡仁、猪苓、干姜一起应用，都有效果。其不足之处，服之过多，易导致胸闷、食欲减退、大便不畅。本品投量，一般10~20g，抑制转氨酶可达到30~90g。

❖ 五味子医咳、喘二证

五味子性味酸温，滋阴敛汗、壮水生津、固精止泻。医劳伤羸瘦、久泄滑精、宁嗽定喘。保护元气，治头昏眩冒、神散脉脱，如名方生脉散（人参、麦冬、五味子）；和细辛、干姜配伍，辛散、酸敛，调理各种咳嗽，为《伤寒论》处方的精华；大量应用，能降肝功谷丙、谷草转氨二酶。1972年诊一铁路员工，支气管炎、哮喘频繁发作，由于肺阴亏损、肾不纳气，呼吸困难，不能卧床，十分痛苦。考虑患者年事已高，痰涎较少，应以补为主，强化金水两脏，即给予人参 10g、杏仁 10g、紫菀 10g、细辛 3g、麻黄 3g、五味子 30g、半夏 3g，每日 1 剂，水煎分 3 次服，连用 3 天，病情逐渐好转。嘱咐蝉联饮之，方未更改，又吃 9 剂，咳止喘平。其中五味子居于首位，起了核心作用。

❖ 大量五味子治咳嗽

五味子俗名山花椒，性味酸温，滋阴生津、固肠止泻、涩精敛汗，产于寒冷地区者佳，处方常写北五味子。经方中与干姜、细辛配伍，为治咳嗽、哮喘通用药。老朽以之加人参，调理气液两伤，症见形体瘦弱、精神不振、动辄喘息、大便溏泻、自汗频发，功力较好。1953 年于河北故城诊一老翁，舌质鲜红，咳嗽无痰，久治未愈。夜间呼吸障碍，夹有哮喘，卧床则剧，坐待天明。给予麻黄 6g、紫菀 12g、款冬花 12g、麦冬 15g、玉竹 15g、沙参 10g、蜂蜜（冲）30ml、梨汁（冲）60ml、五味子 20g，吃了 8 剂，无明显好转，根据大瓢先生经验"病不回头，考虑药量"，遂将五味子升至 50g。为了防止肠道蠕动变缓，导致大便秘结，加入瓜蒌 20g，又服 1 周，即邪去而安。不难看出，五味子之量起了核心作用。若恐量大饮后不适，可改为水煎分 4 次喝下，万无一失。

❖ 天花粉缓解痉挛

天花粉性味苦寒，养胃生津，医阴虚口渴、肺燥咳嗽。与葛根配伍，缓解项背强直痉挛。疮疡初起同连翘、蒲公英、金银花合作，促使内消；热证、久病恢复期之口干、身燥、大便硬结，和麦冬、玄参、石斛、生地黄组方，壮水增液。根据《金匮要略》调理百合经验，和牡蛎一起，水煎饮之，可治消渴。1965 年于德州诊一柔痉男子，30 岁左右，颈项强直，背部拘急，发热，脉弦似上下行，无口噤、角弓反张、卧不着席现象，医院怀疑乙型脑炎，当时考虑以清热解痉为主，未投葛根汤（麻黄、桂枝、白芍、葛根、甘草、生姜、大枣）、瓜蒌桂枝汤（桂枝、白芍、甘草、天花粉、生姜、大枣），给予石膏 40g、僵蚕 15g、羚羊粉（冲）3g、重楼 15g、全蝎 10g、大青叶 20g，水煎分 3 次用，体温下降，他证不减。乃于方内加入葛根 15g、天花粉 30g，又服 3 剂，脖子与后背强直、板硬、痉挛逐步解除，终于脱险转安。葛根疗痉，人皆尽知，天花粉则多忽略，表而处之，提请留意。

❖ 升麻治疮疡

升麻性味甘寒，清热解毒，外透斑疹，升阳举陷，医中气陷下、胃下垂、脱肛、子宫脱出。《金匮要略》治阳毒面赤斑，斑如锦纹，咽喉疾，唾脓血；家父习用于疮肿、口腔溃疡。近人将其列入辛凉解表、清火祛毒药队中。老朽临床，与黄芪、柴胡升阳，补中益气；与青蒿、浮萍透汗发表；与白芷、羌活疗外感头痛；与石膏、连翘清阳明高热；与水飞蓟、垂盆草降肝功谷丙、谷草转氨酶。过去人们怀疑投用大量会引起头痛、呕吐、眩晕、血压升高，皆和实际情况不符，非经验者言。老朽所遣目标，清火、解毒、透表、升提下陷以概括之。1963 年诊一男子，头面长出大颗粒痤疮，延及脖子、前胸、后背，呈疔疖状，红肿、灼热、刺痒，有的已经化脓。当时即以升麻为君，给予大剂处方，计升麻 40g、蒲公英 20g、败酱草 20g、野菊花 20g、黄芩 15g、连翘 15g、金银花 20g、山栀子 15g，加大黄 6g 釜底抽薪导火下行，每日 1 剂，水煎分 3 次服，连用 10 天，痤疮陆续干结，病情大减，3 周后转愈。

❖ 大量败酱草治炎症

败酱草性味苦寒，清热解毒、活血行瘀、消痈排脓、化腐生肌。《金匮要略》有薏苡附子败酱散（薏苡仁、附子、败酱草）施治阑尾炎。老朽应用比较广泛，重点调理外科疮疡，常和金银花、连翘、蒲公英、重楼、紫背天葵、皂刺、瓜蒌、紫花地丁、王不留行、蒟蒻细叶配方。量要大，少则难见功力。正品为蒟蒻的全草。朱成麟《温病集腋》专题医疗急、慢性咽炎、口腔溃疡、扁桃体炎。1980 于湖北武昌诊一妇女急性盆腔炎，发热、下腹部坠痛，压之转剧，即取本品为主，加清火祛瘀药，计牡丹皮 10g、丹参 10g、三棱 10g、莪术 10g、红藤 20g、金银花 20g、蒲公英 30g、板蓝根 30g、柴胡 10g、败酱草 60g，水煎分 4 回服，5 小时 1 次，日夜不歇，连用 4 天，症消、热退、痛止而愈。

❖ 清虚热养阴用知母

知母性味苦寒，清热泻火、润肺濡肠、除疗烦渴、止阴虚盗汗。《伤寒论》中与石膏配伍，调理阳明高热；时方同川贝母合用，医内伤咳嗽，调理肺结核、支气管炎、间质性肺炎，如白虎汤（石膏、知母、甘草、粳米）、二母宁嗽丸（川贝母、茯苓、桑白皮、枳壳、知母、橘红、山栀子、黄芩、瓜蒌仁、五味子、甘草，炼蜜为丸）。老朽将其和百合组方，师法《金匮要略》经验，给予神经衰弱患者，心烦、失眠、头昏脑涨、记忆下降、思想分驰、精神恍惚、办事无有耐力、语言失掉逻辑，以清化虚热、祛痰为主，药用远志 10g、菊花 10g、丹参 10g、茯苓 10g、仙半夏 10g、百合 20g、红曲 10g、生地黄 10g、知母 30g，水煎分 3 次服，临床应用较多，可取得一定效果。

❖ 玉竹疗燥

玉竹又名葳蕤，性味甘平，能增液生津、强心容颜、医干咳喉痒、肌肉萎缩，润泽肺阴，养胃补虚。李时珍谓用代参、芪，不寒不热，大有殊功。属保健品，亦为治风温自汗、身重、嗜睡、鼻鼾的要药。老朽临床，若口干舌红、灼心嘈杂、久咳少痰、中焦积火，表现津液匮乏之证，均以滋润护阴为主，起用玉竹出山，并和天花粉、石斛、竹沥、麦冬、生地黄、玄参、山药、沙参、知母、白芍、石膏、胶饴、五味子组方，易见效果。1964 年于合肥诊一医家，肺胃蕴热，干呕、咳嗽、唾液分泌极少、从不吐痰、大便数日 1 行，医院诊断干燥证。委老朽调理，仿《临证指南医案》法，给予瓜蒌 45g、玉竹 45g、麦冬 20g、沙参 10g、杏仁 10g、川贝母 10g、蜂蜜（冲）30ml，每日 1 剂，水煎分 3 次服，连用 7 天，病情便减，1 周后相逢，云已痊愈。汤内突出玉竹、瓜蒌二药，濡枯润燥，发挥了决定作用。

❖ 玉竹治慢性咳嗽

印度尼西亚华人医家，喜用玉竹养阴润燥、补肺益气、清凉生津，治身形虚羸、肌肉萎缩、干咳无痰，祛颜面色素沉着，常和麦冬、西洋参配合，按照传统说法，强壮健身，取代参、芪，大有殊功。老朽临床常给予肺气肿、间质性肺炎，对改善口渴、气短、咳嗽无痰，频频发作，很起作用，单方一味，亦见功力。1983 年于莱芜遇一老翁，医院诊为肺纤维化、间质性肺炎，长期咳嗽，不吐痰涎，吃蜂蜜、饴糖、竹沥水也难缓解，要求授予小药当茶饮之，久服无害即可。老朽踌躇再三，未开他方，嘱咐购玉竹 40g、川贝母 10g，水煎放暖瓶中，随时应用。数月后其子专程来告，效果良好，已有明显的改观。

❖ 葛根的功效

葛根开表解肌、宣发痘疹、生津止渴、举气升阳、固肠疗泻。医外感风寒颈项强直，有解痉作用。凡下利、恶寒、无汗，与麻黄、干姜相配；汗出颈背拘紧几几，与桂枝、白芍为伍；身热持续不退，与黄芩、黄连组方，乃一味良药。老朽应用，重点缓解痉挛，消除脖子紧、硬、强直不舒。1965年冬季诊一男子，30岁左右，患太阳伤寒，头痛、怕冷、无汗，吃麻黄汤（麻黄、桂枝、杏仁、甘草）加羌活、白芷、苏叶、荆芥，症状已解。事过数日，又出现以上情况，主要为项背强直，如小鸟伸颈几几然，俯仰困难。其妻父乃地方名家，按大内风处理，开了大青龙汤（麻黄、桂枝、杏仁、甘草、石膏、生姜、大枣），获效不显，委老朽设法施法，仍取麻黄汤出入，仅饮1剂，病情反而转剧，从头至背部板硬，一条线强直，坐卧受限，感觉疼痛不堪。当时手无良策，只有启用《金匮要略》芍药甘草汤试之，即给予葛根30g、天花粉30g、白芍30g、桂枝10g、甘草20g，防止恶心呕吐，添入陈皮10g、生姜10片，水煎分3次服。病况逐渐减退，继用2剂，已转危为安。心得体会，葛根有效，功力较佳，但非大量不可。

❖ 葛根的临床应用

葛为蔓类植物，花名葛花、子名葛谷、根碾末名葛粉、鲜品捣水名葛汁。葛根入药发汗解肌、外透斑疹、生津止渴、升阳散火、疗腹泻、解酒毒、退高热。老朽取其一可祛热开表，下降体温，治感冒无汗，或邪气入里汗后不解，与柴胡、黄芩、大青叶、板蓝根相配，头痛项强加天花粉；二可降血压、扩张血管，调理心脑动脉硬化，促进血流量，改善供血不足，避免血行受阻，预防中风偏瘫，心绞痛，心肌梗死的发生，和丹参、郁金、三七参、川芎、藏红花、茺蔚子、桃仁、大量黄芪同方。每剂15~30g，水煎分3次服，连续应用，皆有良效。

❖ 葛根、柴胡的广泛应用

同道兄辛桐轩言，太行地区一医家，善投葛根、柴胡，与叶桂翁形成鲜明对照，门庭若市，就诊者齐呼"孙仙"。凡治身热无汗，颈部不舒、项背强直、活动受限，或治高血压头眩，脑昏沉供血不足，中气下陷腹泻，或扩张脑血管、心脏冠状动脉，解酗酒中毒，皆以葛根10~20g为主；邪在少阳表里之间、肋胁疼痛、疟疾定时寒热往来，则重用柴胡，清热透外、行气解郁、疏肝利胆、活血散结。执业多年，未发生耗胃汁、劫肝阴之变。据此老朽颇有感触，任何事物均含双向性，葛、柴二味也不例外，其性宣散、升发，临床组方同他药配伍，能受制约或被抵消这一作用，表现温顺、驯良；若单独或和腾扬之品结合，便会露出爪牙，导致祸害。切忌一边倒遮住望眼，带来事故。

❖ 葛根治心脑血管病

葛根性味甘平，清热解肌、生津止渴，医项背几几缓解痉挛，固肠疗泻，属表里双用药。与麻黄、桂枝结合，治外感风寒项背发紧、强直，活动受限，如葛根汤（麻黄、桂枝、葛根、白芍、甘草、生姜、大枣）；同黄芩、黄连为伍，调理阳明高热，夏季暑泄、痢疾，如葛根芩连汤（葛根、黄芩、黄连、甘草）。老朽临床重点解除脖子几几肩胛不舒，其次即扩张新囊血管、降低血压、血脂，促进血流，改善供血不足，减少耗氧量，常和黄芪、川芎组方，成"三大太保"；再加活血化瘀的丹参、参三七花，则号"五位门神"。1979年于济南山东医学院诊一稍过花甲的干部，头痛、眩晕、健忘、视力每况愈下，见人无语，精神变呆，血压、血脂、血糖均高，走路尚可，有时糊涂。乃以五位门神为基础，加入相关药物，组成处方，以通降先导，大量补气帅血畅行。计黄芪60g、夏枯草20g、菊花15g、丹参30g、川芎20g、葛根30g、三七花10g、山楂10g、茺蔚子15g，水煎分3次服，每日1剂，连用10天症情好转，客观指标已减，嘱咐把量压缩一半，继饮勿停，3个月后恢复了正常。

❖ 柴胡有四个功能

老朽临床，凡肝气不舒、郁结，或肝炎、胆囊炎、胰腺炎、肋间神经痛，只要胁下上腹部出现胀、满、痛三证，皆投予柴胡，取其宣散、疏泄、解郁、促进调达四个功能，且加入黄芩、蒲公英、茵陈、鸡骨草以助其力。消胀加厚朴、大腹皮；排满加木香、枳壳；止痛加郁金、川楝子；重用白芍柔润、缓急、滋阴制木保护脾土。这一治法，是老朽学习陆圻、高鼓峰二家，结合父亲的经验，已运用 50 余年，也可配入对证处方中，很有疗效，门生苗香圃说，这是不传之秘。

❖ 柴胡的四用

据家父言，清末一名儒，三世业医，进士及第，到江西出任知县，鉴于官场阴霾太浓，挂印而回，执刀圭为生。他继承仲景先师学说，参酌张景岳、高鼓峰、陆丽京处方，喜投柴胡，动辄二三十克，效率颇高，被称"刘柴胡"。特色是恐柴胡升提发生恶心、呕吐，配入半夏。一治感冒头痛、发热、无汗，开20g，加半夏 10g、黄芩 15g、青蒿 15g、连翘 15g、荆芥穗 6g；二治肝气冲胃，纳呆、嘈杂、嗳气、腹胀，开 15g，加半夏 10g、枳壳 10g、瓜蒌 20g、厚朴10g、槟榔 15g；三治妇女气机不畅，精神抑郁，胸闷、胁痛、背胀、易怒，开15g，加半夏 10g、香附 10g、木香 10g、青皮 10g、乌药 10g、绿萼梅 10g；四治神经衰弱，失眠多梦，虚烦不安，取其疏泄解除意识障碍，开 15g，加半夏10g、黄连 10g、川芎 10g、酸枣仁 20g、地龙 10g、龙骨 15g、何首乌 10g。每日1 剂，水煎分 2 次服。老朽曾运用这些疗法，都有一定功效。尽管此药存在争议，毁誉各半，但实际作用毋庸置疑。

❖ 柴胡十用

柴胡抗菌消炎，有多项用途，老朽临床常取其一解表发汗；二清热退热；三和解少阳，祛表里之间停邪；四疏肝利胆，散郁止痛；五和胃化滞，促进消积蠕动；六升发阳气，提气机下陷；七治泌尿感染，小便热痛；八久服通利月经；九抑制疟疾发作，消除寒热往来；十调理乳腺、甲状腺、淋巴腺炎症。大瓢先生以柴胡 15g、大黄 3g，医气郁不舒、条达障碍，胸闷、胁胀、隐痛不已；或柴胡 3g、升麻 3g、陈皮 6g、黄芪 15g，疗胃体下垂，掌握一个"胀"字，均每日 1 剂，水煎分 2 次服，能见良好的效果。

❖ 柴胡解郁作君药

柴胡为常用之品，是一味多向性临床良药，能推陈出新，清热、疏肝、利胆、升阳、解少阳表里之邪，应用重点是胸胁苦满、寒热往来、肝病、胆囊炎、外感发热、疟疾。古方均以之为君，如四逆散、小柴胡汤、逍遥散、景岳五柴胡饮。老朽调理忧郁证，精神抑制、多思善感、悲伤易梦、愁事满怀，便以它为主，加相应药物，收效很好，组有解郁汤。计柴胡 12g、郁金 9g、绿萼梅 9g、甘松 9g、半夏曲 9g、香附 6g、石菖蒲 6g、佛手 6g、旋覆花 6g，每日 1 剂，水煎分 3 次服，连吃 15~30 天。或曰须加芳香开窍之品，实际郁金、甘松、石菖蒲、香附就起了该项作用。2001 年遇一男性患者，因怕非典型肺炎，恐惧思想缠身，日夜只考虑此事，饮食懒进，不断啼哭，家庭疑为邪祟附体，到庙内祈祷，乃取本方授之，9 剂即愈。还有一种杂念纷纭蒙蔽心灵，无法解脱而得是证，每日似痴如醉，失去笑容，最难治疗，已转精神分裂，咏楚江令以形容之，往来难停百般忧，思绪乱如团，柳暗花谢聚心头。朝云暮雨人颠倒，胸襟小，苍烟落照误春秋。只记渔火两行雁，锁不住意马，万事皆空也是愁。尤其对计较得失、官场跌宕所致的病友更具这些情况。

❖ 柴胡疏肝解郁

柴胡苦平，以北方大柴胡入药为佳，叶香岩老人畏之如虎的为南柴胡，与此不同。清热宣散、和解少阳。开郁化结，医外感无汗、胸胁苦满、寒热往来、气郁不伸、头眩耳鸣、烦躁不安，能推陈出新，"上焦得通、津液得下、胃气因和、身濈然汗出而解"，乃表里双向药。经方有四逆散（白芍、柴胡、枳壳、甘草）、小柴胡汤（柴胡、半夏、人参、黄芩、甘草、生姜、大枣）。杂方派应用较广，升阳举陷，调理胃下垂、脱肛、子宫落出。《千岁堂方药录》将其和香附、郁金、当归、益母草列在一起，组成四坤汤，施治精神抑郁、情志不畅、肝失疏泄、气滞内结。同学兄孙镜朗善疗妇科杂证，曾对老朽讲，是巾帼圣品。老朽滥竽杏林，于妇科不喜投柴胡，除感冒发热与黄芩、青蒿配伍，常用于自主神经功能紊乱、围绝经期综合征，易见功效。1962 年诊一女子，40 余岁，心烦、胸闷、好怒、急躁、多梦、阵发性出汗，吃镇静、安神剂无有好转，即以柴胡居主，开了 25g，加白芍 20g、黄芩 15g、石决明 20g、山栀子 10g、大黄 2g，水煎分 3 次服，突出解郁、泻火、降气、疏利肝胆，每日 1 剂，连饮 7 天，症状消除，由动回安，终于治愈。此药作用，值得瞩目。

❖ 薛氏巧用柴胡

老朽少时见一名家，人称薛先生，临床喜投柴胡，常突出两个方面，一是治疗感冒，只要发热体温升高，皆开此药 15~25g，风寒加麻黄 6~10g、桂枝 6~10g，风热加薄荷 10~15g、大青叶 20~30g；二为舒肝解郁，调治精神疾患，如烦躁、焦虑、忧愁、思想纷驰、观念脱离现实、生活无规律、遇事踌躇不决，矛盾迭出，用 15~20g，加郁金 15~20g、石菖蒲 12~18g、半夏曲 10~15g、丹参 10~15g、胆南星 10~15g，组成扫失志汤，每日 1 剂，水煎分 2 次服，连饮 10~20 天。老朽验证其说，给予具备以上情况的轻度精神分裂，嘱咐家人蝉联勿停，凡 40 剂，症状阶梯式消失，恢复身心健康，功效可观。

❖ 柴胡泄邪主宣散

柴胡性味苦平，疏肝利胆，和解少阳，开表宣散，降体温退热。调理胸闷、背胀、肋间疼痛、自主神经功能紊乱、围绝经期综合征，都属开垦的处女地。大瓢先生门人陈少康医家临床较久，精于研究，阅历很广，治学工夫颇深，能继续师门传灯，处世行为也一脉相承。曾告诉老朽，吃柴胡后易于出汗，既解热退热，通过发散还可以开结，清除内郁，驱逐人体之邪，这一形式，是排泄现象。凡血压正常，头晕、耳鸣，给予本品 20g，加茯苓 15g、石决明 30g、龙胆草 10g，水煎分 3 次服之，收效最好，不会引起血压升高。1990 年老朽在天津诊一企业人员，因工作劳累，与另一同事发生口角，心情烦闷，郁郁不伸，噫气、胁胀、肋痛，血压升高，呐喊数声则感轻快，已有 2 个月，打针、吃药未见好转，改变主张乃求中医。脉象沉弦，且有间歇，断为气机阻遏，先予疏泄，非气液双亏、阳气不通，和《伤寒论》炙甘草汤证不同，当时就开了柴胡 20g、枳壳 10g、香附 10g、郁金 10g、丹参 10g、半夏 10g、砂仁 10g、沉香 6g、绿萼梅 15g、大黄 2g，每日 1 剂，结合说教、启发，排除心理障碍，连饮 1 周，病去大半，继用 3 天，获得全安。血压未升，反而下降。准斯以观，要坚持传统灵魂辨证施治，化验室提供的材料，不应视为绝对依据。

❖ 柴胡退热能列前茅

柴胡大量，透汗解表，能发挥清热退热作用，习称"柴胡效应"。同时亦是"上焦得通，津液得下，胃气因和，身濈然汗出而解"推陈致新的表现。老朽临床常打破《伤寒论》少阳界限，不分伤寒、温病，凡外感发热、体温升高、身上无汗，都可应用。通过清热、宣散"怫郁"火邪，收效极佳。就以调理伤寒阳明而论，只要不属腑证，大便未有燥结，也可出手展示风采，功盖石膏。1957 年于山东省中医院门诊，遇一高热男子，遍体灼热，微汗似无，投予白虎汤（石膏、知母、甘草、粳米）加重石膏，毫无转变，在日暮途穷之际，即给予柴胡 25g、黄芩 20g、青蒿 20g、板蓝根 20g，加生地黄 15g 保本、护阴、生津，防止水亏液竭。水煎分 3 次服，6 小时 1 次，连饮 4 剂，便邪去热消身凉。柴胡作用，不宜低估，所以大瓢先生一再强调功推圣品。

❖ 柴胡清热质疑

柴胡性味苦平，疏肝散郁、升阳举陷、和解少阳，医头眩耳鸣、寒热往来、胸胁苦满、胁下疼痛。《千岁堂方药录》谓本品治外感发热，因其可清热，非开鬼门放汗降低体温，和黄芩配伍更易增强。对此老朽不断观察，符合实际，但其启腠理宣散透表虽然与麻黄不同，亦是下降温度、解除发热的重要途径，否定这个问题，单独言其清热，说不出泄火的道路，则违反事实，脱离了辨证逻辑。也不宜用"和解"二字，来概括万象。

❖ 柴胡与配方

民初时期从雁北来一游方医家，据云喜投柴胡，遣药不多，处方小巧，在山东业医多年，得到高度称颂。凡气郁胸闷开柴胡 10g、砂仁 10g、甘松 10g；胁下胀痛开柴胡 15g、香附 15g、川楝子 15g；湿热下注小便灼痛开柴胡 10g、黄芩 10g、蒲公英 30g、海金沙 10g、大黄 3g；感冒发热开柴胡 20g、石膏 20g、青蒿 30g；胃下垂消化不良开柴胡 3g、升麻 3g、人参 10g、黄芪 15g、神曲 10g，举提中气；打嗝、嗳气、后背发胀开柴胡 15g、郁金 15g、代赭石 30g；肌肉沉重酸痛开柴胡 15g、附子（先煎 1 小时）30g、秦艽 15g；肝火旺盛阴虚液亏，易惹好怒，头、胸、胁、腹疼痛不已，开柴胡 10g、白芍 30g、龙胆草 10g、山栀子 10g、石决明 30g；妇女月经延期、量少，开柴胡 10g、川芎 10g、当归 10g、红花 10g、三棱 10g、桂枝 10g、益母草 10g、大黄 2g。均每日 1 剂，水煎分 2 次服。老朽师法其经验，能见疗效。

❖ 柴胡的利弊

柴胡临床，既系宣散邪犯少阳、往来寒热的专利品，亦是妇科疏泄肝火、解除气郁不伸的必用之药。群众曾言十个妇科医生九个当归、八个香附、七个益母草、六个柴胡，说明应用之广高出一般。其一调治内分泌疾患，自主神经功能紊乱，围绝经期综合征，胸闷、急躁、易怒、失眠、背胀、胁疼，投予15g，加浮小麦30g、白芍15g、百合10g、龙骨10g、牡蛎15g、香附10g、何首乌15g；其二清肝利胆，对慢性乙型肝炎胃呆，右上腹隐痛，脾大，转氨酶、胆红素升高，开柴胡15g，加茵陈15g、大青叶15g、郁金10g、板蓝根15g、虎杖15g、鳖甲15g、丹参10g。每日1剂，水煎分3次服，连饮不辍，根据转化情况考虑停止。此外还应了解柴胡的三弊，一为发汗引起体虚；二为大量、久服，阴血亏耗；三为不抓住适可而止，导致妇女月经失调，提前来潮。这些经验都应记取，以免发生意想不到的后果。

❖ 柴胡与他药配伍广开用途

老朽所写《蒲甘札记》曾对柴胡入药进行分析，认为本品有三大作用，一是清凉透表发汗，二是宣散疏肝解郁，三是抗病毒、抑菌、消炎。随证配伍，可疗多种疾患。同连翘、银花、浮萍组方，治风热感冒身热无汗；同黄芩、山栀子组方，治少阳、阳明合病表里均烧；同郁金、香附、白芍组方，治气滞胸胁、背部胀痛；同蒲公英、板蓝根、紫花地丁组方，治火邪上炎所致口舌生疮、头面红肿、丹毒、痄腮、淋巴结炎；同瞿麦、萹蓄、半边莲、土茯苓、鸭跖草、小量大黄组方，治尿路感染，小便频数、热痛、出血，都可取得一定效果。

❖ 柴胡宜与他药组合

孙鸿翔《读质疑录记》与莫枚士《研经言》为著名学习研究专论，孙化指出张介宾为经方过渡中时方派，聪明超群，乃一代杰出大家，临床处方喜欢自制，不欲落前资窠臼，故居世称其为煎、饮先行者。他除重视熟地黄、人参、附子、大黄四种要药，还对柴胡亦乐于应用，组成正与五柴胡饮，大都投予外感方面，内伤杂病所开不多。老朽经验，柴胡不止调节体温中枢，发汗解表退热，还有抗细菌、病毒、疟原虫作用。此外同人参、麦冬、苦参、生地黄组方，调理心脏期前收缩脉象间歇；同黄芩、大黄、枳壳、木香、郁金组方，促进胆汁分泌；同龙眼、龙骨、地龙、合欢皮、全蝎组方，镇静安眠；同丹参、当归、虎杖、连翘、枸杞子、茵陈、黄芩组方，增强肝细胞再生；同浮萍、白蒺藜、苍术、徐长卿、鬼箭羽、麻黄、秦艽、蝉蜕组方，脱敏解除瘙痒。

❖ 柴胡加药配方

徐大椿先贤曾说，人到晚年大都抱着"秋深雾冷蝉将蜕，春老花残蝶倦飞"的心情等待回归。"老牛自知夕阳短，不用扬鞭自奋蹄"，老朽为了留下一生所知见闻，依然濡墨笔耕，挣扎在写作线上。大瓢先师的经验，用柴胡消炎退热，要加黄芩；解表加藿香；疏肝加白芍；举陷升阳加小量绿升麻；开郁散结加郁金、甘松、苏梗；治疟疾加蜀漆。每次超过15g则发汗。调理神经官能症，是一味良药。本品临床重点，一为清热宣散，下降体温；第二是行滞解郁，医疗气机不畅，精神失调，忧郁、焦虑不安。

❖ 肝气郁结重用柴胡、瓜蒌、橘叶

妇女肝气郁结，胸、胁、背部胀痛，乳腺小叶增生，民初霍会仙先生善理该症，喜投高鼓峰滋肝饮，功力颇佳，唯对消散乳房硬块不够理想。老朽鉴于这一问题，重新组建处方，由柴胡15g、白芍15g、瓜蒌30g、橘叶20g、郁金15g、佛手15g、枳壳10g、香附10g、砂仁10g、大黄2g合成，每日1剂，水煎分3次服，连用15~30天，收效甚佳。1980年遇一30岁中学教师，曾患此病，久治不愈，哭笑无常，医院按焦虑、精神分裂调之，情况未减，因峻泻，乏力卧床难起，邀老朽会诊，当时即授以本方，命名开郁汤，共饮15剂，逐渐好转，竟获平安。此方亦适于慢性胆囊炎、围绝经期综合征、肋间神经痛。

❖ 围绝经期综合征用柴胡

妇女45~55岁年龄段，由于生理变化将要进入老境，在新旧交替过程中，内分泌失调，自主神经功能紊乱，易发生围绝经期综合征，表现激动、好怒、烦躁、焦虑、多疑、失眠、精神过敏、阵发性出汗。一般给予四仙汤、逍遥丸、疏肝散，作用不大。老朽接受王旭高、石莆南的经验，仍以柴胡疏泄为君，重点补阴益血滋养化源，投柴胡9g、白芍9g、山茱萸9g、女贞子9g、当归9g、牡丹皮9g、石决明30g，加香附6g理气，甘松6g散郁，名断经前后调治汤。每日1剂，水煎分3次服，9~15天为1疗程。通过观察，临床效果比较理想。

若配入浮小麦 60g、甘草 9g、大枣（劈开）15 枚，即《金匮要略》甘麦大枣汤，症状消失转快。

❖ 柴胡、蜀漆为治疟要药

既往报刊载，弘一法师李叔同于杭州虎跑寺落发后云游各地，亦研究刀圭术，但未开门业居，在其身殁福建前一年，曾患恶寒、发热、出汗，每日按时发作 2 小时，被诊为《伤寒论》少阳病，自主吃小柴胡汤数剂无效，由挂锡佛院老僧调治，认为得了疟疾，改用《金匮要略》桂枝白虎汤加柴胡、蜀漆（常山苗），嘱其每日 1 剂，水煎分 2 次服，4 天便愈，唯投量不详。1956 年于济南谈及此事，同学兄孙镜朗为之补了药量，计桂枝 10g、石膏 30g、知母 15g、甘草 6g、粳米 60g、柴胡 15g、蜀漆 10g，以利临床应用。老朽喜开常山，对蜀漆的功效掌握不多，还需深入了解。

❖ 柴胡、黄芩多向应用

手抄本《葵苑医记》对古方深有研究，指出《伤寒论》小柴胡汤内柴胡、黄芩是经验配伍，除柴胡解外、黄芩清里，调理少阳，防止向阳明发展，尚可内消多种炎症。加黄连、薤白、半夏，治胸膜炎；加香附、川楝子、青皮，治肋间神经炎；加萹蓄、瞿麦、海金沙，治膀胱炎、尿道炎；加蒲公英、瓜蒌、紫花地丁，治乳腺炎；加败酱草、连翘、金银花，治毛囊炎、蜂窝织炎。老朽临床视为比目鱼药，还施治流行性感冒高热，每剂各开 25g，加大黄 2g 疏利三焦，水煎分 4 次服，4 小时 1 次，日夜不停，只要微恶风寒、汗出不多，就可应用。若大汗体温居高不降，已转白虎汤证，则不适宜。1959 年诊一妇女，开始口苦、纳呆、往来寒热，同道授予小柴胡汤（半夏、人参、柴胡、黄芩、甘草、生姜、大枣），量小，功力未显，老朽即取柴胡、黄芩二味，加大黄 2g，连饮 4 天而愈。

❖ 柴胡、白芍合用特色

柴胡与白芍组方，首见于《伤寒论》四逆散，历代医家应用甚多，能清热养阴、疏肝解郁，给予精神失调气机不畅，胸闷、胁肋胀满疼痛，可条达少阳，医肋间神经痛、神经官能症。老朽以柴胡 15g、白芍 15g，加茵陈蒿 10g、枳壳

10g、郁金 15g、黄芩 10g、香附 10g、大黄 3g、鸡骨草 15g，调治胆囊炎，每日 1 剂，水煎分 3 次服，连用 10~15 天，可使壁厚、毛糙、恶心、厌食、胀痛现象逐渐消除，健康状况得到恢复。黄疸型肝炎投柴胡 15g、白芍 15g，加茵陈蒿 20g、田基黄 30g、山栀子 10g、蒲公英 20g、垂盆草 20g、大黄 2g、升麻 10g，水煎分 4 次服，5 小时 1 次，日夜不停，连饮 10 剂，便可黄退人安，异常的肝功也转化纠正过来。实践结论，二味配伍，一般是等量齐观，若取其宣散、升发、行气、清泄、利滞，以柴胡一马当先，超过白芍 1/3 量；护阴、补血、平热、镇静、和缓、止痛，则白芍为主，超过柴胡 1/3 量，宜作参考。

❖ 柴胡、升麻功能钩沉

自易水师生倡导柴胡、升麻二药举阳升陷，后人翕然宗之，丢掉了其他作用。方有执《伤寒论条辨》指出柴胡降胸中邪郁，祛痰热聚结；升麻解毒避疫，防时病瘴气，宜纠正狭隘观念，号召扩大施治范围。就临床所知，柴胡和解表里，疏肝理气，宣散热邪，调理精神疾患忧郁、焦虑、强迫、癔病，被推首选；升麻抗菌、消炎亦属良将，如降下转氨酶、清除病毒量，恢复肝功能，均为要品。老朽执业数十年，凡外感高热投柴胡 15~25g，加入黄芩、青蒿、石膏，热退身凉，见功很快；皮肤疮疡、遍体斑疹，开升麻 15~25g，配合蒲公英、野菊花、败酱草、紫花地丁，也迅速内消，防止化脓，疗效十分满意，表而出之供作参考。

❖ 柴、葛、桂、附要运用得当

老朽曾评论清贤王孟英"贫困交加、医文双茂"，其临证笔记《归砚录》《潜斋医话》《王氏医案》，写作灵巧，语言流畅，引人入胜，脍炙众口，读之好似跳入墨海金壶中。最大的遗憾是对柴胡、葛根、附子、肉桂畏之如虎，均敬而远之。除受天士翁影响，顾松园、林佩琴亦经常萦绕在脑海；且与时代学说、客观环境也有很大关系。老朽临床发现南柴胡升发性强，易引起湿热上蒸，头眩耳鸣，葛根易致口干便秘、食欲下降，肉桂易致目赤烦躁，附子可兴奋激扬内火甚至引起中毒，遂割爱不敢问津，又属一大背景。这些实际情况，不仅出自江南，北方同样如此。但柴、葛、桂、附皆药笼良品，一脚踢开或束诸高阁，则十分可惜。柴胡用山东、河北所产的大柴胡，即无升发湿热之弊。

❖ 凌霄花退色素沉积

紫葳俗名凌霄花，功能凉血破血，类似大黄，却无泻下作用。医风癣、瘾诊、皮肤过敏瘙痒，月经延期、闭而不来。《金匮要略》鳖甲煎丸已收入方中，治癥瘕、积聚、肝脾肿大，孕妇忌服。1957年于济南遇一妇女，颜面晦暗，额头、口唇周围色素沉着，似黑炭样，与黄褐斑不同，月经量少，有块，发污，医院难以确诊，暂称黑变病，委老朽中医调理。躯干、四肢色泽无变化，生活、表现均正常，当时汲取《医林改错》经验，照瘀血沉淀投活血法比较适宜，遂给予赤芍10g、牡丹皮10g、桃仁10g、红花10g、桂枝10g、川芎10g、当归10g、刘寄奴10g、䗪虫10g、大黄2g，水煎分3次服，连饮1个月，无有反响。蓦然想起本品，加入凌霄花30g，嘱咐继续勿停。20天后黑色变淡，逐渐好转。翌年其子相告，吃了4个月，基本治愈。说明此药对退色素具有关键作用。

❖ 旋覆花降气祛痰

旋覆花又名金福花，梗、叶入药成金沸草，作用相似。降气止咳、温化寒痰、消胀散结。医痰饮为患，咳嗽、哮喘、心下痞满。与代赭石相配，疗逆气上冲、嗳气、打嗝、呃逆；与大葱结合，内降外散，祛胸膈水饮之邪；与半夏同方，开启上中二焦，下气止呕，提高祛痰功力。老朽将上述四药组成一方，命曰通阳散结涤痰汤，施治气逆上行呕吐、咳嗽、脘间阻塞，如胃炎、支气管炎、支气管扩张、支气管哮喘，都可应用。1961年诊一患者，胸闷、咳嗽、气短、阵发性喘息、痰多、呼吸不利、感觉不断有暖流上冲，医院诊断肺纤维化、间质性肺炎、肺源性心脏病，半月后转中药调理，恰逢老朽值班，即授以此汤。即半夏10g、大葱2棵切碎、旋覆花20g、代赭石15g，水煎分3次服，每日1剂，连饮3天，病情好转，因年龄较大，恐不胜药力，减去1/3量，加入人参6g，继续未停，凡20剂，症状解除，返回家乡。以旋覆花为主导，可独当一面，显而易见。

❖ 酸枣仁有多项功能

自《金匮要略》所载酸枣仁汤面世，后人便举酸枣仁为调理失眠的准绳，被其缚住。实际临床作用，并非局限镇静，尚有许多疗途。老朽上承缪仲淳先贤经验以之养血，施与心悸、脉细、面色憔悴无华、月经量少，或胆怯、易惊、记忆力下降、夜间盗汗，都有功效。2010 年于山东济南诊一妇女，面色苍白、表情冷漠、乏力、嗜睡、月经停潮，医院诊断为贫血、内分泌失调、卵巢早衰、白细胞低下证，当时即授予酸枣仁 30g、阿胶 10g、当归 10g、红景天 10g、黄芪 15g、生姜 6 片、大枣（劈开）10 枚，每日 1 剂，水煎分 3 次服，加红糖 30g 兑入矫味，叮咛连用 10 天。药过病情逐步好转，血红蛋白上升、嗜睡大减、神疲身倦现象也有明显改善，将酸枣仁改为 35g，照方续饮 2 周，已基本治愈。

❖ 酸枣仁可重用

酸枣仁养阴、补血、宁心、安神、敛汗，重点镇静，为山区野生药物。老朽临床常开 30~50g，治神经衰弱、虚烦颠倒、入睡困难、失眠多梦，同山栀子、合欢花、夜交藤组方；开 2~30g，治心悸、怔忡、惊恐不安，用茯神、龙骨、牡蛎组方；开 15~40g，治自汗、盗汗、夏季多汗、更年期阵发性出汗，同麻黄根、黄芪、五味子、山茱萸组方；开 20~30g，治血虚不能荣筋，四肢酸痛，萎弱无力，同当归、熟地黄、牛膝、千年健、鸡血藤组方。每日 1 剂，水煎服分 3 次服，坚持运用，疗效可观。明末缪仲淳以之与当归、熟地黄、阿胶、桂圆、枸杞子、白芍所成之补血汤，亦宜参考，很有保健作用。

❖ 惊悸不安用酸枣仁

酸枣仁，为野枣的核仁，养血、宁心、敛汗、镇静、安神，医心悸、惊恐、怔忡、虚烦不眠、易于出汗，从《金匮要略》酸枣仁汤（知母、川芎、酸枣仁、茯苓、甘草）开始，列入催眠药中。老朽应用，治心悸、怔忡第一；安神、催眠居次；收敛出汗排在最后。1980 年遇一企业管理人员，体弱多病，近来感觉惊恐，心悸不宁，卧床亦难平安，医院诊为自主神经功能紊乱、围绝经期综合征，吃镇静、安神药，高度抑制，已有好转，却头昏脑涨、记忆力下降、缺乏清醒，如处于云雾中。结合他既往心态，谨小慎微，常被工作琐事缠绕，劳累过度，以补阴血为主，兼解郁、潜纳浮阳。给予酸枣仁 45g、柴胡 3g、郁金 6g、川芎 6g、当归 6g、龙骨 15g、牡蛎 15g、甘草 6g、桂枝 3g，水煎分 3 次服。方内酸枣仁量大、突出，功效易显，无不良反应或毒副作用。每日 1 剂，连饮 10 天，已见成果，病情减退，惊悸逐步消失。把量去掉一半，继续 2 周，终于治愈了。

❖ 酸枣仁敛汗

酸枣仁性平，为公认的催眠药，明代缪仲淳告诉王肯堂，养阴补血亦属专长。而调理心悸、固表止汗却被忽视，实乃取宝遗珠。老朽以其和茯苓、远志、龙骨、柏子仁、桂圆组方，施治心慌、动悸不宁，护心安神，功力超过天王补心丹。1958 年诊一高校文科学生，身体虚弱、乏力，夜间盗汗，白天亦汗浸衣衫，易醒梦多，入睡困难。由于家庭欠债，囊内羞涩，要求给一小方，长期应用，即开了酸枣仁 15g，水煎在睡前饮之，约 1 个月汗出大减，失眠解除，一举两得。此药的收敛效果甚为明显，且无毒副作用。

❖ 厚朴宜于止咳喘

厚朴苦温，芳香化湿、宽中导滞、行气平喘，医胸腹满闷、胀痛，胃中停积、舌苔厚腻，痰结哮喘、气逆咳嗽。为大承气汤（枳壳、厚朴、大黄、元明粉）内第三位要药。在消胃肠胀气方面，通过破气使胀气从肛门排出，功盖利水除胀之大腹皮。1958 年遇一支气管炎患者，每逢气逆上冲，便连声咳嗽，胸闷，伴有哮喘，口中乏味，吐痰不多，进食较少，呼吸困难。开始给予《金匮要略》厚朴麻黄汤（麻黄、厚朴、石膏、半夏、杏仁、干姜、细辛、小麦、五味子）加减，获效甚微。适值门人王君来访，谈及厚朴作用，老朽触景生情，即改弦更辙，突出厚朴投量，另组处方，含半夏 15g、代赭石 20g、杏仁 10g、紫菀 15g、石菖蒲 10g、露蜂房 10g、白芥子 10g、厚朴 30g，水煎分 3 次服，每日 1 剂，连用 7 天，功力显著，嘱其继饮 3 剂，基本治愈。厚朴虽属消胀专家，医咳嗽、哮喘的机理，也应当深入探讨。

❖ 厚朴花、三七花均可应用

老朽之业师耕读山人临证，除经方、时方并投，在药物上尚喜应用厚朴花，取其芳香化湿、降下消痰、通畅气机，比厚朴力缓而稳妥。曾组建一方，温中开胃，宽胸除痰、促进食欲、改善纳呆，计厚朴花 10g，香附 6g，鸡内金（冲）6g，半夏 6g，腊梅花 6g，炒神曲 10g，木香 6g，瓜蒌 10g、水煎分 2 次服，每日 1 剂，连饮 6~10 天。老朽给予木旺克土、肝横犯胃患者，均有疗效。宜于慢性胃炎、胃下垂、胃神经官能症，或症状表现为呕恶、胸闷、厌食、腹胀、气逆上冲、脘内疼痛者。另外降血压、治口鼻出血，还常单投或与他药组方开云南田州产的三七参花，于身体虚弱者，功效甚好。

❖ 露蜂房的用途

马蜂窝，又名百穿、露蜂房，属镇痉止抽药，用途较广，以内藏幼蜂者为佳。目前取其消炎，投予内、外、皮肤各科。老朽临床常给予咽炎、喉炎、鼻炎、口腔溃疡、支气管炎、多种关节炎，重点调理咳嗽，消肿止疼。若咽喉红肿饮食难下，开 10g，和山豆根 10g、金莲花 10g、锦灯笼 10g、金荞麦 30g、牛蒡子 15g 配伍；咳嗽吐痰，和桔梗 10g、百部 10g、紫菀 10g、白前 10g、泽漆 10g、五味子（打碎）15g、平地木 15g、川贝母 10g 同用；肌肉、关节疼痛、屈伸不利，和独活 15g、老鹳草 20g、徐长卿 15g、鬼箭羽 15g、两头尖 15g、穿山龙 15g、寻骨风 15g 组方，易见效果。除此还可治疗结核、硬块、肿瘤，有消癥、散痕、化积的作用。每剂 6~10g，连服 1 个月，无不良反应。老朽在《杏苑传语》中，曾将它与百部、罂粟壳、白芥子列为解除支气管炎的攻占四神。

❖ 露蜂房治脾大

露蜂房，性味苦平，为大马蜂窝含有幼蜂之巢，露天者属上品。清热解毒、散结，医惊厥、癫痫、乳痈、痢疾、疮疖、风疹、过敏性瘙痒。常调理鼻炎、咽炎、口腔溃疡、扁桃体炎、支气管炎、多种类型的关节炎，投量一般不超过 20g。老朽受《金匮要略》鳖甲煎丸施治疟母、癥瘕、积聚启发，配合行气开结、活血化瘀之品，用于肝脾肿大，颇有效果。1970 年遇一肝硬化、鼻衄、吐血、门脉宽、脾大越出正常半倍，无有腹水，医院建议手术切除，患者恐惧，要求吃中药维持，改善现状。老朽即授予露蜂房 15g、丹参 15g、红花 10g、鳖甲 15g、䗪虫 6g、柴胡 6g、香附 6g、制乳香 6g、炒没药 6g、大黄 1g，每日 1 剂，水煎分 3 次服，连用 15 天，B 超检查，已见好转，嘱其将药量减去 1/2，继续饮之，未再复诊。而后始知，脾大回缩痊愈，过了 3 年相见，仍在工作。

❖ 仙鹤草治慢性溃疡型结肠炎

1955 年于德州市，医家杨重五推荐诊一休息痢男子，病史 3 年，医院诊为阿米巴感染、慢性溃疡型结肠炎，屡治未愈。腹内隐痛，肛门坠胀，粪中夹有脓血，大便 1 日数次，下行不爽。除西药还吃过赤痢丸、参苓白术散、白头翁汤、诃子四原煎，功力不佳。嘱饮桃花汤配合葛根芩连汤，两方混一用之，仍不见明效。曾忆及民间投龙牙草的经验，改换脱力汤，权作测试，开制乳香 6g、炒没药 6g、黄连 10g、白头翁 10g、秦皮 10g、银花 10g、三七参 6g、仙鹤草 30g，每日 1 剂，水煎分 3 次服，连用 15 天，症状大减，继续半个月以巩固之，已经转瘥。休息痢属顽固、易发性疾患，很难彻底根除，复发率之高，居消化系统肠道疾病的第一位，必须长期观察，蝉联给药，才可真正解决，否则功败垂成。

❖ 连翘的应用

连翘为灌木果实，苦寒，清热解毒，属广谱抗菌药。启腠开表，治痈散结，医外感风热发热无汗，疮疡初起红肿、淋巴结核。其根称连轺，降气、明目、侧重祛湿退黄。《伤寒论》麻黄连轺赤小豆汤（麻黄、连轺、杏仁、赤小豆、生梓白皮、甘草、生姜、大枣）取之入药。现在所用均为果实，温病学家常与金银花配伍，解除表邪，列入辛凉宣散阵营中，然发汗之力较微，和麻黄、桂枝不同。老朽调理外科乳腺炎、毛囊炎、蜂窝组织炎遣用较多，有很强的针对性。1958 年遇一妇女淋巴结炎，急性发作，肿大、疼痛，体温稍高，曾吃五味消毒饮（蒲公英、金银花、紫花地丁、野菊花、紫背天葵），未见反响，转老朽调治。以本味为主，加入清火散结药，计蒲公英 20g、金银花 20g、夏枯草 15g、大青叶 20g、浙贝母 10g、连翘 30g、柴胡 15g、猫爪草 15g，水煎分 3 次服，连用 5 剂便愈。尔后每逢此证，委为君主之品，均能令人满意。其次给予胃热，逆气上冲，呕恶不已，开 30g，再增竹茹 30g，联合组方，分数回饮下，即可药到吐止，皆收灵验。

❖ 高热重用连翘

连翘透表发汗、清热解毒、消肿散结，《伤寒论》麻黄连轺赤小豆汤乃用其根，今用多为果实。能镇呕止呕、脱敏疗痒，治疮疡、痈疽、淋巴结核。老朽调理外感温病、流行性热疟，常与银花、浮萍、薄荷、黄芩、柴胡、蝉蜕、桑叶、菊花、牛蒡子组方，功力甚佳。同道尹少康言其师曲公喜投本味，凡高热不退、口渴、舌红、烦躁，只要肠道通畅，火邪弥漫三焦，不开白虎汤，给予大量连翘 30g，加石膏 15g、黄芩 15g、竹叶 15g、麦冬 15g、牛蒡子 15g、山栀子 15g、黄连 10g，水煎分 3 次服，6 小时 1 次，日夜不休，3 天体温下降，逐渐恢复健康。老朽验证，曲氏法门，确有效果。

❖ 谈附子应用

岐黄前辈姜雪乡，为民间大家，伤寒派系统传人，知识渊博，属朴学大师。临床喜投附子，与陈伯坛、萧琢如、刘民叔、吴佩衡齐名，根柢之深厚、经验之丰富，可媲美四公。认为该药具有扶阳、温里、止痛三大功能，《伤寒论》《金匮要略》已作了充分介绍，如桂枝加附子汤、四逆汤、甘草附子汤，因而在补阳、祛寒，缓解身体、四肢、关节疼痛方面，都是必需的要药。实际本领是在通行经络、祛除寒邪的基础上振发阳气、鼓舞命门、改变火衰，同桂枝、干姜、甘草配合，显示英雄特色。炮熟之后只见暖煦之力，起不了擎天大功。虽有一定毒性，经过久煎 1~2 小时，破坏生物碱，便可避免，转为救脱回苏的良药，即可放心给予相应病友。老朽验证其说，确系济世良言，令人深受教益。

❖ 论附子入药

附子为温里壮阳药，所含生物碱有较强的毒性，经过高热水煮将其破坏，医疗功力并不降低，仍发挥临床作用。由于缺乏这方面知识，今医竟然谈虎色变，视如蛇蝎，束诸高阁不敢起用，使良品尘封。老朽经验，治途颇广，大热纯阳祛寒镇痛，救手足厥冷、脉微欲绝、命门火衰，能打先锋。上海祝味菊、徐小圃医家，皆以善投本药闻名，解除若干寒邪、阳虚顽症，被称二附子。老朽早年亦受恐"附"影响，惧毒性萌发或副作用，也避之遥远，通过实践，才了解他的面目，改变了贵耳贱眼，数十年来并未发生差错。凡驱逐阴寒，要与干姜、吴茱萸配伍；回阳益气与人参、肉桂结合；肌肉、关节疼痛与独活、乌头组方，可增强助力、提高疗效。大瓢先生调理风寒外感，身体疼痛如被杖打，常开附子 30~60g，加白芍 30~60g，一阴一阳，一补血一助火，通经络养津液，获愈率很佳，独具特色。

❖ 投附子的标准

武进恽铁樵前辈，与老朽的父亲及老朽之业师友善。其探讨岐黄精益求精，有真才实学，堪称大家。对附子应用有深入研究，总结出附子疗病之适宜症状：脉硬出汗，舌色干枯、发紫、似荔枝壳，双手冰凉，下利清谷、完而不化。还指出吃附子后转为大便干时，是阴病转阳，谓之"中阴溜府"，不要攻下，能以自行。老朽师承此说，发现舌苔白滑、口中乏味、足冷、喜欢蜷卧、双目呆滞无神，也属可给予附子的征象。实践证明，该药的遣用，最好同干姜、肉桂、人参、白术配伍，才易发挥特殊功效。

❖ 要打破恐附子症

附子入药，取乌头旁生之根，称黑附子。祛寒退阴，大热纯阳，补命门火衰，属救急要药，伤寒家尊为圣品，时方派视如蛇蝎。尽管有争议，然都认为乃唯一回阳大神。和肉桂、干姜、吴茱萸配方，似日光照射，能温散阴霾挽回霞天。老朽除上承家父传授，亦借鉴刘民叔、陈伯坛、萧琢如、罗芷园多家经验投向临床，一是开 10g，加大黄 3g、没药 6g，治疝气、附睾发炎，阴囊坠胀、疼痛；二是开 15g，加白芍 20g、白芷 15g、荔枝核 30g，治胃炎、十二指肠炎、肠系膜淋巴结炎，持续性腹痛；三是开 30g，加人参 30g、干姜 10g，治阳气欲绝，出汗、脉微、手足厥冷、精神败溃；四是开 15g，加白术 15g、茯苓 15g，治慢性肠炎腹凉、便溏，日下数次；五是开 40g，加桂枝 15g、吴茱萸 10g、独活 20g，治寒邪袭入经络，怕冷，身痛如杖打，转侧困难；六是开 50g，加防己 15g、穿山龙 15g、制乳香 10g、雷公藤 10g、徐长卿 20g、老鹳草 20g，治风湿、类风湿、尿酸性关节炎，红肿，卡卡响。若超过 20g，须先煎一个半小时，每日 1 剂，水煎分 3 次服，根据情况，灵活策划运用时间，无硬性规定。为了慎重起见，吃附子者要躲开半夏、瓜蒌、贝母、白蔹、白及，防止相反，发生副作用，不可仿《金匮要略》赤丸、甘遂半夏汤例子同组一方，虽言无大碍，仍以回避为宜。

❖ 乌头、附子必须去毒

老朽在所写《空谷足音录》中记有汪大姐治疗胃肠虚寒、腹痛便溏，久医不愈，投《金匮要略》乌头赤石脂丸改为汤剂，计炮乌头 10g、炮附子 10g、川椒 10g、赤石脂 10g、干姜 10g，每日 1 剂，水煎服分 2 次服，连用 10~20 天，功效颇好，便以该方用于临床。患者虽感满意，然有人口舌发麻，开始考虑为川椒，即减去之，然仍有不同程度的发生，乃肯定乌头作祟，和炮制不纯有关，将其删掉，不良反应消失，疗效却打了折扣。因此提醒注意，乌头虽开小量，若炮制不够火候，达不到安全标准，同样对人体有害。尔后凡给予本汤按法加工，就再也未出现这一情况。

❖ 附子加工去掉毒性

近代伤寒医界恽铁樵先生喜投麻桂，祝味菊善用姜附，别具风格。麻黄开量很小，目的解除外感表邪；附子温里祛寒，用途广泛，回阳居次要地位。所投附子均为炮制的饮片，并非生品，虽然有的患者不明真相，抱有恐惧心理，但很少发生给药不当事故，儿科学家徐小圃亦是广施附子的例证。饮片经过炮制加工，毒性去掉大半，其商品和熟附子相差无几，基本接近同样货色。老朽数十年来，发现黑、黄附子饮片，大都属加工的成品，无必要再煎 2 小时，浪费时间。时方派防附子大热、纯阳、力雄，以漂淡附子入药，孰知已经炮制，再反复加工，治病的疗效就不存在了。为此提出，希望临床同道注意这些方面，否则笔下便写废物了。

❖ 附子生用力锐

附子大热，疗途较广，以温补为主，回阳镇痛用生品，温里祛寒炮熟入药。《千岁堂方药录》强调都投生者，既补命门、回阳救脱，亦能热化寒邪；加工变熟，其力丧失大半，几成废物。老朽临床，与此说不谋而合，除寒邪入腹胃肠疼痛，皆开生附子，先煎 1 小时，然后兑入他药，在温里、散寒、止痛方面，很起作用，有时在治疗腹痛亦用生品。常处之方为《伤寒论》四逆汤。其中甘草不属点缀，补中益气，缓解胃肠痉挛，过度蠕动，一般不加白芍，防酸性收敛影响辛热助阳，降低温散功效。1970 年诊一铁路工人，面色黧黑，长期腹中隐痛，吃热药则舒服，当时即取四逆汤授之，计熟附子 30g、干姜 15g、甘草 15g，药后病情不减，乃将熟附子改为生附子，每日 1 剂，水煎分 3 次服，连饮 15 天便愈。实践又验证了"熟不如生"。

❖ 附子生用扶阳疗痹

吴七先生对药物研究，十分认真，投附子专用乌头旁生之根，口试有麻辣感，取大舍小，不用炮制，处方时超过 15g 均先煎 1~2 小时，将生物碱破坏，避免中毒。运用导向扶元回阳、助火祛寒、补命门火衰、疗疼痛麻木，指为救急起困良品。他与刘民叔、萧琢如、陈伯坛、吴佩衡的不同点，唯"量小、质纯"四字，1 剂不超过 45g，和四家动辄 60~90g，存有天壤之别。老朽仿照此法加以变化，若回阳挽脱、风寒湿痹、筋脉拘挛，给 20~50g，温里祛寒，授予 10~20g。老朽医痛风，即尿酸性关节炎，常将附子列为君药，佐以搜风化湿，虽病情顽固，复发率高，但远期成绩甚佳。计附子 30g(先煎 90 分钟)、白术 15g、白芍 30g、干姜 15g、白芷 20g、露蜂房 10g，每日 1 剂，水煎分 3 次服，连用 10~20 天，症状便可解除。亦适于风湿、类风湿关节炎，或四肢肌肉疼痛。事实证明，附子经过炮制数道工序，尽管去掉了毒性，其临床作用也降低大半，得不偿失，前贤不开熟者，是很有先见。方内白芍防阳燥伤阴，强力镇痛，非一般点缀者，切勿删之。

❖ 附子补阳，温里第二

药物功能分类，归档不一，目前大都将附子列为温里药，把鹿茸、肉苁蓉、巴戟天、仙灵脾、杜仲、冬虫夏草、紫石英、仙茅、补骨脂划入补阳范围中，基本否定了附子回阳返苏，从遣药规律看不太适宜。事实证明，温里药未必尽皆扶阳，补阳之品则有温里作用，肉桂亦能助阳，但临床派遣时，却以温里祛寒的身份掩盖了它的真正功能，妹替姐嫁，李代桃升了。以干姜、吴茱萸热除寒邪，均无异言，若抹掉附子回阳只突出温寒之力，未免贻笑大方。前贤所讲"附子不配干姜不热"，就揭露了这个问题，抱有倾向性的同道，仍然坚持温里说教，殊属憾事。大瓢先生强调附子振兴扶阳第一，是专科用药，温里次要，绝对不可颠倒。

❖ 熟附子回阳

《伤寒论》四逆汤，列入温里祛寒方中，吻合其治，然掩盖了补阳助火的功能。陈咏亭前辈喜投本汤，以大温补家闻名。应用特点突出附子，干姜只占附子的 1/4，令人感到惊奇。认为生附子性能散发，不利回阳，炮制转热则专力于补，因而开 20~50g，既稳妥无害，又大补元阳，一用双收。若恐追阳之力不足，加肉桂 7~10g 便可解决。此说深思，不无道理，有借鉴价值。1954 年老朽曾诊疗一亡阳患者，60 岁男子，由于劳动过度，疲乏不堪，身热汗出如洗，怕冷，抱膝而卧，面色㿠白，懒于说话，脉象微弱，沉取似无，仿效师法，给予干姜 10g、甘草 6g、肉桂 10g、熟附子 40g，水煎分 4 次服，5 小时 1 次，日夜同进，连用 3 剂即阳回路转，汗液收敛。继饮 4 剂，附子改为 30g，休息 1 周，化危成祥。证明熟附子量大亦起作用。

❖ 久病腹痛可用熟附子

老朽之业师耕读山人为南派名家，思想虽属经方系统，然与时方派有密切关系，因此应用附子较少，遇到阳虚危证，亦取他药代之，十分慎重。老朽在侍诊时，曾见一纱厂高管腹内隐隐作痛，已有年余史，医院检查无有结论，怀疑慢性炎症，非胃、肠、阑尾病变，吃中西药物达 6 个月未获反响，乃来就医。老朽的老师嘱其饮用当归生姜羊肉汤：当归 30g、生姜 10 片、精羊肉 90g，加熟附子 60g，每日 1 剂，水煎分 3 次服，连用 10 天，疼痛大减，共 20 剂，霍然而愈。临床标准，根据脉沉而弱，始终不露弦象，断定阴寒入脏，温里居先，扶阳第二，故收效甚捷。

❖ 熟附子重用能成正果

剑侠医家孙彩文，喜投温热药物，为人率真，勇于负责，有壮士断腕风格，爱谈历史，赞扬英雄好汉。常以姜、附、桂、萸调理虚寒重症，成绩斐然。对老朽讲，人体生命运动，依赖命门真火，火旺则活力充足，火衰便会熄灭，生命终了，遗下皮囊。以温热养火乃以火助火，是强化生命益寿延年。无论男女、胖瘦、高矮，只要身体乏力、面色失去红润、精神倦怠、畏寒嗜卧、大便稀薄、尿液清长、脉微沉弱，就应给予温热大补，很快得到病机转化，趋向健康。遣药处方与众不同，均开炮制的熟附子，水漂过的淡干姜，薄皮的官桂，水洗的吴茱萸。投量之大比较少见，患腿痛步履蹒跚，他将附子每剂用到 150g，闻者望而骇走，传为虎狼药。老朽亲眼目睹仍有许多求诊之人十分赞扬，谓能起死回生功高再造。

❖ 胆怯用附子

路文康先生，为民初杂方派医家，投药特殊，人呼怪杰，然经验宏富，疗效卓著。调理胆怯病，以自觉恐惧，听到大声说话便身颤心惊，和俗语所言胆小怕事不同。在辨证方面抛开痰与阳虚，重点强调安神、宁心、镇惊、固阴、补血、潜阳，常投大保魂魄汤，遣用熟地黄 6g、当归 6g、白芍 6g、酸枣仁 6g、茯神 6g、甘草 6g、龙骨 60g、牡蛎 60g、珍珠母 60g、制附子 3g，水煎分 3 次服，每日 1 剂，连饮 15 天。老朽应用多次，原方不予加减，很有疗效。其中附子量小，取其通邪阻蒙蔽之阳，即所谓提胆，极具巧思。曾说使阴从阳化、阳随阴走，卑不足道的 3g 附子，则是起落杠杆。

❖ 中暑汗多也可用附子

老朽的业师调理夏季中暑，只要汗多、肢冷，无发热现象，均加入附子。此经验是仿照徐大椿先贤医连耕石、毛履和之子而投用的，虽遭到非议，但救笃起危昂然。因暑邪侵袭人体，火热内燔蕴蒸多汗，阴液外耗阳无所附，易致阳随汗脱，当务之急，应阴阳合治兼以补气，且添加龙骨、牡蛎，共成大举。处方为生脉散加味，计人参 12g、附子 9g、麦冬 15g、五味子 15g、龙骨 15g、牡蛎 15g，水煎分 3 次服，6 小时 1 次，日夜不停。老朽经常运用于临床，疗效极好。

❖ 附子功能抵过

附子为《伤寒论》处方内优选之一，因辛热有毒转成有争论的药物。由于回阳救急、温里止痛、补命门之火，仍受医家推崇。家父经验凡下元虚冷、汗出如油、脉微欲绝，非附子莫属，毒性通过炮制，已化为驯良。温病派叶天士、王孟英虽避之遥远，根据需要，亦起用为帅。如无故打入冷宫，就犯了主观主义。老朽虽笃信经方，缘受业师教诲对本品存有芥蒂，投予较少，缺乏实践。1954 年诊一妇女，平素怕冷，背部发凉，患伤风发汗过多，嗜睡，无有精神，卧床懒起，体力低落，授予桂枝汤（桂枝、白芍、甘草、生姜、大枣）加人参、黄芪，连饮 3 剂，功力不佳，将人参增至 15g、黄芪 30g 也无效验，乃冒险加入附子 30g，先煎 1 小时，竟汗止、手足温暖，共 8 剂完全治愈。毋庸讳言，从中得到三方面知识，一感冒吃解表药多，导致漏汗亡阳，桂枝汤加附子确见作用；二附子久煮超过 1 小时，比较安全，量稍大很少异常反应；三扫除障碍，发挥附子优势，推出为医疗服务，夸大毒性的骇人论说要澄清驳回。

❖ 附子祛寒止痛

《伤寒论》处方投予附子，有三方面涵义，一是助阳、扶阳、回阳，习称振发三阳；二是温里祛寒；三是通行经络，医肌肉、关节疼痛。古人仍根据汗后恶寒为阳虚，服桂枝加附子汤，片面理解专治"亡阳"，实乃大错。老朽临床，凡风湿、类风湿关节炎和痛风证，均于相应方剂内加入本品，功效显著，师承大论甘草附子汤。虽也给予乌头、草乌，但所开附子的次数占 70%，尽管有阳虚现象，并不禁忌和麻黄同用，如麻黄细辛附子汤。缘于它的毒性比乌头、草乌小，副作用少，疗效持续，常独占鳌头。附子祛寒止痛属地道圣品，若单独强调回阳之说，就未免挂一漏万了。

❖ 附子的三用

老朽对附子的应用，常以阳虚、亡阳、身痛为准则，随病情所需加味。如阴盛阳衰、畏寒蜷卧、舌润、脉微，开 30g，加干姜 10g、肉桂 10g、吴茱萸 10g；汗多怕冷、手足发凉、阳气散越，开 30g，加人参 15g、五味子 15g、黄芪 40g、鹿茸 3g；风寒侵入经络、肌肉、筋骨疼痛，开 40g，加桂枝 20g、麻黄 10g、独活 20g、秦艽 15g、白芷 15g、制草乌 6g。每剂先煎附子 90 分钟，再入他药，分 3 次服。经方医家遵着《伤寒论》《金匮要略》规律投予本品甚少，须结合后世实践，不然功力欠缺，影响疗效。

❖ 应用附子经验二则

附子补命门火衰，温里回阳，乃救急之品，为古方四逆汤的君药。老朽临床首先取其祛除寒邪、退阴壮阳、大热回苏，投 20~60g（先煎 90 分钟），治元阳虚脱，汗出如油、手足厥冷，精疲力竭、蜷卧嗜睡、体温不降、饮食懒进、脉微欲绝、颜面㿠白，卧床不起，同干姜、肉桂、人参、红景天、吴茱萸组合；二是调理风、寒、湿痹证，开 30~40g（先煎 90 分钟），治肌肉、筋骨疼痛，如关节、肩胛周围炎，坐骨神经、腰椎间盘突出多种疾患，同老鹳草、白术、防己、乳香、没药、千年健、雷公藤（先煎 90 分钟）、两头尖、独活配方。从经验得知，附子温里助阳，或祛风寒镇痛，由于品种变异，都要给予大量，少则疗效不显。若惧怕有毒残留生物碱，可改换他药，以免延误病情，也应防止时方学家畏之似虎的习惯心理。

❖ 雄狮附子

附子大热，温里回阳，兴奋人体功能，助力新陈代谢，祛寒、祛湿、镇痛、补命门火衰。治汗出恶寒、手足厥冷、脉微欲绝、腹泻完谷不化、小便失禁。常投予心力衰竭、阳气虚弱、无力性休克。应和人参、干姜、吴茱萸、肉桂配伍，大量遣用，每剂达到 15~60g，少则难见卓效。虽然搜风、胜湿、解除肢体疼痛逊于乌头，但在振衰、扶苏、回阳救济方面，却占绝对优势，被称雄狮猛虎下山药。陈伯坛及其弟子彭泽民十分推崇，认为回春夺命功利第一。1956 年在德州遇一市民，素有关节炎病史，因外感风寒加剧，双膝关节肿大、变形，拄拐亦难行走，以外敷、泄法疗之，收效甚微。近来心慌严重、下肢水肿，医院诊断右心衰竭，劝其速转中医，委老朽改吃饮片。为了先缓解关节之痛，开了乌头 30g（加蜂蜜 20ml 与水先煎 1 小时）、干姜 20g、人参 15g、吴茱萸 10g、桂枝 20g、茯苓 15g、甘草 10g，水煎分 3 次服。连用 3 剂，疼痛减轻，心慌频频出汗、怕冷依然如故。照业师经验，要睁慧眼，将乌头换成附子，改为 50g，又吃 3 天，症情出现佳兆，心慌无主减轻，水肿消退，关节炎也有转化，一周后纠危而安。通过此案，体现了附子与乌头临床差别，强心、挽阳，救脱，非乌头所长。老朽曾怀疑二者市场销售不是一种植物，所用乌头不是附子的母根。还需进一步研究。

❖ 附子一剂六服法

老朽少时在天津闻河北一医家，以调治伤寒（风寒感冒）驰名，学识、临床均为拔高人才，长投大量附子疗阴盛阳虚，手足发凉。身体酸痛，自汗不断，加桂枝温通经络，黄芪益气固表，气阳双补。计附子 40g（先煎 90 分钟）、黄芪 50g、桂枝 15g，每日 1 剂，水煎分 6 次服，4 小时 1 次，称日夜不停方。谓附子所含生物碱毒性很强，通过高热将其破坏，变为驯良，预防困兽犹斗，采取碎体法，改作多餐应用，最为安全。所论与实践结合，无有闪失，受到欢迎。

老朽不懂呼吁技巧，且学习传播，介绍给同道。

❖ 附子、肉桂的应用区别

附子与肉桂均辛热温里祛寒，但在助阳方面颇不相同，附子以救脱、镇痛、挽回下利清谷、元阳衰竭为主，外感、内伤皆可应用；肉桂重点治寒，壮命门火，引热下行，通妇女月经使之来潮，调畅血脉，为其特长。老朽曾见吴七先生以附子配干姜、白芍，疗慢性肠炎腹痛即泻；肉桂配1~3g大黄缓解痛经、闭经、月经量少、块状色暗，都很有效。

❖ 附子、肉桂可急救回苏

友人路步莲精研古方，嗜读《素问》《灵枢》《八十一难》指导临床，对王冰益火之源以消阴翳体验较深。曾告诉老朽，东垣阴火说十足可取，唯升阳散火不会令阴火下行，只有开肉桂、附子温补命门，方能使阴火入窟，如太阳照射大地，田间鬼火自熄。病危回光返照，禁忌寒凉药物，投《伤寒论》四逆汤加一级肉桂，可以挽救危局。运用大热助火催化元气根源，导龙入海，改善神疲，力竭，气微，冷汗，脉似游丝、屋漏，扭转生机，即有返苏、解除虚脱的希望。人参益气、强心、健脑，缺乏回天再造之力，同附子、肉桂二雄比较，属于小巫，不堪委以大任。附子量小也难见疗效，给予30g以上，才显示擎天奇绩，大材小用，其效为零。老朽业医70年，以之供作参考，很得裨益。

❖ 附子、黄连、龙骨起三镇作用

上海徐小圃与祝味菊二家，均属经方派，以善投附子驰名。徐氏医阳虚有汗、口渴足冷、脉象软数，属上热下寒，用附子10g助热扶阳，黄连2g清上焦阴火，加龙骨30g，增重潜阳之力，上下相济，使火降而不损阳，温补而不碍阴，是比较巧妙的过招，非老手莫办。老朽临床吸取医界先贤经验，开此三味用以三镇，一镇阴、镇寒、镇水给予附子；二镇火、镇痞、镇泻给予黄连；三镇惊、镇痉、镇摄给予龙骨，三药组方合于一起，清上热、暖下寒、潜虚火、固表止汗。

❖ 乌头治关节炎之效

乌头为附子母根，毒性很大，镇痛力强，久煎去毒性功力亦减，生投功力虽好，不宜冒险，避免发生事故。老朽调理风、寒、湿性痹症，四肢麻木、关节疼痛，习开本药，比较理想。同时嘱患者要躲离寒冷、潮湿、阴暗地区，少吃海鲜、酸咸制品，多参加体育活动。加入五将汤，以生姜 10 片为使，收效甚佳。计乌头 20g（先煎 1 小时）、老鹳草 30g、鬼箭羽 15g、独活 20g、两头尖 15g、露蜂房 10g，每日 1 剂，水煎分 3 次服，连用 15~30 天，能缩短施治疗程。1957 年医一歌舞团男性演员，双膝关节红肿、痛势剧烈，已 5 个月，医院诊为类风湿、尿酸型关节炎，吃相应药物无效，就把此方派上用场，先后饮了 27 剂，病状锐减，疼痛基本消失，开始练功，准备再行登台。

❖ 乌头量小不久煎亦有效

老朽调治外感风寒、风湿，见肌肉、关节疼痛，无汗怕冷，脉紧或弦，常开简易方，投《金匮要略》麻黄加术汤，计麻黄 10g、桂枝 10g、杏仁 6g、甘草 6g、白术 20g，加独活 30g、薏苡仁 30g，水煎分 3 次服，每日 1 剂，连用 7~15 天。尔后见到抄本《崖山药话》所载，与老朽处方相同，谓加入乌头 30g（先煎 60 分钟），能提高疗效，并无副作用。即照该说投之，药力明显增强，然患者口麻、手足发木，换成炮过的，即制乌头，不良现象消失，但镇痛的功能则付诸东流了。为此实验多次，在量上改为 7~10g，与他药同煎，不再先煎 1 小时，口麻、手足发木的情况未有发生。减量应用，其效仍存，且无毒性反应，符合好、省要求，自此得以把心怀惊怵的名品推上将帅岗位。

❖ 周痹重用乌头、露蜂房

叶氏调理风湿日久不愈，不投《金匮要略》越婢加术汤，其《临证指南医案》载有风湿客邪留于经络，上下四肢串痛，谓之周痹，给予全蝎、蜣螂虫、地龙、穿山甲、露蜂房等虫类搜剔，加乌头祛寒、乳香行气活血、麝香开窍，共奏逐邪止痛之效，被称华表。老朽诊疗此证，喜师从是法，并加入张锡纯先生活络效灵丹，即当归、丹参、乳香、没药，但乳、没二味均须醋炒，否则令人恶心呕吐。如药后功效不显，可添入鬼箭羽、老鹳草、两头尖。其中露蜂房之量，应开到 10~20g、乌头 15~30g，方见奇迹。

❖ 三毒的应用

1980 年老朽见到手抄本《田霖药录》，除仿照王孟英《随息居饮食谱》，着重 30 种应用植物的考究。其书认为附子煎剂，宜投生者，水煮 1 小时，20g 量，便能破坏生物碱，减去毒性，如炮制转熟，水浸多日改成淡附子，则功力大降，甚至丧失。恐其有毒，缩小投量，无必要再浪费人工变成残品。《本草通元》言乌头祛风、附子温里化寒，虽来自《伤寒论》《金匮要略》，同一种草根，功效有母子之别，让人惊诧。寇宗奭《本草衍义》亦说寒开附子，风投天雄，学者疑惑。天雄为独根一个，如大蒜未有分瓣，紧叩"雄"字，应当临床更好，反而错入风药。附子、乌头、天雄，均专于止痛，《伤寒论》将附子列居首位；《金匮要略》调理肌肉、关节则把乌头放在君主宝座，未标出天雄，实际是一路货色。尽管有所侧重，临床显示倾向性，不宜撕裂整体功能，否则肢解了天雄、乌头、附子乃一种植物温里、壮阳、止痛的共有特色。老朽表示首肯，也考虑"物异其类"的确存在，然和三毒附子、乌头、天雄并不一样，田氏之言值得探讨、处方参考。近代遣用，喜加生姜，防止恶心、呕吐，殊不知添上启膵宣散，对温里、退阴、助阳起不到作用，《罗氏会约医镜》强调此事，若自汗、盗汗，都忌生姜。

❖ 蒲公英、紫花地丁宜于活胃

蒲公英、紫花地丁功效清热、散火、解毒，可调理疮疡、疔疖；同野菊花口服、外洗医暴发火眼，即结膜炎。老朽除取其施治急性肝炎、胆囊炎、乳腺炎，还用于胃炎与溃疡病，据云能消肿、修补糜烂、保护溃疡面，融入相应药物，对解除内胀、疼痛、抑制幽门螺杆菌，起较好的作用。只要掌握量大、久服，即可降低复发率，远期疗效可观。1958 年诊一患者，灼心、上腹部胀痛、夜间加重，嗳气、纳呆、消化不良，有时大便色黑，医院检查属消化系统溃疡、胃出血症，乃组建一方，命名胃炎溃疡两用汤，有蒲公英 30g、紫花地丁 30g、白芷 15g、大腹皮 10g、三七参块 10g、代赭石 20g、黄连 6g，每日 1 剂，水煎分 3 次服，连饮 7 天，情况扭转，继用未停，共 20 剂，称基本痊愈，翌年相见，没有复发。

❖ 紫菀通二便、止血

紫菀入药，《名医别录》谓止喘鸣；《日华子本草》善于消痰；《图经本草》治久嗽。实际并非呼吸系统专题药，还能通肠道、止血尿。《张氏医通》言小便不利点滴而出，乃金燥不易制水，气化不及州都，宜大量取用。《本草通元》治尿出困难且有溢血，水煎 30g 口服，起效倚马可待。老朽临床发现紫菀通过提壶揭盖催动气化，确可达到诊疗目的，毫无神秘内含。肺同大肠相表里，宋代蔡京吃了濡润大腑，令结粪下行，也是这个道理。1958 年在天津遇一 40 岁男子，阴囊潮湿，小便短少，有沙涩感，混有血液，无灼热、疼痛症状。医院印象，尿路感染、前列腺炎、精索静脉曲张，施治月余，未见好转，嘱其改换中药，推荐敝人调之。当时即给予紫菀 30g、仙鹤草 10g、蒲黄 10g、车前子 10g、石韦 10g，每日 1 剂，水煎分 3 次服，连续 4 天，病情递减，血已停止。将方中诸味删掉，只开紫菀 30g，又续饮 7 剂，完全解除，恢复了健康。

❖ 紫菀、款冬花的应用

紫菀、款冬花同用，首见于《金匮要略》射干麻黄汤，性味辛温，肃肺化痰，主治各种咳嗽，属比目鱼药。哮喘加麻黄、杏仁、厚朴，痰多加茯苓、泽漆、葶苈子，胸闷气结加枳壳、细辛、瓜蒌，干咳无痰加麦冬、知母、五味子。老朽临床曾取民国初期葛献仙先生经验，由半夏 10g、麻黄 10g、紫菀 12g，款冬花 12g、细辛 6g、茯苓 10g、五味子 10g、桔梗 10g、前胡 10g、苏子 10g、白屈菜 6g、杏仁 10g，突出紫菀、款冬花二味的作用，组成三支汤，专题调理支气管炎、支气管扩张、支气管哮喘，解除咳嗽、哮喘、多痰。1987 年赴上海开会，诊一大学退休教师，素有痰饮、支气管炎、因气候变化感受风寒，咳嗽发作。乃将此汤减半与之，嘱其水煎分 3 次服，连用 3 天，收效颇佳，又继饮未停，共 8 剂，来电告诉已经得愈，身体恢复了健康。

❖ 大黄应用广泛

民初医家鲍士斋，旅居北方多年，喜投大黄，人称攻下派。认为该品推陈致新，促进人体代谢，排除垃圾废物，攻坚破积，扫庭犁穴，故名将军。与行气活血配伍，增强开通之力；疏利胃肠停滞，助推秽物外出；加入消癥散瘕队，能化久病沉结；以小量和补剂组方，矫正守而不走；妇女服之令月经来潮，血量较多；消化不良，同健脾药合用，可提高食欲，改善纳呆；头痛、目赤、肝阳上亢，可降颅压引火下行。欧洲国家将其列入助消化的食品色素添加剂中。

❖ 大黄可少开广用

民国初期，山东有位医家，喜开大黄，人称马大黄，特点是投予广泛，量小，凡气、血、痰、食、火邪郁结每方皆用，经验丰富，疗效显著，民间呼为"药神"。与他药配伍功效遂与众不同，气滞加香附、青皮、柴胡，血瘀加红花、丹参、䗪虫，食积加山楂、半夏曲、炒稻芽，痰饮加桑白皮、牵牛子、小量制甘遂，火邪加黄芩、薄荷、山栀子。在治胃炎、十二指肠炎与溃疡方面，组建一方，名运营汤，以解除灼心、疼痛、胀满为主，有黄连 10g、吴茱萸 6g、白芷 15g、制乳香 10g、厚朴 10g、大腹皮 10g、大黄 2g、紫花地丁 30g，每日 1 剂，水煎分 2 次服，专于清郁、利气、涤热、消炎。紫花地丁，就目前所知，可抑制幽门螺杆菌，保护溃疡面。曾讲，大黄除医疗价值还健胃促进消化、吸收，使全方药力发挥最佳作用，每剂切勿超过 3g。老朽据此意授于患者，能给临床开辟一扇特殊法门。

❖ 巧用大黄

刘河间学说继承者牛大黄前辈，以"善于攻下"闻名，知识、经验、遣药均入佳境，是一代奇人。将小承气、大承气、调胃承气汤组成一方，即三一承气汤，扩大了《伤寒论》应用范围。其方可除阳明腑证潮热、谵语、大便燥结，症见痞、满、燥、实、坚，还给予精神分裂、严重失眠、夜间盗汗、阵发性头痛、暴聋、肝火目赤、高热抽搐、焦虑不安、上中下三焦阻塞、顽痰积聚诸证。在投量上出入很大，大黄由 2~60g、元明粉 3~30g 不等，技巧乃见于此。曾见其治焦虑发狂医案，取原方厚朴 20g、枳壳 20g、甘草 10g、大黄 30g、元明粉 15g，3 剂收效不显，乃把大黄加至 60g，水煎分 4 次服，24 小时吃完，饭后症状大减。另一头痛失眠多梦，他指为肝阳上亢、心火内扰，用本汤调理下泻相火，每剂厚朴 3g、枳壳 3g、甘草 3g、大黄 2g、元明粉 2g，投量极小，5 天停药，能睡而安，被称妙手。

❖ 大黄特色作用

大黄扫庭犁穴，有将军绰号，与元明粉并称"冷神""泻煞"。攻坚下积、泻火凉血、破瘀通经，医阳明火邪、口疮、吐衄、胃热、肠燥便秘、月经闭止不潮。生者较猛，被视为无声之虎，酒浸、蒸熟、久煎功力转缓。吃粉剂或煮汤后入，收效最佳。医阳旺躁狂、火盛邪结精神分裂症，常与控涎丹、礞石滚痰丸、芦荟、元明粉同用。王大刀先生又推"天降大神"应列第一，仲景先师处方含有本药者 30 余首。1954 年诊一女大学生，因考试分数偏低，心情抑郁、烦躁、失眠、坐卧不宁，愿在荒野散步，感觉呼吸通畅，有时发怒，无狂闹现象。月经已停，大便二三日一鲜。其父母委老朽调治，当时缺乏经验，束手无策，乃诚以金元先贤张从正法，给予大黄为君，泻字开头，加疏肝、清热、祛瘀法，投了黄连 10g、山栀子 15g、龙胆草 10g、大黄 20g、郁金 15g、桃仁 10g、元明粉 6g、柴胡 10g、白芍 10g，水煎分 3 次服，每日 1 剂，连用 7 天，精神逐渐稳定、症状递减，大便下行，睡眠大有改善，将量压缩一半，连饮 10 剂，欢喜而安。

❖ 重用大黄治狂病

老朽少时常见医林前辈刘英冠调理狂躁型精神分裂病，大胆投药，人皆称奇。恒开超量大黄，观者头上冒汗，胆小者落荒而逃。认为该证逾垣登屋、日夜疯闹、数人缚不住他，因阳热亢盛内藏特殊之火，非泻下不可，黄连解毒汤、礞石滚痰丸皆无济于事，唯一可信药物则推《伤寒论》大承气汤，攻坚破气，扫荡火毒，促使从肠道排除，直到所患之人转为沉睡、无力起床方达目的。反之杯水车薪，扬汤止沸，难以绝其根源。不了解如是情况，就属施治乏术。常给予大黄 30~40g，厚朴 20~30g，枳壳 20~30g，元明粉 15~20g。根据情况需要，把大黄之量放开，更衣次数较少，狂躁不减，甚至反弹，可将大黄升到 60g，其弟子讲，极量过了 100g。每剂水煎分 4 次服，6 小时 1 次，连饮不停。当时老朽亦胆战心惊，却未闻发生事故，写出供作参考，切勿随意效法。

❖ 大黄治精神分裂

大黄入药疗途很广，主要清热泻火、通利肠道、攻下大便燥结，往往把调治发狂精神分裂置于末等地位，其实却是本病的抢手戏。《医案说约》指出投大黄120g，酒浸1夜，水煎分3次饮之。老朽处理此症，凡越垣上屋、不认亲疏、登高呼叫、弃衣而走，大便不行，脉象洪滑，施诊时就以大黄为君，参考他家经验，开15~30g，最多60g，加元明粉10~20g，都有不同程度的功效。根据《医门传灯》一般不用《伤寒论》小承气、大承气、调胃承气、桃核承气四汤，只给予大黄、元明粉二味，即能解除病情，转归正常。1953年诊一30岁女子，因与公婆过招，和丈夫争吵哭闹，逐渐言行剧变，唱歌、大笑、吃喝无度、见人拉着诉说衷情、大喊自己名字、彻夜不眠、数日不入厕所。缘于家庭困难，即授以是方，计大黄20g、元明粉10g，饮药症状稍减，大便仍然秘结，将量提升1/3，大黄30g、元明粉15g，水煎早、午、晚分3次服，排出黑屎半盆，情况已趋稳定。善后改为2日1剂，继续10天，基本治愈。说明治精神分裂，大黄可委以重任，但量要放大，少则杯水车薪，无济于事。

❖ 上焦病不忌大黄

医界常言，调理上焦疾患禁忌大黄，治中焦胃火上冲，亦非应用之药，下焦燥屎内结，方称对症。因大黄通利肠道令大便下行，固然有其理由，然非戒药，否则《金匮要略》医肺病咳嗽的苓甘姜味辛夏仁汤加大黄去面热如醉，就等于犯了医疗差错，这一论点无法成立。老朽临床投予本品，不局限上中下界线，只要实热火邪亢盛，就敞开给予患者，《太平圣惠方》医头痛、《伤寒论》心下痞用大黄黄连泻心汤就是例子。绝对不可作茧自缚，缩小施治范围，使良品困守一隅，无所作为。1953年一头面疔腮病人求诊，体温升高，红肿漫及半个脸，局部如同火燎，打针吃药无效，改开清热解毒大青叶30g、重楼10g、连翘15g、板蓝根30g、银花30g，仍减不足言，又加入大黄6g，5天症状消失。斑斓猛虎，功不可没。

❖ 治口臭二药

口臭乃口腔自洁作用障碍，祖国医学认为肺胃蕴热、湿浊上泛所致，除饭后漱口、勤刷牙缝，宜配合药物调治，常投白豆蔻、佩兰、藿香、厚朴、石菖蒲、苍术。《寿世保元》重用香薷，《杵臼录》主张清洁肠道、降秽恶之气。老朽将两说结合一起，组成小方，名化臭汤，计香薷10~20g、大黄3~6g，每日1

剂，水煎分 3 次服，连用 10~20 天。香薷虽开腠解表，因和大黄下行配伍，不会引发汗多伤阴甚至亡阳。老朽临床遣用颇广，无有大碍，如恐产生这些现象，先从小量开始，逐步加大，即万无一失了。

❖ 红姑娘利痰止咳

红姑娘，又名锦灯笼、野胡椒、挂金灯、酸浆草，医上焦火邪咽喉肿痛。《新修本草》《本草纲目》谓清痰热兼治咳嗽，性平效良。《杵臼录》载，若肺气上逆，咯吐黄痰，感觉胸内烦闷，脉象滑数，可投《伤寒论》竹叶石膏汤加红姑娘、五味子。1957 年老朽在山东中医进修学校遇一 70 岁农民，有支气管炎史，近来咳嗽加重，烦躁，口干，吐出之痰似鸡子黄，夜难入眠，要求病人吃大黄、石膏之类，迅速消炎解除痛苦。当时就增强药量授予此方，计竹叶 30g、石膏 40g、半夏 10g、麦冬 15g、人参 6g、甘草 6g、粳米 30g、红姑娘 20g、五味子 20g，添入黄芩 15g，每日 1 剂，水煎分 3 次服，连用 6 天，病情即减，嘱咐蝉联勿变，继饮 10 剂，欢喜而愈。尔后经过多人验证，反馈称好。基于实践总结，应把本品也划归疗嗽队中。

❖ 阿胶的应用

阿胶正品产于山东，取黑驴皮加少量药物、豆油、冰糖与井水熬制而成，属保健、治疗两用品，能养阴补血、壮水安眠，且有止血作用。据文献记载，以雷氏所制最佳。老朽临床，若阴虚火邪内扰张目难眠，或梦多不易入睡，开 15~30g，同酸枣仁、黄连、夜交藤相配；身形消瘦、面色苍白、红细胞、血红蛋白减少，贫血，开 20~40g，与当归、熟地黄、白芍、鸡血藤结合；妇女崩漏出血，开 30~40g，和蒲黄、小蓟、旱莲草组方；延年益寿增强体质，开 15~20g，加人参、枸杞子、菟丝子、红景天、胎盘、冬虫夏草六味。均每日 1 剂，烊化分 3 次服。疗程长短，根据实际情况而定。其副作用，个别人可影响食欲，甚至恶心、胸内不舒，停药数日即恢复正常。

❖ 阿胶宜扩大应用范围

阿胶亦名驴皮胶，源于山东东阿，历史悠久。仲景先师遗方猪苓汤、黄土汤、薯蓣丸、黄连阿胶汤、鳖甲煎丸、温经汤、炙甘草汤、大黄甘遂汤、胶艾汤、白头翁加甘草阿胶汤，均有本品，以补血、养阴、润燥、强壮身体为主，对营养不良性贫血、蛋白缺乏性水肿，都起作用。后人单纯取其施治吐血、鼻衄、尿血、便血、皮下溢血、子宫出血，列为止血药，缩小了应用范围。明、清时期吴越一带习俗将阿胶溶于稀粥中，早晨食之，谓大补生血、益寿延年，推称药食两用仙物。老朽临床，除护阴、养血，还投予心悸、怔忡、易醒、夜卧难眠之证，每次开阿胶 30g，加入酸枣仁 30g、夜交藤 30g，命名三睡汤，水煎分 3 次饮下，连用 10 天，普遍见效。方义与酸枣仁汤、黄连阿胶汤不同，若患者思想分驰、心猿意马、烦躁不宁，皆不宜服。不完全统计，有效率达到 80%。

❖ 四胶的应用

《广和堂开业录》言阿胶、鹿角胶、黄明胶、龟甲胶、称商品四胶。将其加水溶化口服，能滋肝、益肾、健脑，阴阳双调。适于神经衰弱、腰酸腿软、阳痿早泄、梦遗滑精。老朽取其调理身体虚弱、乏力，白细胞、红细胞、血红蛋白低下、营养不良性贫血，都有功效。1960 年山西一患者来济，精神不振、倦怠、下肢疲软、行走无力，血象低于正常值，曾吃归脾汤、十全大补汤，改善不大，嘱其将此每味 10g，加黄酒 10ml、水一杯蒸化，分 2 次吞下，连用 1 个月，情况转佳，又继服 3 周，基本恢复了健康。

❖ 地黄三用

地黄为滋补肝肾要药，医消渴、早泄、潮热盗汗、未老发白。老朽临床将其功用按炮制品种类分到三种，一是壮水制火、调节体温、清热凉血，用鲜地黄，开 15~30g，治吐血、衄血、咯血、尿血、便血、月经提前量多，和牡丹皮、白薇、胡黄连、紫草、玄参、知母合用；二是滋阴生津，抑制虚热，用生地黄，开 20~40g，治口干舌燥、面红目赤、暮热朝凉，低热不退，和麦冬、女贞子、鳖甲、牡蛎、白芍、板蓝根、何首乌配伍；三是温养肝肾、固阴补血，用熟地黄，开 20~60g，治颜面苍白、腰酸腿软、身体瘦弱、疲乏无力、履下如绵，和当归、山茱萸、桂圆、川芎、阿胶、桑椹子、玉竹、芝麻、穞豆、枸杞子、旱莲草、石斛组方，连续应用，均有效果。由于见功较慢，要坚持久服，才可疗效斐然。

❖ 生地黄凉血润燥

生地黄古名芑，加酒蒸晒者为熟地黄，性味由甘寒转为温补，与此不同。生地黄能滋阴生津、清热凉血，善理热证口干、鼻衄、吐血、消渴、肺燥咳嗽、妇女崩漏、手足心烧灼。《金匮要略》与百合配伍，治意识障碍，行为失常；防己地黄汤（防己、桂枝、防风、生地黄、甘草、米酒）调治精神分裂如狂状、妄行、独语不休，着重祛瘀、泻火。老朽临床用于阴虚液亏，突出燥字，如口渴、肠道干结、便秘难下，除和玄参、麦冬组方，投《温病条辨》增液汤；尚同大黄、元明粉联合创立新三汤，计生地黄60g、大黄3g、元明粉3g，水煎分3次服，可将燥屎分化为稀水样秽物排出，对老人津液枯竭致久不更衣，都有作用，但不可多饮或连续不停，以免身体受损，影响健康。

❖ 生地黄凉血较佳

生地黄性味甘寒，清热养阴、凉血生津。医舌绛口渴、肺燥咳嗽，手足心燔灼，血热发狂，大便干结，邪入营血，吐衄、崩漏、二阴下血，鲜者最佳。老朽应用，治阴虚血热、火旺，解除内在燥邪。1970年遇一妇女，医院诊为轻度精神分裂、自主神经功能紊乱、围绝经期综合征。舌红无苔、坐卧不宁、口干、手足心灼热、阵发性出汗、大便两日一解，体温37℃左右。吃丹栀逍遥散、知柏八味丸无效，从江苏丰县来济寻治。曾给予四物汤加减，计生地黄20g、牡丹皮10g、白芍15g、当归6g、黄芩10g、白薇10g、女贞子10g、玄参15g，每日1剂，水煎分3次服，连用10天，虽见功力，手足心发热烫手，仍然未退。乃师法《千金》三物黄芩汤，将生地黄增至60g，继饮没停，疗效显现，又饮20剂，症状消失，宣告已愈。由此可见，生地黄的清火、凉血居于上游。

❖ 百合病用大量生地黄

同道刘耀芝对老朽讲，其师医百合病，神志异常、心烦意乱、坐立不安、独处一室，不愿和外界接触，自言无病，拒绝治疗，类似孤独、自闭证。临床调理十分棘手，按痰饮、气结、虚火、热郁、瘀血、魂飞、魄散，均乏效果，宜参考《金匮要略》给予百合地黄汤，方小药少，缺乏信心，抱着试服态度投予患者，反馈却好。1997年老朽于济南遇一归侨，除上述表现，尚有口干、便秘，乃效颦这一经验，开了百合 40g、生地黄 90g，以滋阴为主兼润肠通便，百合处于次要地位，每日 1 剂，水煎分 3 次饮下，情况逐渐转佳。因生地黄色黑关系，如《金匮要略》所言，大便排出如漆。先后共吃 15 剂，邪去而愈。事实告诉，生地黄也起了凉血行瘀作用。

❖ 熟地黄的应用范围

老朽习医遵父命专心不二，读书、问道、临床三者并行，虽有时羡高慕远，受名利干扰，然很快即被抑制，曾填有小词，调寄踏歌舞，以明身志：天降黄昏闲事罢，窗外秋风又透纱。听荷声，细雨下，寒虫唧唧似斗牙。人生受时限，蹉跎旅途就像他。学汉翊，依树不乱麻。百年小，宇宙大，占一课，看卜卦。《观山老人杂记》论药，谓熟地黄只能补肾、滋阴、养血，同其他配伍方可发生另外作用，如口干、目昏、腰酸、腿软、履下如绵，景岳所言过度夸大，无病不治，近乎神话，果有如是疗效，则成仙草了。老朽从事此道多年，任何良品均有施治范围，处方要分主次，张氏宣传目的，并非包揽一切，而是唤醒世人重视熟地黄，需广泛认识该药临床作用。

❖ 熟地黄的应用技巧

自明末先贤张介宾提倡重视熟地黄滋阴、补血，调理消渴、潮热、盗汗、遗精、白鬓、瘦弱、腰痛、腿酸、月经紊乱，相继喜用者屡见不鲜，河北居家赵松仙以开此味著称，绰号"熟地老翁"。他在民国时期业医多年，为杏林皇冠，特点有三，一是同行气流动之品组方，如木香、乌药、香附；二是配伍健运助消化药物，如半夏曲、砂仁、石菖蒲、白豆蔻；三是加入活血通利队伍中，如桃仁、红花、桂枝、枳壳、厚朴、大黄。很少单独与滋腻、蛮补、守而不走者合用，乃其技巧处。许多同道师其疗法，使"死药"活用，评价甚佳。

❖ 谈红曲入药

红曲入药历史悠久，由于医家所遣不广，逐渐成为淡忘的尘封之物，实际仍有用武之地，不属墙头草随风倒摇。通过健脾、养胃、活血、消积，能抗疲劳、激活纤维系统，提高人体免疫力，降血脂、血糖，预防心脑血管疾病，促进细胞再生，改善骨质疏松，调治老年性痴呆，是一味多向性保健圣品。无论单服或配入他方，都易发挥作用，乃典型的不倒翁药。近年来市场大力提倡，将其推向祛邪保身双料战斗行列，根据客观所需，很有必要。老朽临床投予不多，缺乏了解，但知道部分疗效，值得开关放行，为患者服务。1992 年于山东中医学院（今山东中医药大学）门诊部，遇一离休干部，心脑血管动脉硬化，有高血脂、血糖、血黏度三高现象，头眩、胸闷、嗜睡、大便不爽，不思进食，无力活动，医院检查，定为老年综合征，给予相应疗法，病情未减，委老朽接手，即以广和堂《古方配本》大吉汤加此药授之，计黄精 20g、山楂 15g、何首乌 15g、决明子 20g、川芎 10g、丹参 20g，加红曲 20g，每日 1 剂，水煎分 3 次服，连用 1 周，症状递减，嘱继续勿辍，20 天停药而愈。特点是血脂、血糖降下，精神改观，吃饭增加，消化力转强，已可步行 1 公里了。

❖ 苏子、枇杷叶之功

明贤缪仲淳治医思想，受丹溪影响较大。据《素问》"诸逆冲上皆属于火"，善投凉降法，恶心、呕哕、眩晕、耳鸣皆可用之，重点为沉降下气，解除虚火升浮，常开苏子、陈皮、半夏、枇杷叶、芦根、郁金、沉香、槟榔。以枇杷叶为重点，含"天地清肃之气，气薄味厚，四时不凋"；次则苏子，滋胃润肺，导气下行，均系上乘药物。其说对叶天士老人专以此二味降肺、胃逆气，止咳、去呕、通利肠道，起了不小启发作用，香岩大师巧开苏子、枇杷叶的来源，是继承缪氏。

❖ 冬虫夏草的作用

冬虫夏草产于西藏、青海、甘肃、新疆、四川等地，以青藏高原所生为优，个大、质坚、色正，能提高人体免疫力、修复力，清除自由基，补五脏，抗感冒，促健康。降血压、血脂、谷丙转氨酶、胆红素，改善心脑血管硬化、支气管炎、长期咳嗽、哮喘，调理神经系统，催人入睡，对肺纤维化有较好作用。在历史上被誉为治疗虚损药。经老朽验证，主要适应范围是易感、疲劳、失眠、久咳、哮喘、健忘、心悸、梦多、头昏、脱发、耳鸣、腰酸、生活力不足，其他则无明显治绩。所谓圣品可起神功，纯属夸大近乎荒诞。恶性肿瘤晚期或化疗后白细胞减少，如碾末食之，有一定效益。

❖ 桔梗功能有三

旧说桔梗载药上浮，如水能托舟，故升提之方均需本品。老朽临床取其三大作用，一是宽胸利气，解除痞满，与瓜蒌、枳壳、枇杷叶为伍；二是祛痰止咳，医支气管炎、支气管扩张、肺气肿，与紫菀、白芥子、茯苓、旋覆花配合；三是排脓，对肺痈化脓促之吐出，要和贝母、皂刺、鱼腥草组方。味苦者效强，甜桔梗力小而弱。

❖ 山药具六大作用

寿甫翁健脾益气固肠，善用山药，在开石膏处方中时常加入该品，以防凉药引起泻下，颇具巧思。老朽临床取其作用六点，一是养胃，仲景先师已开肇端，清贤叶桂继之于后，补气生津增强食欲；二是促进肠道吸收，制止大便滑泻，解除慢性肠炎；三是补肾，医记忆力下降、遇事健忘、形体消瘦；四是治心悸、怔忡不宁，医梦遗、滑精；五是疗糖尿病，降血糖、尿糖，治口渴、小便过多；六是每日吃 60g，可提高肾功能，去掉蛋白尿。久服助长免疫、抵抗、修复三力。

❖ 常食山药有益健康

山药俗称薯蓣，健脾养胃、补肺益肾，性味甘温，主虚弱无力、咳嗽、易汗、腹泻、肌肉缺乏丰满，起保健作用，为六味地黄丸中的臣药。老朽临床除取其固涩，调理肠炎、梦遗滑精、女子带下频繁，重点施治消渴，降血糖、尿糖，解除糖尿病，制止口渴、尿多、身形消瘦。还能预防器官早衰，使耳目聪明、牙齿晚脱，延年增寿。1979 年诊一妇女，患糖尿病已久，并发白内障，依靠胰岛素维持生命，血糖仍居高不下，据此情况拖至 5 年，委老朽中药以缓解之。嘱咐用山药 50g、黄芪 30g、人参 10g、玄参 10g、黄精 30g，每日 1 剂，水煎分 3 次服，长期饮用，坚持不辍。3 个月后病势好转，空腹血糖减少 1/3，小便排糖消失，山药之功不可湮没。

❖ 山药为补气药

六味地黄丸，为《金匮要略》崔氏八味丸减去桂枝、附子，其组成俗言山药、熟地黄、山茱萸三补，茯苓、牡丹皮、泽泻为三泻。所谓三补，壮水养阴。实际山药并非养阴之品，应列入健脾补气类，因同山茱萸、熟地黄组合，误认阴性药物。这种情况和大枣一样，只提与生姜配伍调和营卫，却忽视了其补气调胃作用，将其转化为生津益血的阴药，混淆了气血、阴阳界限，应予纠正重现原始面目。

❖ 白花蛇入药无奇迹

金钱白花蛇，价格昂贵，本草所记治风邪疥癣、筋脉拘挛、麻痹不仁、口眼歪斜，实际效果并不明显。近代有用以调理皮肤疥疮、顽癣，视为圣药。临床实践证明其肉与普通无毒蛇类相同，不含特殊成分。邓之成《古董琐记三编》说，他曾吃了3条，未见任何灵验。老朽临床多年，若单独入药，委以重托，基本是东郭先生，看不到真正的疗绩。

❖ 草乌有特殊作用

草乌根似乌鸦之头，非姜汁或黑豆制过不宜口服，外用不受此限。有大毒，俗名断魂草，因入药有效，又称还阳草。生者煮汁涂于箭头上，以之猎禽兽，为射网膏。味辛性热，通经络，利关节，破积聚，祛顽痰，疗恶疮、癌肿，医风、寒、湿痹，麻木、疼痛、活动困难，适于运动系统疾患，如风湿、类风湿、尿酸性关节炎，屈伸不利，痛势剧烈，甚至无法行走，功效超群，在附子、乌头、天雄之上，是一味良品。老朽之业师传授太师杜公见闻，遇一铃医，专治四肢肌肉、关节疼痛，重者卧床不起，已成废人，以草乌（制过去毒）300g、大黄10g、制乳香50g、炒没药50g，碾末，水泛为丸，每次5~7g，日3服，连用1~3个月能收显效，且可制止复发。老朽按法投之，果如所言。

❖ 莲类全身入药

桑与莲全株可入药，所治范围广泛，陆蒲石先生精理多科杂证，善取荷类疗病，人称"送莲大仙"。他投莲子医脾虚白带、泻下，每剂开至60g；吃莲藕调吐衄出血；莲蓬固肾止梦遗滑精；莲花打粉外敷洁面美容；莲房愈崩漏、二便下血；荷叶补中益气、清暑热、升阳、提举气机下陷。曾说本品一身都是宝，无废弃者，须量大方见功效，否则难显其力。老朽亦喜用莲，平淡易服，可药食两遣，能于保健中蕴含奇迹。

❖ 炭类止血效不持久

老朽《诊余偶及》曾写有四川唐容川调理血症遣药记，业师耕读山人生平很少给予炭化物。谓其止血属暂时性，复发率高，缺乏长效作用。炭类药固涩，血见黑则止乃想象论，与事实不符。地榆、小蓟、荠菜、贯众、白头翁、三七参、白及、黄药子、地锦、黄芩、鸡冠花、木槿、拳参、六月雪、黄连、苎麻根、仙鹤草、艾叶、阿胶、蒲黄、山栀子、生地黄、白茅根、卷柏、茜草，都有凉、黏、涩、凝多种功能。河北张锡纯先生亦是主张生药论者，对三七参的临床应用有深入研究。王大刀前辈除喜投阿胶止血，还长于开大黄，对上部口、鼻、牙龈、肌衄，皆取泻下疗法，特点是大黄之量在3~9g之间，最多不超过15g，反馈人信息"对应如响"。

❖ 冬虫夏草并非神药

清代官吏，刀枪入库，马放南山，功成身退后，喜吃滋补药物，认为人参、鹿茸、龟甲、冬虫夏草可以壮阳、益气、养阴益寿延年，十分荒唐，有的盲目服用，反被夭折。据说仅冬虫夏草一项，每年挥霍白银就达数百万两。他们相信邪术，用此草炖鸡、鸭，烹煮鹿蹄、熊掌、鱼翅、燕窝、果子狸，举为圣餐，享受富贵之乐，群起效尤。殊不知冬虫夏草的真实作用，除调肺益肾、宁嗽化痰、止血敛汗，并无大补功效，且疗效很低。于今又旧戏重演，当作礼品馈送，暗含指日高升，借草谋利，令人心酸，可封杀之。

❖ 金钱草量大排石第一

肾与输尿管结石，由多种因素形成，常和维生素A缺乏、细菌感染、尿中胶体凝结、钙的沉积、活动量少、长期小便不利有关。在运动时若少腹发生疼痛，谓之肾绞痛，能放射到周围，十分剧烈。中医调理除辨证论治，也要掌握针对性药物，否则其力不显。老朽解脱此证，以胡桃、鸡内金、金钱草为主，配入相应之品，颇有疗绩。处方为金钱草50~100g，水煎两遍，送下鸡内金粉20g，分3次服；每天吃胡桃10~20个，连用不停，可获得较好的效果，是一首简易良方。若促使结石下行，于所煮汤液内加大黄1~4g，更佳。

❖ 白果的多项用途

前人植树后世乘凉，银杏又名祖孙树，山东浮来山的一棵白果树历经沧桑，已有三千年以上的历史，可能是全国寿命最长的一棵。丁子坤医家临床多年，喜以白果入药，认为平妥力佳有多项用途。一可温肺、宁嗽、止喘，治支气管炎、哮喘；二可回缩小便频数、遗尿，治老人前列腺肥大、小儿尿床；三可疗妇女白带、阴道分泌物过多，治阴道炎、子宫颈糜烂。其叶降血压、血脂，对原发性高血压、胆固醇与甘油三酯超正常范围均有降下作用，是一味良药。老朽验证的确如此。

❖ 土茯苓六项作用

土茯苓，名光叶菝葜，攀援灌木类，性平甘淡，为治疗性病梅毒的要药。老朽应用重点有六，一、调理各种恶疮、肿毒，给予疗疖、大颗粒痤疮、肿瘤、蜂窝组织炎，对皮肤癌有较强的抑制作用，属抗癌药；二、医皮肤湿热作痒湿疹、荨麻疹、银屑病、神经性皮炎，都有良效，且含抗过敏功能；三、止腹泻，通过利水分化二便，宜于肠炎、肠道易激综合征，或慢性休息痢；四、抗风湿，对风湿、类风湿、尿酸性关节炎，消肿、利尿、镇痛起明显功效；五、强筋壮骨，疗四肢拘急、腓肠肌痉挛，富助力保健作用；六、身痛、沉重、酸软服之，可得到改善。每次配方，应开至 30~90g，少则成绩难见。民间谓之山归来、仙遗粮、土饭团。

❖ 土茯苓开量要大

土茯苓祛湿利关节解毒，应大量投予，要达到 20~90g，少则功效不显。医皮肤瘙痒、抗梅毒，为专科名药。一可用于疮疡红肿热痛，与银花、连翘、蒲公英配合，促其内消，破溃后易于排脓。目前列入抗癌队伍，抑制恶性肿瘤发展，致其体积缩小。二治泌尿系统感染，尿急、尿频、尿热、尿痛，甚至尿血，特别对伴有腰痛的肾盂肾炎，和柴胡、黄芩、鸭跖草、穿心莲同组，收效最佳，单方一味，也有作用。上述所举，乃老朽的确切经验。

❖ 菖蒲遣用四途

菖蒲分石菖蒲、九节菖蒲两种，功效相仿，可以通用。民间以之置水缸内，能防疫避瘟、解毒。入药投予范围较广，清贤王孟英十分欣赏。老朽应用取其四途，一是芳香开窍，醒神回苏，对高热昏迷不省人事，给予救急；并疗健忘记忆下降，头脑昏沉、反应迟钝。二是醒胃化浊，促进食欲，助力运化，解除恶心、胸闷、腹胀、隐隐作痛。三是治神经性耳聋，和柴胡、龙胆草、石决明、小量大黄组方；同蝉蜕合用，调理嘶哑，能发声音，医噤口痢。四是祛风寒湿痹，经脉拘挛，霍乱转筋，活动受限；配伍王清任补阳还五汤亦适于左瘫右痪，乃一味良药。

❖ 全蝎的临床功效

全蝎，其力在尾，属虫类要药。医风湿袭入经络，皮肤痒疹、久咳不止、口眼歪斜、淋巴结核、颜面神经麻痹；能息风定惊，疗高热抽搐、癫痫、周身疼痛。"诸风掉眩皆属于肝"，对内风萌动、头目眩晕，均起作用。民初诸城王肖舫医家，提出本品重点治疗腹痛，凡经常隐痛不已，排除阑尾炎、慢性肠炎、梗阻性便秘、手术后粘连，服之有良效，每次9~15g，加相应针对性药物，水煎饮下；吃粉剂亦可，须减量一半。

❖ 山楂为水果之宝

山楂性味酸温，为药食双用品，又名红果、山里红，具有多项用途，老朽取其一可健胃开胸，祛油腻，消肉积，助运化，促进食欲，炒焦后力缓，宜于虚弱人，常与神曲、麦芽、枳壳、槟榔组方；二可降血压、血脂，持续时间较长，且能减退肥胖，回缩脂肪肝；三能活血散瘀，使子宫收缩，治内膜增生月经淋漓不止，产后腹痛恶露难下；四能抑制肠道过度蠕动，大便次数增多，或不断腹泻。山楂树的叶、根亦有上述作用，但偏降低血脂和水肿证，水煮外洗可疗疮疡红肿、灼痛、发痒。果内木核专治疝气、睾丸胀痛。

❖ 山楂广医多病

山楂健胃消食、行瘀利滞，除作用消化系统还医子宫收缩无力、促进内膜脱落，疗月经淋漓、产后恶露不止。老朽经常给予高血压、高血脂，头痛、眩晕、目糊、耳鸣，脂肪肝、体重超标，抗动脉硬化，投 15~30g，与夏枯草、决明子、钩藤、茺蔚子、桑寄生同方；其叶和柿叶、银杏叶、梧桐叶组合，名四叶汤，起类似作用。改善心脏冠状动脉供血不足，消除胸闷、憋气、食少，投 15~25g，与丹参、郁金、川芎、黄芪、葛根同方。纳呆、积食不化，腹内胀满，胃酸缺乏，萎缩性胃炎，用 10~20g，与厚朴、鸡内金、炒麦芽、范志曲、石菖蒲同方。每日 1 剂，水煎分 3 次服，连饮 10~15 天，皆见效果。

❖ 山楂为降血压、减肥之品

山楂属酸温性水果，祛油腻，助消化，活血祛瘀，行气降痰，利水邪。水煮外洗医疮疡瘙痒；和麦芽（或谷芽）、神曲、槟榔组方，治纳呆、厌食、腹中胀满、积聚内停，名四消饮。老朽经验，其主要作用尚有两点，一是降低血压、抗动脉硬化，平素日吃 6~15 个鲜果，或干片 30g，连用 30 天；二是降低胆固醇、甘油三酯，配合白果叶、决明子、月见草、泽泻、茺蔚子、何首乌，水煎服。曾制定一方，称下血压血脂两用汤，计山楂片 30g、夏枯草 20g、黄芩 15g、决明子 30g、泽泻 10g、益母草 15g、川军 2g、葛根 10g、野菊花 10g、黄芪 30g，水煎分 3 次饮之，每日 1 剂，连服 20~50 天，功效甚佳。

❖ 秫米亦属药物

秫米入药，有半夏秫米汤，论者谓指黄米（粟）、大粒稷米，均未言中真义。多种文献都记为高粱米，为酿酒的原料，俗名红高粱白酒。其临床作用，八个字可以概括，和胃、治泻、镇静、安眠。

❖ 罂粟壳四种作用

罂粟壳性平酸涩收敛，有小毒，划破取其浓汁可提鸦片，常服能成瘾君子。在临床上是一味好药，主要作用有四个方面，一治咳嗽日久不止，吐大量水样痰，口黏，胸痛；二治肠道功能紊乱、慢性肠炎、休息痢，长期腹痛泻下，大便次数增多；三治经常失眠，噩梦纷纭，或浅睡易醒，老人枕上张目待鸡鸣；四治尿崩症、口渴、小便频数超过平素量 1~3 倍。老朽遣用本品，掌握少开、暂服、中病即停，每剂 3~6g。

❖ 罂粟壳疗久泻

教育家文载道告诉老朽，其祖父从事岐黄事业五十年，处理疾病左右逢源，遇一患者腹泻8个月，消炎、固肠、利小便，吃中西药物百疗乏效，无脓血和里急后重，呈瀑布样，日下2~3次。体重下降10公斤，已卧床不起。他用尼泊尔验方罂粟壳9g，水煎分2次服，每日1剂，泻止便停，以免转成瘾君子。出乎预料，7天即愈。单方一味，真乃胜过大医。这一病例，甚有参考价值。并说新泻忌涩，久则宜补，长期不见转机，可另觅他法，如本案之罂粟壳汤。

❖ 罂粟壳的应用

罂粟壳性味酸涩，敛肺、固肠、止痛，医咳嗽、腹泻、痢疾、失眠、梦遗滑精、身体疼痛，是一味多向性良药。因具成瘾性，不可久用、多服。老朽临床调理失眠、咳嗽、泻下三证，功力立竿见影。凡顽固性咳嗽、夜卧浅睡易醒、慢性肠炎日久不愈，只要辨证准确，皆能药到病除。1972年诊一慢性咳嗽，男性，60岁，既往有支气管炎史，医院诊为肺纤维化、间质性肺炎、肺气肿，吃药打针日久均乏疗效，转中医就治。曾授予《金匮要略》苓甘姜味辛夏仁汤加减，计紫菀10g、半夏6g、款冬花10g、茯苓10g、杏仁10g、五味子15g、白前10g、百部10g，水煎分3次服，连饮7天，石沉海中无有反响。将五味子加之30g，依然如故。后忆及罂粟壳可委以重任，开了9g，添入此方内，果见灵验，又用1周，咳嗽停止，邪退而安。本品于呼吸系统，医疗作用堪称一流。

❖ 木槿花治痢

山东五峰山为道教圣地，民初其中一老道士，常用单方小药布施民间，他治赤痢里急后重、泻下脓血，以车前草30g、木槿花30g，水煎后加冰糖30g溶化，分3次口服，一般3剂即止，极有效验。

❖ 九香虫治胃痛

医友石焕章，善调胃肠病，对消化系统多种炎症，认识准确，施治简化，成绩很佳。曾对老朽说，方小药少易于总结得失，有利更改创新，提高治术含量。他医胃炎、十二指肠炎组成一方，以疗胀、痛、泛酸、灼心为主，有枳壳 15g、吴茱萸 9g、大槟榔 9g、九香虫 15g，水煎分 2 次服，每日 1 剂，连用 7~15 天。其中九香虫助阳、温内、散寒、止痛，行气之力良好，不要减量。老朽曾照法投之，效果令人满意。

❖ 龙骨治精神异常

龙骨性平味涩，为古代恐龙类动物化石，镇惊潜阳、收敛固脱，医烦躁、失眠、惊恐、心悸、癫痫、腹泻、脱肛、遗精、带下，《伤寒论》中与牡蛎配合，为比目鱼药。调理精神分裂、狂躁不安，每剂开到 40~80g。近贤张锡纯取其保护元气；张简斋投予虚火过扰、噩梦不断，收入扶正、安神行列中。老朽临床，主要用于平肝潜阳。又因固涩性强，能令二便短少，更衣困难，宜加入滑润、通利之品纠正此弊。1975 年诊一 40 岁妇女，过度兴奋，精神失常，生活规律紊乱，逢人诉说衷肠，话多无有休止，敲盆击碗，自己言语，似同宇宙辩论是非，脉弦。据陪人讲，无家族史，突然发生，已达 9 个月，希望解去亢奋状态、转为安静。当时就以龙骨为主，添他药相辅，有龙骨 80g、牡蛎 40g、酸枣仁 20g、夜交藤 20g、山栀子 15g、大黄 4g、元明粉 4g，水煎分 3 次服，连用 8 天，病情即减，把量压缩一半，每日 1 剂，又饮 2 周，霍然而愈。

❖ 降阴火宜龙骨、牡蛎

继志堂曹仁伯调理低热乏力、神疲便溏，认为脾阳下陷，阴火上乘，以甘温除热，投补中益气汤加鳖甲，吸纳潜降，颇有卓见。恽铁樵老人医虚火夹食，肌肤燥干，超过 7 天，提出"热虽壮不能汗，腹有积不可攻"，开小量当归、白薇、知母、黄芩、枳壳、杏仁，清上利下，学者推为良治。老朽经验，若中气不足，降阴火鳖甲不如龙骨、牡蛎；体弱食积便秘，可吃香蕉 3 只或空腹喝牛奶 300ml，滑润肠道，疏通大腑，很起作用，配合组方，极富功效。

❖ 镇海金针龙骨、紫石英

中医遣药，与现代医学途径不同，不是以所含蛋白质、氨基酸、维生素、多糖类、微量元素等成分，来确定治疗作用，如龙骨不单纯取钙，而用其止泻、定惊、潜阳，往往在化验能见之外，产生于未知数中。1955 年诊一部队文职人员，腰腿疼痛，行走困难，医院诊断缺钙，吃了大量骨粉类，病情不减，老朽按风湿痹证疗之，给予独活、防风、白芷、苍术，迅速转佳，足以说明这个问题，盲目处方就会走入误区。家父经验，患惊恐坐立不安，或心慌志忐、震颤不已，除考虑给予桂枝、酸枣仁、炙甘草、茯神、人参、麦冬、阿胶、龙眼、五味子，还要将龙骨、紫石英推向临床。二味配伍比较少见，医治功能却超出人们的想象。开龙骨60g、紫石英40g，按3:2比例组方，每日1剂，水煎分3次服，连用7~20天，即可解除，命名镇海金针。老朽实践，易见效验，是一首不倒翁汤，量大而稳，无不良反应，若有呕恶，加生姜6片。

❖ 牡蛎软化硬结

龙骨镇惊安神、敛汗固脱，牡蛎软坚散结、涩肠止泻，二者相须，为比目鱼。医烦躁、失眠、浅睡、梦多，胸膜动悸，心神不安。近代医家调理精神分裂暴怒、狂躁、奔走、吵闹不休，和大黄、元明粉组方，各投50~80g。不宜单独应用，防止大便干结难下，加重病情。老朽临床，专开牡蛎治胁下痞满、淋巴结核、甲状腺结节，配合柴胡、瓜蒌、乳香、没药、鳖甲、海藻、露蜂房、黄药子，消散积聚，很起作用。亦可加入活血化瘀之品如桃仁、红花、丹参、䗪虫、桂枝、凌霄花、牡丹皮，提高疗效。1982年一妇女患者，颈部出现硬结，有枣核大数枚，发胀，无疼痛感。医院检查排除囊肿，认为结节，未下明确结论，委老朽施治。从触诊推断，非马刀、侠瘿，与结核不同，以癥瘕积聚定义，给予行气、活血、软坚、开结药物，计牡蛎40g、浙贝母10g、夏枯草10g、蜀羊泉15g、三棱10g、莪术10g、鳖甲15g，水煎分3次服，每日1剂，连用30天，硬灶软化，明显缩小，嘱咐继饮勿辍，又吃了2个月，完全消失。牡蛎发挥的作用，不要忽视。

❖ 牡蛎治淋巴结核

《伤寒论》中，牡蛎皆和龙骨配伍，形成对药，以镇静、定惊、安神为主。人们忽视了能治胁下痞硬、软坚散结的作用，杂方派医家重视其治胁下痞硬、软坚散结的作用，以其调理马刀侠瘿，很见功力。抗战时期，河北一走方郎中来山东开诊卖药，具有较高水平，求治者有时户限为穿。其携来一种自制品名疙瘩丸，专疗颈部淋巴结核，即顽痰凝结证。方含大量牡蛎，加浙贝母、黄药子，其他尚有二味不详，每次 10g，日 2~3 服，连用 1 个月，都可逐渐消除。老朽亦曾仿制只投以上 3 种药物，也起效果，写出供作实践研究。

❖ 鼠妇、蛴螬的应用

鼠妇亦名蟏蛸、瓢虫、地虱、潮虫子，在水缸、屋角湿地活动，性味酸平，《金匮要略》鳖甲煎丸已收入药。能利尿消癥、软坚散结，治口腔溃疡、慢性炎块、肝脾肿大。蛴螬又名地蚕、核桃虫、金龟子，性味咸温，长于活血消肿、止痛，医跌打损伤、祛瘀生新，首见诸大黄䗪虫丸。治痈疽、关节炎、湿疹、小腿丹毒。二味合用，可疗癥瘕、积聚、硬痛，对肝硬化、慢性盆腔炎、四肢末梢神经麻痹、子宫肌瘤、类风湿关节炎、班替氏综合征，都有作用。1959 年诊一男性早期肝硬化，门脉宽，脾脏肿大，腹胀隐痛，无水液潴留现象。即投鼠妇（炒）100g、蛴螬（炒）100g，加醋鳖甲 100g、三七参 50g、鸡内金 50g、丹参 30g、藏红花 10g、大黄 3g，碾末，水泛为丸，每日 5g，日 3 服，吃了 1 剂，症状大减，B 超检查，已转为正常。

❖ 水蛭、虻虫破血医狂

水蛭又名至掌、蚂蟥，性味咸平，破血逐瘀，医癥瘕，消慢性炎块，通月经下行，习用于脑血栓、半身不遂，有抗凝作用。虻虫俗称牛虻、大母蚊子，功能和水蛭相似，活血脉，攻积聚，除跌打损伤瘀血停留，疗子宫内膜异位附件炎肿。二药合用，《金匮要略》大黄䗪虫丸、《伤寒论》抵挡汤已开其端，临床施治列入破血祛瘀药中。碾末，制成丸散，节约药源，比汤剂之效佳。老朽少时见一袁姓医家，善调狂证，喜投奇品，绰号"怪翁"。曾诊一 40 岁左右妇女，家事烦恼，月经停潮，妄言不断，逐渐发展为精神分裂，打人毁物，力大无穷，疯闹不已，吃礞石滚痰丸、控涎丹如水掷石，毫无反响，他开了水蛭 15g、虻虫 10g、䗪虫 15g、蜣螂 10g、大黄 30g、元明粉 20g、桃仁 10g，每日 1 剂，水煎分 3 次服，连用 5 天，即稳定下来，善后减半继续饮之，突出水蛭、虻虫、䗪虫、蜣螂四味，大黄、元明粉相辅，未再复发，恢复了健康。

❖ 妇科四宝

山东鲁北妇产科医家，常重视四宝的临床应用，能调理内分泌，对冲、任、带三脉起至关重要的作用。一是当归，增强子宫、卵巢发育，补血、养血，保护妊娠；二是香附，理气解郁，消除烦闷，行滞止痛，有调畅气机大帅之称；三是柴胡，疏肝利胆，条达冲脉，舒通气结，宣发"怫郁"，除去抑郁，和解表里；四是益母草，活血化瘀，推陈出新，促进子宫收缩，防止感染，使月经来潮。

❖ 妇科守门二将

香附行气解郁，调经止痛，医气机障碍胸膈痞满、呕吐泛酸、胁腹胀痛、有药中气帅称号。与柴胡配伍，利用宣散开结能提高功力，习称妇科守门二将。临床对气郁不舒、身似束缚、烦躁易怒、背部发胀喜欢捶打、叹息则快、月经周期紊乱先后无有定时，均有较好的效果。重点取其行气、解郁、开结。投量二味相等，或者香附占2/3，柴胡居次，不低于1/3。1980年诊一家庭妇女，医院判为精神分裂，浅睡易梦、话少、多疑、善感，就诊时谈三道四，只吃1剂，即言无效，另换他方，情况依然。医家敬谢技穷，不敢开药。老朽调理亦怀恐惧，姑以小方试之，即给予百合15g、合欢花15g、郁金15g、香附30g、柴胡15g，水煎分3次服，由丈夫主持连用3天，比较稳定，又继饮7剂，病况明显好转，嘱咐勿停，以平为期。2个月吃了40余剂，终于获愈。

❖ 当归的应用

当归虽有头、身、尾之分，均属补血药，投予范围很广，妇产科应用最多、谚语说坤医十人九个处方当归。老朽临床凡阴虚血亏患者，症见面容苍白、身体羸瘦、肌肉松弛、月经量少，给予15g，和白芍10g、阿胶10g、熟地黄15g配伍，调治多种贫血；气血不足疲乏无力、精神不振、口唇失去红润色泽，给予15g，和人参10g、黄芪30g、桂圆30g组方，调治羸弱、久病之后健康状况未渐恢复；腹痛、腰酸、月经下行困难，给予20g，和木香10g、川芎10g、香附10g、杜仲10g合用，调治痛经、腰肌劳损、经前期紧张症；津液匮乏肠内干燥、大便秘结，给予40g，和生地黄20g、麻仁20g、麦冬20g、大黄2g同服，调治热性病转愈期便秘、习惯性干粪梗阻。均每日1剂，水煎分3次服，有明显的效果。寒凉地带民间以其为主，用40g，加生姜10片、羊肉100g，添水煮1小时，吃肉喝汤，即《金匮要略》之当归生姜羊肉汤，温里壮阳、御寒保暖，防止发生冻伤。

❖ 保健用当归

当归又名山蕲，芽苦而温，养血调经、润肠通便，医腹内寒邪阵发性疼痛。补内有动，行中含补，以补为主，走行次之。调理冲任二脉，令血下行，按时来潮。温养之力能改善体质，被认为补血药，位列上品。习惯所言，其头补血、身养血、尾活血，三者作用不同，实际不确，非临床家之经验。在妇产科之外，老朽常以之配合人参、龙眼、红景天，重点治疗身体虚弱、气血不足、疲乏无力、面失华色。在冬季严寒季节，以当归 30g、羊肉 100g、生姜 10 片、熟附子 15g、桂枝 15g，水煎分 2 次吃肉喝汤，增强抵抗力、免疫力、修复力，起保暖防邪作用，可降低风寒感冒发生率。1960 年生活困难时期，由于缺乏营养，笔者身体状况低下，头眩、消瘦、畏寒、经常感冒，即不断取此方服之，效果良好，于今已及 90 岁还在人间。

❖ 阴寒便秘用当归、肉苁蓉

凡阴寒体质大便燥结，属水冷结冰，不宜通利，要滑润温化肠道令干粪下行，伤损气血之品一律禁用。试给予当归 30g、肉苁蓉 50g、麻仁 15g、苏子 10g、蜂蜜（冲）60ml，每日 1 剂，水煎分 3 次服，晨起空腹喝牛奶 1 袋，连续应用，大便即可恢复正常。

❖ 香附、甘松配方遣用

香附、甘松配合一起，名理气汤，能行气开郁、温化止痛。入药投量香附 15g、甘松 15g，治肝气冲胃影响气机升降，胸阻脘满，泛酸，食欲低下，脉象弦紧，腹内胀痛；加枳壳 15g、柴胡 10g、高良姜 10g，适于胃炎、十二指肠炎与溃疡病；加当归 10g、川芎 10g、没药 10g、延胡索 15g、吴茱萸 7g，活血祛瘀，温化利冲，缓解子宫平滑肌收缩，可治疗妇女月经来潮前乳房膨胀、乳腺小叶增生、血量减少、排出障碍、痛经。均每日 1 剂，水煎分 3 次服。痛经症也可在月经下次经行前 7 天开始饮用，血见停止，连续 3~6 个周期。其他不受时间限制，痊愈为度。因香附为气中之帅，甘松属醒脾理气之王，作用虽异，联合使用却不差轩轾，疗效最易得到喧喝。

❖ 女科良药益母草

益母草活血祛瘀、利水消肿、促进子宫回缩排除产后恶露，又名坤草，为妇产科要药，现有商品益母草膏。种仁茺蔚子，降血压、血脂，和决明子共称明目二宝。老朽临床起用本药目的有三，一降血压，二利尿消肿，三止崩漏出血。1982年医一妇女，子宫内膜增生，每次月经来潮，流血不止，医院准备诊断性刮宫，患者转来求治。见其有明显贫血现象，传统认识属血失故道，应开通血路回归冲脉，以四物汤为基石加活血祛瘀法，授予生地黄10g、当归10g、白芍10g、川芎10g、红花10g、益母草20g，每日1剂，水煎分3次服，连饮10天血即停止，制成水丸做善后调理，已恢复正常。

❖ 高血压水肿可加益母草

1968年"文化大革命"期间，诊一40岁男子，颜面水肿，眼睑凸出如半个鸡蛋，饮食、睡眠尚可，唯小便较少。曾在山东省级医院诊断印象急性肾炎、皮肤潴留性头面水肿、非典型性丹毒，投抗菌、消炎、利尿药不见好转，送来请老朽医治。舌苔白腻，无汗身痛，脉象沉弱起手不能上浮，乃断为虚证，嘱其改换中药，开麻黄汤加味方，计麻黄15g、桂枝15g、杏仁9g、附子9g、赤小豆100g，水煎分3次服，连饮5剂，虽见功效，然减不足言，且血压升高，感觉头痛，在此基础上又加入益母草50g，继续未停，共9剂，血压下降、小便增多、水肿逐步消失。通过本案显示两宗疗点，一是麻黄升压，应予注意，赤小豆利水不太理想；二为益母草不仅有较佳畅通尿道作用，降低血压的功能也十足可靠，乃双向良品。这例风水证，因当时白术短缺，未有添入。

❖ 红花的用途

红花活血散瘀，止痉消肿、通络脉、下月经，为内、妇、伤科要药。分红兰花（草红花、常用红花）、藏红花（番红花）两种。藏红花属鸢尾科，并非产于西藏，而是由印度、尼泊尔、不丹进口输入内地，因价格昂贵，投用较少，已列为高级染料、化妆及食物添加剂。老朽临床，第一治面色素沉着，眼周黑圈，皮肤粗糙，盆腔炎块，月经延期、量少，同当归、川芎、丹参、赤芍、桃仁、䗪虫、泽兰、凌霄花、桂枝、益母草、小量大黄合用；其二调理高血压、脑梗阻，中风后半身不遂，心脏冠状动脉粥样硬化供血不足，和葛根、川芎、山楂、丹参、水蛭、三七参、大量黄芪组方。以上均每日口服 3g，连吃不辍，效果明显，能起较好的作用。

❖ 乳香、没药的应用

乳香、没药产于热带，为树中流出的脂液，常二者同用，习称乳没，一般均经过炮制入药，否则刺激胃黏膜，令人恶心呕吐。老朽临床应用，一可活血化瘀，医跌打损伤、局部红肿灼痛，宜与血竭、三七参配伍。二可止痛，解除内在、外伤、痈疽各种疼痛。于相应处方中加入二味，能提高功效，张锡纯先生之活络效灵丹就是例子。三可化腐生肌、煨脓长肉。疮疡破溃，取细粉外敷，易于干燥结痂，促进愈合。可给予脓肿、蜂窝组织炎、乳腺炎、小腿溃疡、骨结核，无论口服或外用，都有良效。实践经验，若消化系统溃疡吃乳、没细粉，有修复疮口的作用。

❖ 白芍三用

白芍药为四物汤药品组成之一，养阴补血，柔肝、抑制阳亢、风邪内动，起收敛镇静作用。老朽临床，一是止痛，缓解抽筋，与甘草配伍，酸甘化阴，每日投 20~60g，宜于腹内疗痛，腓肠肌痉挛；二是平肝息风，治头痛眩晕、易惹好怒、烦躁不宁，通过滋水涵木，令火邪下降，与龙胆草、钩藤、天麻、牡蛎、石决明、白蒺藜合方，开 15~30g；三是健身护正，调理阴、血两亏，身形消瘦、面无华色、月经延期量少，用 15~20g，与当归、熟地黄、阿胶、枸杞子、麦冬、龙眼、女贞子、制何首乌、山药、大枣联手，收效最佳。经验证明，稳妥之物，虽服较久，未见大碍，能建良功。

❖ 白芍养阴可法

白芍性味酸平，养血敛阴，柔肝止痛，医肝阳上亢头痛眩晕、胁腹疼痛、月经超前、筋脉拘挛、小便不畅。《伤寒论》同桂枝结对，调和营卫，如中风解表的桂枝汤（桂枝、白芍、甘草、生姜、大枣），收录处方 20 余首。妇科应用最多，与当归配伍常规，习呼补血汤；同柴胡一起益阴疏肝，条达情志抑郁，称柴芍保安汤。因含安息香酸，镇痛功力很佳，师仲景先师经验者，则将疗痛作用放在第 1 位。民国初期苑幼草前辈，加香附共组，列入妇科益血、行气、解郁、散结的优选药。老朽临床，养阴居首，止痛第二，补血属三。1975 年诊一女子，面黄肌瘦，身重不足 40 公斤，结婚 5 年未孕，月经延期，量少，2~3 个月 1 行，体温未变，感觉内外烦热。口干喜饮，脉象稍数，呈现营养不良、贫血状态。即以四物汤加味，重用白芍，计当归 10g、熟地黄 10g、川芎 10g、白芍 30g、红花 10g、人参 10g、桃仁 10g、鸡血藤 20g，添入砂仁 10g 开胃进食，水煎分 3 次服，每日 1 剂，连用 1 个月，病情转化，体重增加，脸上已见红润，诸证均减，效不更方，又继续 20 天，月经来潮，逐渐恢复健康。

❖ 临床重用白芍

张锡纯、张山雷、张生甫国内三张，将白芍作为临床重点，主要取其柔肝化阴，补血镇痛，缓急涵阳，其次稍兼利尿作用。调理内科疾患，大都预尝本品，如常投之逍遥散（柴胡、当归、白芍、白术、茯苓、甘草、生姜、大枣、薄荷），从事妇产的医家，都表示青睐。老朽所见数十位善于疏利肝胆的名手，均推为圣药，和柴胡配伍，举称第一。老朽应用《伤寒论》四逆散（白芍、枳壳、柴胡、甘草），凡气郁不伸、精神抑制、头痛脑涨、烦躁好怒、脉象弦紧，即以之当君，开 15~30g、柴胡 15~20g，列入疗肝、解郁、散结、止痛的队伍中，可获得理想的功效。

❖ 论解表忌白芍

《伤寒论》所载桂枝汤禁忌"脉浮紧，发热汗不出者，不可与之"，因方内白芍收敛影响发汗，绝对的说"常须识此，勿令误也"。实际已打破界限，小青龙汤就有桂枝、白芍，尽管含有麻黄，同样也是解表的障碍，要灵活运用，切勿看作冰火不能同炉。老朽经验，缘于这种关系，只可在宣散方中少投或不用白芍，不应视为相反对象。家父生平最喜欢小青龙汤，加减过程，几乎都加白芍，服后仍津津见汗，未发现是绊脚石，伤寒派前辈吴七先生遇阴虚外感风寒之人，授予麻黄汤时，恐耗损过多津液添入白芍 6~10g，保驾护航，纠正药弊，效果依然显赫，足以说明有故无殒的治疗方法，还属一大特色。

❖ 白芍为止痛的先锋

孙少卿医家，为张锡纯先生私淑弟子，受《伤寒论》及其师影响，平生喜开白芍，有丰富经验，于养阴补血处方内与当归、熟地黄同行，列为三君子。柔肝、散郁、降火，同柴胡合用，每剂动辄30g。重点放在止痛上，凡疼痛症，无论内伤、外感，均不离本品，常开到30~90g，只有跌打损伤需要活血化瘀，改投三七、血竭、乳香、没药，皆囊中神药。他说白芍的镇痛十分平妥，如佛门施粥不留名字，无副作用，量虽大也少不适感，乃本草精英。

❖ 白芍、附子止痛

白芍、附子在《伤寒论》《金匮要略》中应用较多，属热门药，很大程度上用于镇痛，被《菊仙医案》列为缓解疼痛的圣品。一阴一阳相互配伍，可以寒热双向调节。老朽临床对阴虚、血亏之人感受风寒，邪气刺激肌肉、关节，身体疼痛，常投二味，加入生姜，防止恶心影响胃纳，即芍药附子生姜汤。开量和《菊仙医案》不同，以偏于扶阳祛寒的附子为君，20~40g；侧重补阴血不足，突出白芍，各开20~40g；生姜居次要地位，10~20g，病例统计，收效很佳。1982年南乐一患者求诊，医院诊为痛风、类风湿关节炎，遍身疼痛，关节剧烈，病史4个月，久医未见起色，苦不堪言。当时便以本汤授之，计白芍40g、附子（先煎90分钟）40g、生姜30g，加独活20g、没药10g，每日1剂，水煎分3次服，连用10天，开始好转，让其原方勿改，继续不停，共25剂，竟症状消失，满意治愈，尔后未再复发，功力之速老朽亦感到愕然。

❖ 镇痛突出白芍

老朽调理胆囊炎，常投柴胡、香附、黄芩、鸡骨草、川楝子、虎杖，急性期加蒲公英、败酱草、大青叶、紫花地丁、田基黄、六月雪，疏肝利胆，消除炎变。吴七先生别出心裁，以《伤寒论》大柴胡汤打头阵，重用白芍能缩短疗程。曾诊治一50岁男子，恶心、厌食、便秘、上腹部持续性剧痛，投以此方，诸症很快瓦解。计柴胡20g、黄芩15g、茵陈15g、山栀子15g、枳壳15g、大黄6g、元明粉6g、白芍60g，每日1剂，水煎分3次服，连用3天，病减大半，改为 2 日 1 剂，又饮 6 天，即完全转愈。以大柴胡汤损益不足称奇，唯大量白芍清热、养阴、柔肝、缓急起了核心作用，不开止痛药而求助此品，独具一格，堪称经方家的临床典范。

❖ 治哮喘不用白芍

老朽少时见一老秀才，丹凤眼，卧蚕眉，络腮胡子，群呼刘三叔。因其貌古怪，乡试二次均落第，乃改习医术。精通《内经》《难经》《伤寒论》《金匮要略》《千金要方》，提及一字，便张口诵来，治学功夫非常惊人。他的遭遇类似庞凤雏，然岐黄成就却登峰造极。曾说《伤寒论》喘家作，投桂枝汤加厚朴、杏仁，漏掉去芍药三字，因有白芍影响疗喘；小青龙虽收该药，方中麻黄可以抵消此弊，白芍收敛止咳不忌，若宣肺平定哮喘，则欠适宜。在本汤内加入细辛、五味子、桔梗、皂荚，专医普通咳嗽，如慢性支气管炎、肺炎、肺气肿、间质性肺炎、结核病，皆易取得功效。老朽开桂枝 9g、杏仁 9g、厚朴 9g、甘草 6g、生姜 10 片、大枣（劈开）10 枚、细辛 6g、五味子 15g、桔梗 10g、皂荚 6g、每日 1 剂，水煎分 3 次服，命名刘氏汤。

❖ 丹参属于奇药

丹参活血散瘀，虽有"一味丹参散功顶四物汤"之说，然其并非补药。张锡纯前辈十分欣赏它，以之为君，组成活络效灵丹（丹参、当归、乳香、没药），调理肩胛、四肢疼痛，被称名方。本品临床，对心、脑血管有特殊作用，能抑制血小板聚集，扩张血管，改善微循环，促进血流量，纠正供血不足缺氧状况，降血脂，抗动脉硬化。对心绞痛、脑梗阻、脑血栓形成，有多靶点理想的施治途径。

❖ 丹参不宜单用

丹参活血散瘀，能扩张心脏冠状动脉，增加血流量，改善心肌营养，抑制血小板聚集，防止血栓形成，抗动脉粥样硬化，被认为权威药物。老朽发现，单方应用功效并不十分理想，若同川芎、黄芪、葛根相配，对扩张心脏冠状动脉则能提高临床效果。和他药结合共组，易于发挥作用，独自孤军作战，比较黯然。传统处方强调君、臣、佐、使，有深刻的涵义，不可丢失。

❖ 丹参催人入睡

丹参性味苦而微寒，活血祛瘀、通利月经，且能清热凉血，治心烦不寐、温邪入营。常取其调理心脑动脉硬化，扩张血管，促进血流量，改善供血不足，防止梗死。老朽临床，凡神经衰弱反复颠倒、虚烦难眠，一般不投酸枣仁、百合花、夜交藤、合欢皮、茯神、朱砂、秫米、柏子仁、琥珀、罂粟壳，喜开丹参 30g、黄连 10g、莲子心 10g、山栀子 15g，加龙骨 20g、牡蛎 20g，镇惊潜阳，名菩萨汤。1980 年诊一民企巨商，50 岁左右，因业务繁忙，曲运神机，头昏、健忘、烦躁、入夜不宁、严重失眠，以此方授之，水煎分 3 次服。突出丹参，升至 40g，先后共饮 30 余剂，终于纠正了人体生物钟，恢复常态。丹参调理失眠的作用，得到肯定。其他有用以治血栓性脉管炎并不理想，或谓"一味丹参散，功同四物汤（当归、熟地黄、白芍、川芎）"，则和事实不符。

❖ 丹参、牡丹皮配伍应用

丹参、牡丹皮活血、通络、散瘀、习称双丹，为妇科要药，调理冲脉瘀滞、月经延后、量少，与三棱、莪术、桂枝、红花、当归、川芎组方，效力最佳。同时亦可用于心脏冠状动脉粥样硬化，胸闷、气短、呼吸障碍之心绞痛，扩张血管、抗血栓、改善微循环、促进血流、降低心肌耗氧量，防止心肌梗死和再次发生，临床处方，一般是丹参 20~40g、牡丹皮 10~20g，加三七参 6~10g，可提高镇痛之力，加黄芪 30~60g，可益气、帅血运行。也宜给予脑梗阻、血栓形成、半身不遂证。每日 1 剂，水煎分 3 次服，连饮勿停，情况转化方止。

❖ 莲子有妙用

荷有八药，指荷花、荷梗、荷叶、莲子、莲须、藕节、莲子心，莲房、其中莲子药食两用，为主要部分。建莲色白，湖莲黑褐，白色莲子居优。临床应用健脾止泻、补益中州，有良好的营养价值。叶桂学派喜投本品，常和扁豆、山药组方，名益胃固肠汤，治小儿虚弱、腹泻，每味均开 10g，水煎分 2 次服，一般 3 剂即可解决。老朽曾在此基础上加入泽泻 5g，能提高疗效。门生又从新定量，改为莲子 10~20g，山药 10~20g，扁豆 10~20g，泽泻 5~15g，更称张氏肠炎汤。老朽闻之惊恐不已，坐卧不安，掠人之美，窃前贤成就，应受鞭挞，乃急速易之，仍返正重呼"益胃固肠汤"。

❖ 芦根养阴生津

芦根性味甘寒，亦名苇、葭，清热泻火，养阴生津，医口干、心烦、咳嗽、呃逆、肺胃燥邪、吃河豚中毒。与桔梗、薏苡仁、败酱草、鱼腥草配伍，治肺脓肿排脓；和麦冬、天花粉、石斛、玄参组方，治伤阴津液亏乏、舌红无苔、渴喜饮水。投量要大，产于长流水鲜者最佳，每剂一般 30~150g，称活水鲜芦根。温病学家应用较多，常给予时令疾患热退恢复期，一是助阴生津，二是恐灰中有火，再行起燃，发挥熄灭作用。1952 年老朽诊治一暑温，高热解除，唯口干舌燥、颜面绯红、更衣困难表现犹存，即以鲜芦根 150g、石膏 15g、竹叶 15g、麦冬 15g、生地黄 15g、石斛 15g 授之，水煎分 3 次服，连用 9 天，症状消失。尔后凡遇到此病，则推芦根为君，均见功效。

❖ 芦根药用配方

芦生水中，俗名苇，叶似荻，入药分芦笋、芦根、芦花三种，主要为长白之根。芦根清火解毒，疗肺、胃蕴热，祛胸闷、呕恶，生津止渴，下通小便。时方医家除取其养阴，抑制上焦火邪，降逆止呕，仿照千金苇茎汤调理阴虚火灼无痰咳嗽。计芦根 30g、麦冬 15g、知母 15g、川贝母 10g、石膏 15g、瓜蒌 15g、枇杷叶 15g、杏仁 10g、苏子霜（冲）6g，每日 1 剂，水煎分 2 次服，名润泽汤。老朽临床应用，功效可见。宜于肺结核、支气管炎、间质性肺炎、轻度肺气肿、无高热型肺炎等，只要干咳频发，均有效果。

❖ 白蒺藜入药功效

白蒺藜又名刺蒺藜，各地均有，能疏肝解郁，祛风明目、稳定血压。老朽取其调理肝气过盛，头眩、耳鸣，易于发怒，头部如戴帽子，套着绳箍，视物昏糊，和白芍、钩藤、天麻、柴胡、龙胆草、石决明、青黛（冲）、少量大黄同用；其次抗过敏，治疗身体瘙痒，粟粒型皮疹、风疹、湿疹、荨麻疹，与蝉蜕、徐长卿、浮萍、地肤子、萆草、夜交藤、百部组方。每剂 15~30g，水煎分 3 次服，功效较佳。虽可长期给予白癜风患者，然很难巩固，效果不够理想。

❖ 陈皮的功用

陈皮乃放久的橘皮，剥去内层之白络为橘红，属水果类，与半夏并称比目鱼药。常和枳壳、生姜、竹茹、茯苓配伍，宽中降气、燥湿化痰、止呕消胀、医咳嗽、哮喘、打嗝、呃逆。老朽临床，凡胸闷、气短、纳呆、感觉阻塞，皆以辅佐身份将其置于瓜蒌、黄连、半夏、枳壳、香附、柴胡、代赭石组方中，十分有益。1950 年诊一自主神经功能紊乱女子，恶心、胸闷、憋气、呼吸不利、不断出现一股逆气上冲。医家诊为奔豚、神经官能证，当时老朽初出茅庐缺乏经验，开了几味小药，即《伤寒论》小陷胸汤加陈皮，计半夏 10g、瓜蒌 30g、黄连 10g、陈皮 60g，水煎分 3 次服。出乎意料起了作用，连饮 10 天，竟然获愈。实际是大量陈皮的功勋，老朽喜不自禁，打开了业务之门。

❖ 陈皮两大作用

橘的入药，有橘皮、橘红、青皮、橘核、橘络、橘叶多种，橘皮放久又名陈皮，产于广东化州者佳。加工后尚有青盐、蛇胆陈皮。临床应用，陈皮疏利气机、健胃消积、止呕化痰。老朽常与半夏配伍，调理痰饮，逆气上冲，表现为呕恶、咳嗽、痰涎过多，利于降下予以清除；其二开胃宽胸，健运行气，祛滞化积，和神曲、山楂、谷芽组方，治疗嗳气、打嗝、稍食即饱、消化不良。每剂 10~20g，水煎分 3 次服，都易生效。

❖ 桔梗的作用

桔梗性味辛温，宣肺祛痰、宽中排脓、医咽疾红肿、胸满咳嗽，前人认为升则开提肺气，降治下利肠鸣幽幽。老朽临床，除施治口腔溃疡、咽喉疼痛、支气管扩张、肺痈化脓，重点调理外感、内伤炎性咳嗽。1992 年遇一年老慢性支气管炎患者，每逢秋冬季节气候变化即复发，日夜咳嗽，咯出白黄黏痰，已有十年史，依靠打针、吃药维持现状。此次发作不但痰量过多，且咽喉红肿、声音嘶哑。由莱芜转来济南求治，医院诊为肺气肿、支气管癌变待查。患者家属意见先吃药观察，后考虑手术。邀老朽会诊，即给予桔梗 15g、葶苈子 30g、茯苓 15g、人参 6g、旋覆花 10g、金莲花 10g、山豆根 6g、半夏 10g、川贝母 10g，连用 5 剂，已见效果，唯咳嗽、吐痰未止，乃将桔梗加至 30g，仍水煎分 3 次服，又饮了 1 周，情况好转，病去大半。嘱咐把药量压缩 1/2，再继续 10 天，诸症消失。通过此案，可以了解桔梗具有 3 项功能，即镇咳、祛痰、疗咽喉肿痛。

❖ 桔梗排脓亦有他用

清代纪昀日就月将所写《阅微草堂笔记》强调因果律，岐黄界川沙陆彭年受佛教影响，亦信奉此说，因而处方遣药考虑社会平民、蓝领阶层，易购价廉，形成自己的特色。他依据《金匮要略》认为桔梗专治脓疡，以排出脓液为第一要义，调理咳嗽并非其职，这一见解虽很实际，却把桔梗的祛痰作用埋没了。老朽经验，该药临床具有五项用途，即排脓、祛痰、镇咳、通利咽喉、宽胸止痛，均富效果。

❖ 竹叶入药所起作用

竹叶与淡竹叶，功效相似，但在清热、祛火、除烦方面，则竹叶占优势。老朽临床取其解胃中湿热，治目赤灼痒、口舌生疮，气逆上冲、恶心、呕吐、干哕，常投 10~30g，加半夏 6~10g、黄连 10~15g、石膏 15~30g、蒲公英 15~30g、大黄 1~3g，每日 1 剂，水煎分 3 次服，获愈率颇高。老朽之业师耕读山人《袖珍方》用竹叶 30g、大黄 2g，水煎服分 2 次饮下，专题调理上焦蕴热口腔溃疡、牙龈红肿、头面烘烘然，属于验方之一。

❖ 竹叶的应用

竹叶甘寒，清胸内烦热，降心胃火邪，利小便，止上气呕哕，疗途不广，易见作用。古方有竹叶石膏汤（竹叶、石膏、半夏、人参、麦冬、甘草、粳米）治热症烦渴欲吐；竹叶玉女煎（竹叶、石膏、生地炭、麦冬、知母、牛膝），治妇女热入血室；竹叶汤（竹叶、葛根、防风、桔梗、桂枝、人参、甘草、生姜、大枣），治产后中风发热头痛；竹叶归芪汤（竹叶、黄芪、白术、人参、当归、麦冬、甘草），治气血虚弱口渴饮水。老朽临床取其调理胃热烦闷、懊恼、口渴、厌食、恶心、干哕、呕吐，同泻火生津、降逆药组方，计竹叶 30g、半夏

10g、代赭石 15g、麦冬 15g、瓜蒌 15g、山栀子 15g、枇杷叶 15g、旋覆花 10g、石膏 30g、知母 10g、大黄 2g，每日 1 剂，水煎分 3 次服，连用 5~10 天，即可得瘥，曾写入拙著《蒲甘老人八十年生活见闻录》中。

❖ 冬葵子的作用

卫足花亦名葵，入药分葵叶、葵根、葵子，葵子习称冬葵子，性味甘寒，能润燥、润肠，开窍、催乳、通利二便。亦可以苘麻子代替，功效较差。老朽临床取其行水，畅通津液，促进乳汁外出，开 10~20g，与南瓜子、漏芦、通草、穿山甲、王不留行、萱花合用，乃简化下乳汤；次则调理上盛下虚、身体沉重、头眩眼黑、水邪上凌、小便短少，然血压正常，被诊为神经官能症、脑缺血缺氧、美尼尔氏综合征患者，开 15~30g，仿照《金匮要略》葵子茯苓散，同茯苓、白术、川芎、当归组方，成五味疗眩汤。皆每日 1 剂，水煎分 3 次服，连饮 10~15 天，普遍有效。民间流传一方，本品 15g，加水仙花 5 朵，煮水当茶喝，令颜面洁白、清除口臭。

❖ 重楼的特殊作用

白蚤休，又名重楼、草河车、七叶一枝花，性寒有小毒，取根入药。内服、外敷专医毒蛇咬伤。常用于流行性热证、疟疾、疮疡、小儿惊风四肢抽搐。张锡纯先生配伍石膏治疗高热持续不退，收效较好。老朽临床，除以之调理热邪稽留，重点投予口腔溃疡、急性咽炎、喉炎、扁桃体炎、淋巴结炎、红肿热痛为目标，每剂 6~20g，水煎分 3 次服。可和蒲公英、紫花地丁、败酱草同用。

❖ 生姜的作用

生姜宣散外邪、发汗解表、降逆下气、温化痰饮、和中止呕、固肠疗泻。医感冒风寒、食生冷腹痛。能解半夏、天南星、螃蟹所含有害之毒。在仲景先师处方中占 40 余首。老朽常与葱白、红糖配伍，调理春季少阳初开头痛、鼻塞、流涕，感受风寒侵袭，其力甚佳。1954 年于德州诊一河务工程人员，夏天暴雨过后，外感寒邪，表现上述症状，且喷嚏不止，掩捂之手绢尽湿，即以此方授之，有生姜 15 片、葱白 5 段、红糖（冲）30g，水煎分 3 次服下，连用 2

剂便愈。小品药物，却建奇功。

❖ 生姜的药用

生姜性味辛温，发汗解表、健运止呕、解毒，干者大热，驱阴回阳。山东所产质量较优，从孔子即言及饭不离姜，全国家庭均以之做菜肴调味要料。医外感风寒、恶心呕吐，振发精神。杂方派人士遇风寒束表，身体虚弱，恐麻黄发汗过多、桂枝热伤津液，则取生姜、葱白二味煮水饮之，称保本治疗。《伤寒论》《金匮要略》收入含有生姜的处方约五十首。清代吴门医家对温热药物敬而远之，防止开门揖盗，唯不抛弃本品起的宣散作用，苏州尚有将其切成细丝当小菜吃，至今仍有这一遗风。家父曾说，温病系统先贤，虽视干姜为"恶煞"，都把生姜当"喜神"。老朽少时于河北见一庠生，乡试落第专业岐黄，温文尔雅投药平妥，学究天人，强调欲速则不达，凡普通感冒、头痛、流涕、体温不高、咳嗽数声，就以生姜为选项，开 30g（切碎），加苏叶 10g 发散、藿香 10g 芳香化湿、红糖（冲）15g 温里矫味，水煎分 2 次服，皆可微汗而解，名藿苏姜糖汤，求诊者户限为穿。品德高尚，乘车马来者所费奇昂，贫穷之人反送路资 0.5~1 元。其贡献已记入地方史志中。

❖ 生姜、大枣合用起五项功能

友人孙少卿对老朽讲，《伤寒论》常投生姜、大枣二味，谓之调理营卫，实则不然，尚有另外作用：一是温胃止呕，避免吐药；二是益气养血，防止他药对人体产生损害或不良反应；三是改善苦、酸、咸，矫正、冲淡涩味，以利口服；四是辛散、甘补，对解表治里皆起和中功效；五是宣发气机，保护胃肠，催进吸收，有动力疗效。若单用生姜、大枣，水煎喝下，可健胃、补中益气，兼保阴血，是较好的健身饮料，冬夏均宜。

❖ 白芷治鼻炎有特殊作用

老朽经验，中药白芷温里行气，属升发性名品，有较强的止痛作用，可投予胸、胁、腹部疼痛，重点为头痛，其次即关节炎症。上部与藁本、羌活、蔓荆子合方，中部与乳香、没药同用，下部与独活、老鹳草、牛膝配伍，能发挥专长。血压高者忌服。目前临床大都取之宣散解表、祛湿通窍，治疮疡乳痈、疗鼻渊流涕、攻破排脓。老朽调理急性、慢性、过敏性鼻炎，委其当君，组成八骏汤，对表现头痛、鼻塞、涕多、发痒、嗅觉失灵，皆见效果。计苍耳子15g、白芷15g、辛夷15g、细辛6g、露蜂房10g、藿香18g、桑白皮15g、猪胆汁10ml，每日1剂，水煎分3次服。方内藿香也是主要药物，不可减少，否则减低功效影响全局。

❖ 夜交藤功能催眠

何首乌养阴补血、润肠通便，其蔓茎名夜交藤，能抗过敏止痒、催人入睡。农民医家杜鹤声常以本品调治神经衰弱，无论易醒、多梦，或者张目难眠，都取其为君，创立首乌藤汤，计夜交藤40g、茯神10g、半夏5g，每日1剂，水煎分2次服，下午5点1次，晚上10点1次，连用7~10天，即会纠正、好转，严重的1个月也可解除。老朽以之投向临床，切实有效，夜交藤开量，最多达到60g，无不良反应。

❖ 王不留行散可以试用

同道霍岳东为外科、战伤临床家，告诉老朽若遭利刃伤害，应投预防感染、止痛、促进愈合药，可开《金匮要略》王不留行散，改作汤剂，计王不留行20g、木蒴藋（接骨木）10g、桑白皮10g、黄芩10g、白芍15g、厚朴6g、川椒10g、甘草6g、干姜6g，每日1剂，水煎分2次服。老朽曾给予数名患者，有一定治疗成绩，然功效不太理想，如加三七参则能提高其效，作用增强。此方能活血散瘀，但组方、配伍却不易诠释。古代所言"金创"，即是本病。

❖ 三用王不留行

王不留行，味苦性平，活血消肿、通利乳腺，有祛瘀作用。老朽临床，一医妇女乳房胀痛，产后乳少或点滴即无，开30g，加麦冬10g、漏芦10g、通草6g、续断6g、南瓜子20g、穿山甲粉（冲）6g、皂刺6g；二治跌打损伤，软组织红肿硬痛，局部充血久不消散，拒绝按压，开30g，加三七参10g、红花10g、桃仁10g、柴胡10g、川芎10g、䗪虫10g、制乳香10g、炒没药10g、大黄3g；三疗妇女内分泌失调，冲脉瘀滞，血下障碍，月经延期、量少、闭经不潮，开30g，加三棱10g、莪术10g、丹参10g、桂枝10g、益母草10g、马鞭草10g、大黄 2g、牛膝 10g、月季花 10g。每日 1 剂，水煎分 3 次服，连续应用，恙消则止。本品虽名"王不留行"，实际比较温和，并非虎狼之药，宜放手送于患者。

❖ 大量应用菊花

菊花属清凉解表药，首见于《金匮要略》侯氏黑散，宣散风热、醒脑明目，医头痛、眩晕、眼睛红肿、温邪感染轻度发热，可代茶饮，和桑叶配伍，为时方医家喜用的卫分开腠发汗之品，称平妥握灵药草。虽无明显降血压功能，但对高血压表现为上盛下虚、头重脚轻、头昏脑涨、走路眩晕，却起作用。老朽常给予肝火旺盛者，症见头目不清、眼眵增多、如坐小船、天旋地转，和钩藤、龙胆草组方，易得功效。投量要大，每剂须 20~40g，否则难见其功。1965 年在山东中医学院（今山东中医药大学）诊一大学教授，因夜间写作，缺乏休息，血压上升，感觉头上如绳束缚，眩晕、目赤、脉象弦紧，即授予菊花 50g、天麻 10g、钩藤 20g、夏枯草 15g、决明子 20g、大黄 2g，水煎分 3 次服，连饮 5 天便愈。大黄一味降火、引热下行，有特殊作用，切勿减去。

❖ 马蜂窝治乳痈

露蜂房名蜂巢，习称马蜂窝，性味苦平，《金匮要略》收入鳖甲煎丸中，清热解毒、消肿散结，医肝脾肿大、小儿抽搐、身上瘙痒。老朽临床利用其广泛消炎作用开辟多向疗途。若鼻炎见窒塞、流涕、喷嚏不已，和藿香、白芷、辛夷、苍耳子组方；扁桃体炎见咽喉如物梗阻、灼热、疼痛、吞咽困难，和金灯笼、金莲花、山豆根、金荞麦、牛蒡子组方；肺炎、支气管炎见咳嗽、咯痰、呼吸障碍，和鱼腥草、白屈菜、百部、白芥子、蒲公英组方，均有理想价值。1963 年诊一护士急性乳痈，红肿坚硬、剧痛，体温升高，尚未化脓，日夜叫号，按乳腺炎调治，无有反响，邀老朽处方，即授予金银花 20g、连翘 20g、鱼腥草 30g、瓜蒌 30g、制乳香 10g、炒没药 10g、红藤 30g、露蜂房 30g，水煎分 4 次服。众同道劝把露蜂房减去或压缩其量，防止发生毒性反应，因投过多次，告诉无碍，连饮 3 天，肿消近半，病情缓解，最后痊愈。

❖ 天门冬滋阴降火居优

天门冬苦寒，又名婆罗树，清热养阴、润燥生津，能调治阴亏火旺的口干舌燥、咳嗽无痰、肠道秘结。壮水补液作用超过麦冬，退火助阴应挂头牌。家父处理夏季益气生津，投生脉散（人参、麦冬、五味子）时，往往去麦冬加天门冬，很快就将口渴、汗多、乏力、头昏、精神不振、大便难下现象解除，推称地道注水降温防热药。主张方内仍用人参补气保身，西洋参无此功力，不宜以桃换李，随意效尤。1980 年遇一秋燥、鼻干、喉痒、口渴、舌红、肠中枯涸、屎停难下，给予《温病条辨》增液汤（玄参、麦冬、生地黄），计生地黄 20g、玄参 20g、石膏 20g、天门冬 40g、沙参 10g、杏仁 10g，每日 1 剂，水煎分 3 次服，10 天即愈。其中天门冬的临床作用，占了首席。

❖ 代赭石降气第一

代赭石苦寒，降气抑冲，医吐血、鼻衄。治肝木横逆，胃内气体上升，噫气、呕哕、打嗝，常用半夏、旋覆花、生姜、陈皮、竹茹、少量大黄为伍，使消化道恶浊、矢气由肛门排出，是一首有效的良方，单独投向临床，亦有作用。量大无妨，每剂开到 60g，否则功效难如影随形。1957 年诊一妇女，性急、爽直、刚烈，有大丈夫风，因家事纠纷，头痛、背胀、嗳气、嗝声不断，已有月余，邀老朽调理。计半夏 10g、生姜 10 片、柴胡 10g、香附 10g、大黄 2g、旋覆花 15g、代赭石 70g，水煎分 3 回服，8 小时 1 次，日夜不停，功力极佳，5 天即愈。得效十分可观。

❖ 胶饴的作用

胶饴俗称糖稀，由大麦发酵制成，为传统的中国糖，商品食物有糖瓜、酥糖、芝麻糖。古代胶饴在经方中已开始应用，如小建中汤、大建中汤、黄芪建中汤均以之入药。重点温中、缓急、止痛。和他药配伍，矫味，改善口感。有营养价值，起保健作用。近代医家为了疗力速成，在大建中汤中减去本品，降低了临床功能。老朽取其补养、温化、缓中，同白芍、甘草组方调理胃肠道痉挛、慢性炎症，遇持续疼痛，一般药物不易缓解，就请胶饴出山，不入水煎，和汤药兑付。1954 年诊一市民，50 余岁，因吃冷餐腹内疼痛，医院怀疑阑尾炎、胆管蛔虫，后来诊断消化道痉挛，施治 3 天未见功力，仍蜷腿捂着肚子呻吟。对此急腹证，老朽亦无良法，勉强开了上述三味，计白芍 30g、甘草 30g、胶饴 100ml。水煎分 3 次饮之。出乎预料，竟逐步缓解，共用 3 剂，痛止而愈。

虽属食物，含有医疗作用，值得重视。

❖ 白前的功用

白前性味甘温，以降气、下痰、止咳、宽胸为之四长。临床遣用，首见于《金匮要略》泽漆汤（半夏、紫菀、泽漆、白前、黄芩、人参、桂枝、甘草、生姜），兼有平喘作用。后世列入止咳温化寒痰药，虽恰如其分，却把下气、行水二力埋于荒沙，使人不无遗憾。老朽取其祛痰、涤饮，调理肺寒咳嗽，与麻黄、紫菀、茯苓、桔梗、白芥子综合组方，效率位居上承。治疗结胸证于小陷胸汤内加入本品，能锦上添花，是经过考验的不倒翁药。1980 年医一外地来济推销货物的患者，男性，50 岁左右，感冒入里，胸闷、疼痛、咳嗽、咯痰极多，呼吸困难，无脓性液，或铁锈色，入院检查，怀疑支气管扩张、胸膜炎、大叶肺炎，邀老朽会诊。从客观表现研究，乃痰饮结胸，应开塞、降逆、祛痰、利水、消除胀满，以通下为治，即投予瓜蒌 40g、黄连 15g、半夏 15g、杏仁 10g、代赭石 15g、旋覆花 15g、紫菀 10g、茯苓 10g、白前 30g，水煎分 4 次服。以瓜蒌、白前挂帅，连用 6 剂，水饮大减，胸腔闷、满、痛证转舒，又继续 3 天，病退而愈。

❖ 麦门冬的功效

麦门冬亦名羊韭，甘寒养阴、清火祛燥、润肺止咳、益胃生津，医口渴咽痛、干咳无痰、皮肤枯瘦、手足心灼热，降胃气，通乳。老朽常以《金匮要略》麦门冬汤（麦门冬、半夏、人参、甘草、粳米、大枣）补虚润泽，调理秋季燥气流行夺走人体津液导致金水亏损，发生肺痿或加重慢性支气管炎、支气管哮喘、肺纤维化、间质性肺炎的激发率。1956 年治一患者，医院诊为支气管炎急性发作、肺气肿，咳嗽、呼吸不利、口腔干燥、欢喜饮水、痰涎很少，有桶状胸，无鼓槌手，大便秘结，显示为干燥证，即授予此方，计麦门冬 30g、半夏 6g、人参 15g、甘草 6g、粳米 60g、大枣（劈开）10 枚，加了杏仁 10g、沙参 10g、竹沥（冲）40ml，水煎分 3 次服，连用 3 剂，病情稳定，又添入枇杷叶 20g，继饮 7 天，已转化平安，每日均可更衣。

❖ 薤白的功用

薤白辛温，俗名野蒜，温中通阳、下气散结，与葱白同称宣阳散阴药，祛痰止痛之力居优。主胸痹闷满、心区肩背疼痛，经方常和半夏、瓜蒌、枳壳、白酒组方，以开窍当头。兼调理咳逆、哮喘、痢疾里急后重，被列入行气要品队伍中。1966 年老朽在济南诊一胸痹患者，男性，50 余岁，胸部满闷不舒，刺痛，牵及胁下，呼吸困难，二便通畅，医院检查怀疑冠状动脉阻塞心绞痛，疗后病情未减，转来中医就治，当时考虑胸痹证，属亚急性发作，给予《金匮要略》方，重点通阳、散气、祛瘀、利窍、开结，突出薤白投量，计瓜蒌 20g、半夏 10g、枳壳 10g、郁金 15g、石菖蒲 10g、柴胡 10g、参三七 6g、甘松 10g、薤白 30g，水煎分 3 次服，2 剂已见初效，继饮没辍，方未更改，蝉联 8 天，宣告获愈。事实说明，本药临床可重用为君。

❖ 淡豆豉解毒、治懊侬

淡豆豉微苦而寒，轻散热邪，和中除烦，调理风热感冒。虽能解表透汗，与麻黄、香薷相比，功力甚小，卑不足道。宜于虚弱病人，无催吐作用，切勿因错传讹，贻误来者。与山栀子配合，清心泻火，治虚热内扰，烦闷，胸闷不舒，客观检查，未有器质性变化，即西医之神经官能症。老朽临床时有所见，属于蕴热停聚，常师法《伤寒论》投予本品加山栀子，便可奏效。1991 年于菏泽诊一企业家，因商场失意、精神创伤，胸闷、烦躁、思绪万千、坐卧不宁，吃镇静药后头昏，记忆下降，从河南远路求援，考虑虚火郁结，突出"懊侬"二字，选方清化上蒸之邪，开了淡豆豉 30g、山栀子 30g，各占一半，水煎分 3 次服，连饮 7 剂，反馈较好。嘱其把量减去 1/3，继续应用，共 18 剂痊愈。通过案例观察，解除懊侬证，单纯依靠淡豆豉或山栀子，效果均不理想，若两味结合，获益良多。由此看来，栀子豉汤的组方，是实践的升华，并要视为动力性药物。

❖ 西洋参的临床应用

西洋参又名花旗参，自赵学敏《本草纲目拾遗》横空出世，官僚、富室、贵族，趋之若鹜，使用不衰，被誉为预防疾病、增寿延年之品。推称大补脑海，强化心脏收缩，抗心律不齐，防止动脉硬化，促进红细胞生长，调节血压稳定，降低血脂、血糖，提高免疫力，抑制肿瘤发展，补充微量元素，清除人体自由基。益气养阴、保护肝肾、润肺安神、改善记忆不佳，清面美容。究诸实际，宜于夏季炎热流行，取其生津止渴、解除疲劳、祛烦安神，确起作用。老朽临床，预防纳呆、出汗、体虚，精神不振，易于伤暑，组有一首小方，计西洋参10g、麦冬10g、红景天10g、山楂10g、冰糖（烊化）10g、五味子10g，每日1剂，水煎分2次服，连饮5~10天，效果颇好，命曰解暑汤。

❖ 滑石解暑利尿

滑石甘寒，清热解暑，利尿消炎，医身热烦渴、小便不利、尿道灼痛。外用除湿疹、褥疮。著名方剂有六一散（滑石、甘草），宜于泌尿系统感染，如尿道、膀胱、肾盂、肾小球炎，能通窍下行湿火聚结之邪。老朽应用，除调理肠功能紊乱水泻证，重点施治尿路疾患。平淡无奇，却见功力。因水煎有效成分难以溶出，要给于大量方可获效，口服粉末比较理想，易于发挥作用。1985年诊一患者，感受暑湿，口干、舌苔黄腻、持续低热、身体沉重、不思饮食，授予滑石100g、青黛30g、薄荷30g，碾末，每服6g，日用4次，1周即愈，祛暑清热，简、便、验、廉，取得速效。

❖ 滑石清热消炎

滑石性味甘寒，清热解暑、利水通淋，医中暑烦渴，行全身津液，祛湿热停积、小便淋漓涩痛，宜于夏季感受暑邪、尿道炎、膀胱炎、肾盂肾炎。现有名方六一散（滑石、甘草）。老朽临床，对六、七月份炎火流行，发热易汗、身重体倦、尿短黄赤、急性肠炎，常投本药。口舌生疮加青黛，为碧玉散；宁心安神加朱砂，为益元散；清散风热加薄荷，为鸡苏散。张锡纯先生疗暑泻与山药配伍，民间医家治火淋以痛为主，和穿心莲组方，很有特色。1981年于临沂诊一妇女，20余岁，患急性肾盂肾炎，小便频数，热如火熨，严重腰痛，就以六一散（滑石之量六，甘草一）授之，每回8g，日服3次，另取土茯苓40g，煎水分别送下，连用1周，病情即减，嘱咐勿停，凡12天，基本痊愈。既往实践验证，单开滑石粉，也起同样作用，不必皆吃六一散。

❖ 山栀子泻三焦火邪

山栀子苦寒，与黄芩、黄连、黄柏，称清热四品。通畅二便无燥湿作用，降三焦火邪，退黄、止血；祛心热、烦闷、懊恼、杂念内扰入睡困难；兼治酒渣鼻、外科溃疡。除《伤寒论》应用较多，尚有名品栀子金花丸（黄芩、黄连、黄柏、大黄、山栀子）。老朽临床重点用于心烦、反复颠倒、夜不能眠。1978 年医一神经衰弱，患者头昏、健忘、感觉如在云雾中生活，唯一症状就是心中懊恼、万般思绪得不到发泄，脉搏频数，严重失眠。吃过许多镇静药，先轻后重，均告失败。即授以山栀子为主，组建一方，嘱其坚持，切勿减量，逐步观察疗效，否则功败垂成。计生首乌 20g、白芍 10g、山栀子 30g、莲子心 10g、淡豆豉 10g，加大黄 2g，防止呕恶、引患下行，水煎分 3 次服，从下午 2 点开始，至睡时饮完。凡 25 剂，大便稍稀，日排 2 次，已彻底痊愈。一方面说明山栀子功力可靠，另外坚定信心、怀有主见，也是久病获安的主要因素。

❖ 杏仁平喘宁咳

杏仁性温，有甜、苦两种，宜用苦者。止咳平喘、润肠通便，治逆气上冲、哮证发作、咳嗽不已，呼吸困难，肠内干结，去皮尖而后入药。《千金方》将其碾为糊状，洁面美容，增加色泽。虽有利水之功，作用甚小。伤寒家以之与麻黄、厚朴、细辛组方，对外感引发支气管哮喘比较合拍。老朽临床曾配制一方，调理老年慢性支气管炎，于感受风寒、闻到异味、吃了海鲜加剧，症见咳嗽、喉中痰鸣，颇见效果。由杏仁 15g、半夏 10g、细辛 6g、紫菀 10g、款冬花 10g、茯苓 10g、白芥子 10g 汇成。润肺下气，祛痰宁咳，水煎分 3 次服，每日 1 剂，连用 7~10 天，即可解除。

❖ 射干也是上榜药

射干苦寒，俗名剪刀草、扁竹兰，清热解毒、通利咽喉、祛痰疗咳，有散滞、消肿、下气、开结作用,《金匮要略》鳖甲煎丸收入施治脾大解除疟母的困扰。老朽临床取其调理呼吸系统支气管炎、支气管哮喘、逆气上冲、咳嗽、喘息、咯吐黏痰、咽喉红肿疼痛，师法射干麻黄汤，组成一首新方，称哮嗽双利汤，计射干 20g、紫菀 15g、细辛 6g、款冬花 15g、半夏 10g、旋覆花 10g、桔梗 10g、山豆根 10g、金莲花 10g，突出射干、列为榜首，水煎分 3 次服，很有功能。1978 年于宁阳遇一农民，哮喘发作与咳嗽同时并举，即以此汤授之，连饮 6 日，症情大减，又续用 3 剂，邪去而安。

❖ 元明粉的运用

芒硝性味苦寒，泻热导滞、润燥软坚，医胃肠干燥、火邪内结、胸腹胀满、癥瘕积聚。制过者名元明粉，已改变猛力、性质淡化，功效转缓。常和大黄配伍，称比目鱼药，与另一比目鱼枳壳、厚朴联用，为双鱼方，加起来，即《伤寒论》大承气汤。专题调理阳明"胃家实"神昏谵语、日晡潮热、津液大伤、肠道不通、燥屎内停，属攻下圣品。1970 年遇一阳明腑证，患者厌食、烦躁、身上溅溅出汗、半睡半醒时谵语、体温 38℃左右、腹中硬满、阵阵隐痛、脉象洪滑、不迟不数，自发病起 10 日未有更衣。老朽与其家人协商，欲投泻剂，取得同意后，便开了大承气汤，计大黄 10g、枳壳 15g、厚朴 15g、元明粉 10g，加麦冬 15g、玄参 15g、瓜蒌仁 15g，濡枯润降，有利燥屎排出。孰料只听见咕咕肠鸣，结粪未有下行。为了增强药力，将大黄升至 15g，继饮 1 剂，依然如故，宣告失败。这时才考虑猛攻病邪，非用兵之道，瓦解战心，方可取胜，乃把元明粉提到 20g，仍水煎分 3 次服，见了成果，连续如厕 2 次，解出粪水半盆，秽气盈室，亲友掩鼻。把量减半，又吃 1 剂，症状消除，彻底治愈。事实说明，元明粉临床遣量要大，在比重上，需超过芒硝的 1/3，否则等于捕风捉影；逆水行舟，也是其长。

❖ 蝉蜕甘寒宜于温热

蝉蜕入药，全用者为老蝉，只取其皮名蝉衣，时方派以之疏散风热、解除高热痉挛。对外感温邪咽喉肿痛、目翳遮睛、声音嘶哑、透发斑疹、四肢抽搐均有作用，经方家谓之"俏皮药"，掷地有声之品，实际不然。老朽临床凡流行性热病初起，体躯虚弱不耐攻伐，常开 10g，加淡豆豉 10g、浮萍 10g、薄荷 10g、银花 10g、连翘 10g、牛蒡子 15g、柴胡 10g，每日 1 剂，水煎分 3 次服，连饮 3 天，即可微汗表解、热退身凉，功力比较明显。如以其施治冬日伤寒骨楚症则乏效果，但和麻黄同方无有障碍。

❖ 金银花治疮疡

金银花性味甘寒，又名忍冬、二宝花，清热解毒、宣散风火，医风热感冒、温病初起发热，咽喉红肿，赤痢，疔疖疮疡。常和连翘配伍，属比目鱼、广谱抗菌药。老朽临床除用于外感热邪，发散解表、降下体温，重点施治疮疡，大剂投用，开 20~80g，少则难见功效。同野菊花、败酱草、重楼、蒲公英、紫花地丁联合组方，称六味解毒汤，专治毛囊炎、乳腺炎、淋巴结炎、蜂窝组织炎，为外科圣药。1995 年于济南山东中医学院（今山东中医药大学）门诊部见一毛囊炎患者，开始起自头面，习呼痤疮，逐渐蔓延至前胸后背，根盘坚硬，上露尖头，已转成"火疖子"。打针、外涂药物无有好转，委老朽接诊，即授予六味解毒汤加大黄，计金银花 30g、野菊花 20g、蒲公英 30g、败酱草 20g、重楼 15g、紫花地丁 30g、大黄 3g，每日 1 剂，水煎分 4 次服，吃了 5 天，虽有效果，清除甚慢，乃将金银花增至 60g、大黄改为 6g，出现软化佳象，连用 7 剂，病情大减，把药量压缩一半，继饮 3 周，邪去而安。大黄釜底抽薪起了助力，促其内消，金银花仍占首席。

❖ 银花、连翘药中圣品

银花、连翘清热解毒，为时方医家手握的灵药，是调理温病的必须之品，老朽将它纳入经方范围，同白虎汤、栀子豉汤、葛根芩连汤、小柴胡汤配合应用，二者均得其益。外感风热、温邪，发热无汗，需要表里双解，开银花 15g、连翘 15g，加石膏 30g、黄芩 15g、柴胡 15g、青蒿 15g、浮萍 10g，水煎分 4 次服，5 小时 1 次，连饮 3 天，能发挥广谱抗菌作用，迅速消除症状。其次给予外科疮疡、疔疮，如毛囊炎、蜂窝组织炎，以之为君，投银花 30g、连翘 20g，加蒲公英 30g、紫花地丁 30g、败酱草 15g、野菊花 15g、大黄 3g，每日 1 剂，水煎分 3 次服，早期应用，可防止化脓，促使内消，堪称圣方。老朽临床数十年，深知其效，不断投予患者，大都按时而愈。因功力平和，开量要大，特别在外科方面，银花达到 60g、连翘 30g，易见奇绩。

❖ 桑叶投量要大

桑与莲全株是宝，桑的叶、枝、椹、白皮、寄生都属药物。桑叶苦而微寒，清热祛风、凉肝明目，医温病初起头痛、咳嗽、发热。与菊花、赤芍、龙胆草为伍，治暴发火眼、迎风流泪。要大量投用，少则功力不显。老朽临床，调理风热、温邪卫分阶段，若腠理不开，烦躁、口干舌红、有汗或无汗、体温升高，就可应用，同金银花、连翘、牛蒡子、青蒿组方，最为适宜。1956 年于山东省中医院诊一风热感冒，身上火灼如燎，虽然玄府不开，无恶风寒现象，口渴、烦躁、反复颠倒、脉搏浮数，临床表现较重，体温 38℃，并不太高。给予时方桑菊饮加减，计杏仁 10g、连翘 15g、浮萍 10g、菊花 10g、牛蒡子 15g、桔梗 10g、桑叶 20g、甘草 6g，因有浮萍外透，桑叶投量较少，水煎分 3 次服，连用 4 天，症情未减，仍然无汗，乃将桑叶升至 50g，又吃 2 剂，即汗出表解，随之而愈，桑叶量大起了重要作用。

❖ 桑叶、菊花妙用

桑菊饮、银翘散，为调理外感风热的著名时方，有较好的临床功力，和"果子药"不同。老朽运用桑叶 30g、菊花 15g，一是辛凉透表、驱散温邪。头痛加蝉蜕 10g、蔓荆子 15g，咽喉疼痛加牛蒡子 15g、金莲花 10g、金荞麦 30g，咳嗽加杏仁 10g、贝母 10g、沙参 10g、桔梗 10g、前胡 10g，持续高热加寒水石 30g、薄荷 15g、大青叶 30g、板蓝根 30g，水煎分 4 次服，4 小时 1 次，连饮 3 天热退身凉。另一作用，对目赤羞明、胀痛，亦有良效。1966 年于山东省中医院诊一男性青年，因家庭纠纷，肝火上扬，夜不能寐，双眼红肿，白睛溢血，泪水、分泌物形成的黏胯，充满两内眦，即以本方与之，加赤芍 10g、牡丹皮 10g、黄芩 15g、石决明 30g、白蒺藜 10g、谷精珠 10g、青葙子 10g、密蒙花 10g，水煎分 4 次服，5 小时 1 次，蝉联不停，1 周完全治愈。重用二味，桑叶之量要超过菊花，宣开外邪、疏泄风火、清肝明目，均占优势，且其止咳、降血糖的作用，也位列前茅。

❖ 桑、石清热要加他药

老朽所写《空谷足音录》，介绍蒲又陶名家调理外感风温发热自汗，常将桑叶、石膏同组一方，各开 30g，加银花 15g、连翘 15g、黄芩 15g、山栀子 15g、每日 1 剂，4 天便能汗止身凉。认为桑、石善治表里大热、解内外之邪，以之为君，投量要平分秋色，否则功效难见；余药皆泻火解毒之品，只起辅助作用，非栋梁之材，居于佐使地位。若无银、翘、芩、栀，桑叶、石膏两药孤军攻战，亦不易凯旋归来，因此必须双方组合，才可大破敌阵。其经验值得学习，但也防止死套这一模式强渡江河。经验证明，桑、石二味，对降下高热，非唯一圣品，有时所起效果不如大青叶、柴胡、板蓝根，应灵活看待，免误病机。

❖ 徐长卿功能

徐长卿与鬼督邮相似，以医邪祟入药，性辛温，首次应用之人名。所谓邪祟，指突然发生不正常现象，如中恶、卒忤、瘙痒、疼痛诸证，迷信触犯鬼神而致，实乃病的暴发。徐长卿的真正作用，老朽临床取其两点，一是祛风湿，调理神经、肌肉、关节的疼痛、麻木、萎缩、屈伸不利，和独活、千年健、雷公藤、老鹳草、五加皮、乌头、威灵仙配伍；二为脱敏、疗血燥，治皮肤瘙痒、顽癣，如荨麻疹、银屑病、湿疹、季节性皮炎，同浮萍、土茯苓、夜交藤、蝉蜕、白蒺藜、麻黄、连翘、地肤子、柴胡组方，都有明显的作用，属于良品。

❖ 健胃二仁适应证

白豆蔻、缩砂仁，醒脾开胃，温中祛寒，降气止呕，增进食欲，调胸闷腹胀、隐痛，消化不良。白豆蔻疗舌苔厚腻，砂仁保孕安胎，均属芳香化湿蠲浊药，含口中除臭味。老朽临床喜二者同用治胃肠道疾患，比较理想，如胃炎、十二指肠炎与溃疡，症见纳呆、口腻、呕恶、胀满、疼痛、嗝气、大便不爽，都可应用。曾组建一方，名宽中汤，作为针对之剂，且有宣散疏泄作用，计白豆蔻 15g、缩砂仁 15g、厚朴花 10g、神曲 10g、柴胡 6g、甘草 3g，每日 1 剂，水煎分 3 次服，连用 10~15 天，效果很佳。

❖ 川芎临床应用

川芎辛温，行气止痛，补血而兼活血，医月经延后，软产道不开，胎盘滞留难下，头痛，风、寒、湿痹，为血中气药。同当归配合，养血温里，治月经失调、腹内疼痛，名佛手散；与红花、独活组方，治久病入络，四肢麻木不仁，称利通汤；四物汤（熟地黄、川芎、白芍、当归）内加入本品，是补中有通，防止滞塞。老朽临床，重点取其行气活血，联手当归尾，调理妇产科诸症。1980 年诊一生育期女子，腹内不舒，不断隐痛，月经量少，延时来潮，医院检查，怀疑慢性盆腔炎、肠系膜淋巴结炎，吃消炎药物，收效甚微，乃转济南求疗。见其身体虚弱、血象偏低，即给予八珍汤加减，以川芎领先，当归第二，组建一方，计人参 10g、白术 6g、当归 15g、川芎 18g、白芍 10g、吴茱萸 6g、桂枝 10g、甘草 6g、生姜 10 片，水煎分 3 次服，连用 2 周，症状即减，继饮半月，病况消失，未再复发。川芎的作用，应位列前茅。

❖ 蒲黄的应用

蒲黄活血行瘀，利水通淋，医吐衄、崩漏、二便出血、清利膀胱去湿热之邪。活血、凉血取生者，炒过后性味变涩，制止溢血。常与五灵脂配伍，属比目鱼药，疗心腹疼痛，名失笑散；《金匮要略》同滑石组方，专于利尿，称蒲灰散。老朽临床除投予出血性疾患及诸泌尿系感染，有一定功力。1984 年诊一男子，30 岁左右，湿热下注，尿热、尿急、尿痛、尿血、腰痛如折，医院诊为尿道炎、膀胱炎、肾盂肾炎三部位炎症急性发作，对抗生素过敏，要求转中药调治，即给予生蒲黄 15g 布包、蒲公英 30g、瞿麦 15g、土茯苓 30g、黄芩 15g、大黄 2g，水煎分 3 次服，连用 5 日，虽有效果，减不足言。把蒲黄增至 30g，又饮 7 天，病情消失。

❖ 牡丹皮治阴虚发热

牡丹皮清热、凉血、祛瘀，属寒性活血药。医血热妄行吐衄、丹毒、发斑，阴虚骨蒸，月经不潮，跌打损伤红肿疼痛。老朽应用，主要调理阴虚发热，五心烦热，体温不高，与生地黄、地骨皮相配；子宫肌瘤促进回缩，和桂枝、桃仁结合；去血中伏火，烦躁，感觉遍身似烤，同青蒿、银柴胡组方，疗力较佳。1992 年于山东中医学院（今山东中医药大学）门诊部遇一妇女，身热，手足心烫人，有如火灼，呈阵发性，被认为围绝经期综合征，吃镇静、解热药，开始见功，逐渐失效。当时曾给予《千金方》三物黄芩汤（黄芩、苦参、生地黄），病情大减，不久仍然反弹，即把投量加重，又添入牡丹皮，即黄芩 15g、苦参 30g、生地黄 60g、牡丹皮 45g，每日 1 剂，水煎分 3 次服，连饮 2 周，情况转好，嘱其将量减半，打持久战。数月后电话告诉，已经治愈，未有复发。

❖ 诃黎勒发音、止泻

诃黎勒性味酸温，收敛肺气、涩肠止泻。医痢疾、泻下、久嗽、失音。利咽、发音生用，固肠疗泻煨熟入药。应用重点八个字，即咳嗽、喑哑、气喘、泻下。老朽临床常投于津液缺乏声带麻木、发音嘶哑，长时腹泻不止。1975 年于济南诊一男子，20余岁，素有慢性肠炎，近日感冒，发汗后声音骤变，说话嘶哑，每日更衣五六次，皆为溏便。嘱其购诃黎勒20g，水煎分3次服，连用7天，失音恢复，腹泻亦有改善。继饮未停，肠炎也治愈了。

❖ 夏枯草消肿散结

夏枯草性味辛寒，降血压、清肝明目，泻火散结，医头眩、眼痛、耳鸣，消癥瘕、积聚、瘿瘤。同野菊花、龙胆草配伍，治头痛、目赤红肿；同牡蛎、猫爪草合用，治淋巴结核、甲状腺肿大；同瓜蒌、蒲公英组方，治乳腺炎灼热疼痛。1970年遇一围绝经期妇女，感觉眼球胀大，向外凸出，到了夜间出现疼痛，烦躁，影响睡眠，医院检查原因不明，嘱转中药调理，已有8个月，多方求疗无有改观。由门生介绍来诊，因肝开窍于目，肝气过盛化火上冲，且含有湿邪，宜从湿热聚结论治。当时即投以夏枯草20g、野菊花20g、车前子10g，水煎分3次服，连用1周，颇见效果，唯疼痛未减，乃将夏枯草加至30g，又饮10天，情况转变，症状消除，未再复发。通过深入研究，夏枯草起了决定性作用。

❖ 牛蒡子消肿利咽

牛蒡子性味甘平，习称大力子，宣散风热、透发斑疹、清利咽喉，医头面红肿，咽、喉、扁桃体炎，为调理温病初起、驱逐外邪的要药，与金灯笼、山豆根、金莲花、玄参、金荞麦配伍，专治口腔炎症。1959年诊一急性咽炎，扁桃体亦鲜红硕大，因有抗生素耐药性，改换中药。老朽即授予牛蒡子15g、败酱草20g、山豆根10g、生地黄15g、金果榄15g、桔梗10g、金荞麦30g，水煎分3次服，连饮3日，疼痛递减，却发生吞咽困难。清代先贤吴瑭，指出牛蒡子能利咽，遂将投量升至40g，又继用6剂，很快消肿，解除了这一障碍。

❖ 芦荟泻火疗狂

芦荟俗名象胆，原产热带，性味苦寒，属观赏、围墙类植物。只合丸散，不入煎剂。清热凉肝、泻火通肠，医头痛、烦躁、易怒、耳鸣、便秘、狂闹型精神分裂、驱逐蛔虫。现有常用良方当归龙荟丸（当归、龙胆草、芦荟、黄连、青黛、黄柏、木香、大黄、麝香、黄芩、山栀子）。老朽临床，重点泻肝、降火、攻下、疗狂，同青黛配伍，调理白血病。1983年诊一男子，性与人殊，开始患焦虑证，心烦、暴躁、失眠，逐步发展为骂詈、打斗、疯狂状态，食量很大，大便数日不解，医院用限食、镇静、催眠、强制法，收效较微，转老朽援助。乃取本品为君，投予100g，加黄芩50g、黄连50g、山栀子50g、青黛50g、大黄50g、郁金50g、元明粉50g、桃仁30g、丹参30g，碾末，水泛为丸，每回10g，日服3次，打持久战，10天后趋向稳定，嘱咐勿停，又吃1剂，所有症状陆续消除，时隔半年来济，言未复发，已过正常生活。

❖ 玄参平热散火

玄参亦名元参，性味甘寒，清热凉血、养阴生津、泻火解毒，医热证口渴、烦躁、咽喉肿痛、肠道秘结、温病发斑，消淋巴结核。清贤王士雄调理火邪上冲面红耳赤，以大量与之热即得散。吴瑭以之和麦冬、生地黄组合，称增液汤，专治阴亏便干排出困难。老朽临床施治声带麻痹，发音嘶哑，与蝉蜕、诃黎勒、木蝴蝶配伍；咽炎、喉炎、扁桃体炎与金莲花、金荞麦、锦灯笼、牛蒡子同方，均有功效。1988年沾化一医家来诊，身体瘦小，头面、手足心灼热，下午转剧，大便干燥数日1行，已3月余，体温不高，客观检查无有结核感染。当时即按阴虚生热，火邪腾扬，投予壮水沃焦息焚剂，开了玄参30g、生地黄20g、牡丹皮10g、知母15g、龟甲15g，连吃7天，疗力明显，唯更衣时间较长，手足心尚有烧灼，乃将本品加至50g，仍水煎分3次服，又饮10剂，症状逐渐解除。玄参的作用，应占首位。

❖ 青蒿清热降温

青蒿性味苦寒，清暑、退热、凉血、祛湿、化浊、辟秽。医热证发热、疟疾寒热、劳瘵骨蒸、吐泻交作。临床重点为降体温解除高热。老朽经验，无论外感风热或温病邪在卫分留恋，都可应用，现国内外已制成商品成药青蒿素。传统治阴虚火旺夜热早凉、身上无汗的代表性名方有青蒿鳖甲汤（知母、生地黄、青蒿、牡丹皮、鳖甲）。1972年于新泰诊一流行性感冒，体温39℃，高热持续不退，微汗时出时止，投银花、连翘、黄芩、柴胡、石膏、黄连均乏效果，加入寒水石、七叶一枝花，把石膏增至60g仍然不降，改用本品每剂35g、大青叶25g、板蓝根30g、大黄2g，水煎分4回服，4小时1次，日夜不辍，吃了

3 天，病情扭转，症状开始消退，又饮 3 剂，即化吉而安。青蒿起了重要作用。

❖ 青蒿冬季同样可用

清凉解表退热药很多，如桑叶、菊花、连翘、牛蒡子、升麻、葛根、蝉蜕、淡豆豉；比较理想的则为柴胡、浮萍、薄荷、青蒿；优选者当推青蒿，单投或配入他药，都有明显作用，不应仅将其列归清暑、祛骨蒸劳热、医三阵（恶寒、发热、出汗）按时发作、抗结核、抗疟疾队伍中。老朽对以上四种，常按季节掷向临床，冬日开柴胡，春、夏、秋用青蒿、浮萍，炎暑流行授予薄荷。近年来由于气候变暖，已打破时间规律，只要高热不降，虽在隆冬，也可给予青蒿，须适应病情，更新观念。1995 年诊一男子，圣诞节第二天患感冒，发热、头痛、恶寒、无汗、身上拘紧如缚，打针、输液、吃麻杏石甘汤，无有好转，委老朽接手调理，即于该方内加入青蒿一味，计麻黄 10g、杏仁 10g、石膏 60g、甘草 6g、青蒿 30g，水煎分 4 次服，4 小时 1 次，日夜不辍，患者见石膏量大，心怀恐惧，减去一半，连饮 4 剂汗出不断，体温下降，停止用药，宣告治愈。

❖ 西瓜清暑降温

西瓜性味甘寒，由西域传入内地，清热解暑，止泻涤烦，医热邪伤阴、津液亏耗、口渴汗多、小便不利，名"天然白虎汤"。皮称翠衣，同菊花、绿豆皮配伍，调理三伏酷热炎气流行，头昏目赤、胸闷、疲倦，有防暑消夏作用，温病学家谓之苏神汤。睡乡散人王孟英推崇此瓜，施治胃肠炎时，常在服木瓜、薏苡仁、晚蚕沙、滑石、扁豆、黄连、芦根、石菖蒲、大豆黄卷时，让患者喝西瓜汁。老朽实践，一言以蔽之，清热、利尿为主，开第一先声。1953 年于德州诊一夏季热，习呼慢性中暑，体温 37.5℃，表现"身热不扬"，精神不振，口渴，尿少，乏力，处于低热状态。服药不见好转，嘱其放弃苦水，每天吃西瓜 1 个，以天然白虎汤代替之，患者欢喜雀跃，即按法应用，凡半个月，体温下降，恢复正常，病情完全解除。西瓜功勋不可埋没。

❖ 浮萍透汗退热

浮萍性味辛寒，习呼紫背水萍，发汗解表、抑制瘙痒、利水消肿、医外感风热、皮肤瘾疹、温病初起、小便不利、夏日伤暑、头面浮肿、过敏性身上刺痒，如湿疹、荨麻疹、血燥证。山东先贤黄元御推为宣散热邪发汗第一药。常与薄荷、青蒿同用，称开鬼门从卫分泄热三仙汤。1987 年诊一春温，发热恶寒、舌红口渴、烦躁、胸内闷热、欲饮冷水，曾吃《伤寒论》麻杏石甘汤，无效；改投大青龙汤，体温仍然不降，未得汗解，遂起用此汤，计浮萍 30g、青蒿 30g，加入板蓝根 30g，水煎分 3 回服，6 小时 1 次，连饮 4 剂，即汗出身凉、病情瓦解。事实告诉，方中虽有青蒿参与其间，但浮萍的临床作用，也占主体。遗憾的是，没有单授统计、独立观察成果。

❖ 大青叶、浮萍清热宣散

宋代庞安时调理温病发热推荐大青叶，山东黄坤载力主浮萍，二味均有清热宣散作用，大青叶侧于凉血解毒，浮萍重在开表驱邪外出，都属寒凉药物。老朽临床常一起配方，给予温病初起，风热感冒，和金银花、连翘、牛蒡子结合，收效很佳。一般是浮萍 10~20g，大青叶虽然极苦难咽，少则寡效，必须达到 30~50g，比桑菊饮（桑叶、菊花、杏仁、连翘、薄荷、桔梗、芦根、甘草）、银翘散（金银花、连翘、桔梗、薄荷、竹叶、荆芥穗、淡豆豉、牛蒡子、芦根、甘草），见功较快，反弹率低。1980 年诊一外感风热，头痛、出汗、舌红、口渴、体温升高、脉象滑数，无恶寒症状。求治疗力不显，乃来专吃汤药。即投以浮萍 15g、大青叶 40g、金银花 20g、连翘 15g、牛蒡子 15g、重楼 10g，因不思进食，加入山楂 10g，每日 1 剂，水煎分 3 次服，连饮 4 天病情消退，患者喜不自禁，誉为良法。此后仍把浮萍、大青叶束成一扎用于临床，硕果堪称显著。

❖ 郁李仁、大腹皮利尿通肠

郁李仁润燥通便，大腹皮下气宽中，二者相伍，除腹内胀满、利水消肿。对胃肠淤滞、气体冲积、便秘尿少、全身浮肿，很有作用。老朽取其调理肝硬化脾大、腹水，肚凸如扣釜，胀满、上达胸腔、下压膀胱，不敢饮食，小便难出，困顿不堪，常于对症处方中加此两药，十分得益。1985 年诊一患者，男性，50 岁，从青年开始嗜酒如命，由肝炎转为酒精慢性中毒肝硬化，腹水较多，下肢腿足无有浮肿现象。身体虚弱不耐攻伐，在大量补中益气的基础上加了本品，计黄芪 80g、砂仁 15g、猪苓 10g、茯苓 30g、泽泻 10g、郁李仁 30g、大腹皮 30g，水煎分 5 次服。每日 1 剂，连用 7 天，肚子缩小、按之变软、水去一半；把量减少 1/2，继饮未停，共 3 周水肿消失。追踪观察，没有复发。二味合用，不仅利水，还可防止大便干结，一举双收。

❖ 参三七活血止痛

参三七方名三七参，简称三七，性味甘温，散瘀止血、消肿止痛。医人体内外出血、跌打损伤多种疼痛。三七花功力较差，善降血压。张锡纯先生认为在活血祛瘀、消肿止痛方面，三七属于第一。老朽实践，如和乳香、没药组方，易提高药效，命曰三味止痛汤，同血竭比较，位居首席。既往常给予骨伤患者，实际内、妇科的应用，也十分广泛，重点止血。1965 年于山东中医学院（今山东中医药大学）附属医院诊一男子，右侧小腿疼痛，已有 8 个月，呈进行性加剧，客观检查无器质性变化，排除了关节炎、坐骨神经痛，委老朽调治。汲取寿甫前辈疗臂痛经验，授予参三七（冲）10g、制乳香 10g、炒没药 10g、穿山甲 10g、柴胡 10g、大黄 3g，按血阻经络处理，水煎分 3 次服，连用 10 天，情况顺转，把药量减去一半，又继续 2 周，疼痛逐渐消失，病退而安。其中虽有乳香、没药活血散瘀，镇痛，参三七的作用仍占先行主导。须要注意的是，入药以田州所产三七为佳，尽管说三七无假，但菊叶三七，俗叫土三七，则不可代替。方内柴胡疏利经络、大黄通滞破结，含催化功能，切勿随便删掉。

❖ 三七突出祛瘀止痛

三七正品，名田三七、三七参，与土三七不同。因性黏、质坚硬似石，又称山漆。虽列为止血药，却能消肿散瘀，医筋骨、肌肉跌打损伤，专于定痛，如商品成药跌打散、黎峒丸都以之为主。近代调理心脑血管病，亦常用之，给予心绞痛、脑溢血，且降血压、血脂、抗动脉硬化。河北张锡纯先生赞誉其活血镇痛，无与伦比。老朽师法前人，取其消肿、化瘀、祛痛三项开展应用，并配合他药组建一首验方，计三七参 200g、制乳香 50g、炒没药 50g、血竭 30g、白芷 50g、丹参 50g、大黄 10g、藏红花 10g、䗪虫 30g、柴胡 30g，碾末，水泛为丸，每次 3~6g，日 2~3 服。对挫伤、撞击、殴打、闪腰、岔气、炎症、肿瘤所致各种剧烈疼痛，都有疗效，对关节炎、骨质增生、股骨头坏死、腰椎间盘突出，也起作用，可广泛投入临床。

❖ 延胡索行气止痛

延胡索性味辛温，行气、活血、止痛，含有多种生物碱，其中延胡索乙素能催眠、降低血压。临床应用，解除胸、腹、月经、跌打损伤各类疼痛，和参三七、乳香、没药相较，主要调理内在气滞，活血行瘀居次，外伤骨折、软组织损害第三。同酸枣仁、夜交藤、罂粟壳施治夜难入眠对比，不易抗衡，作用显小，微不足道。常与川楝子配伍，称金铃子散，用于胃炎、十二指肠炎、附睾炎、前列腺炎、乳腺小叶增生、肠系膜淋巴结炎。1965年医一女子，胁下、肋间胀痛，医院检查属神经性，为泰齐氏病，已有年余，吃逍遥散、木香顺气汤无效，靠止痛片维持。由友人陪之来诊，身体消瘦，烦躁易怒，伴有围绝经期症状，当时即以本品为君，加入利气散结药物，计延胡索20g、柴胡10g、郁金10g、川楝子15g、香附15g、青皮10g、绿萼梅15g，水煎分3次服，命名顺气汤，连用8天，病情已见好转，将延胡索增至25g，继饮未停，先后共30剂，胀消痛止，基本治愈。

❖ 鹿茸增力壮筋骨

鹿茸咸温，为雄鹿尚未骨化的嫩角，补督脉、壮元阳、强筋骨。医元气不足、命门火衰、身体怕冷、四肢软弱乏力、阳痿遗尿、视力下降、血压低下、腰痛腿酸，属寒盛阳亏。骨化后的鹿角，作用很差，常和龟甲熬胶，称龟鹿二仙胶。同仙灵脾、韭子、仙茅、巴戟天、肉苁蓉配方，治性淡漠，生殖器勃起无力，稍举便痿。老朽临床取其疗阳虚为主，兼及气血不足，用于腿足酸痛无力，走路困难。1995年诊一45岁男子，下肢不能行走，拄杖亦会颠簸，时轻时重，医院诊为周期性瘫痪，然血钾不低、亦无固定时间，且轻时仍步履极艰，转老朽调理。体瘦脉弱，按阳衰气血双亏投药，给予鹿茸50g、人参30g、紫河车（胎盘）40g、当归40g、川芎30g、牛膝40g、狗脊30g，加藏红花10g活血通络，碾末，水泛成丸，每次6g，日3服，吃了1剂，未见好转，嘱咐坚持，继用勿停，3个月观察效果。半年后儿子来告，病去大半，已可在屋外漫走。相信鹿茸之功绩，为丸内的冠军。

❖ 桑、桂、远补血安神

桑椹滋阴，医口干舌燥、津液匮乏，头眩目暗；桂圆（龙眼）肉疗惊悸怔忡，心神不安，二者合用，补血催眠，为强化身体的要药。老朽临床施治神经衰弱、健忘、疲劳，入睡困难。1979 年诊一科研干部，发生上述现象，且好沉思，伴有头昏如蒙蔽症状，医院认为神经官能症，委老朽调理，即给予桑椹30g、桂圆肉50g，为了改善意识不太清晰，加了远志10g，每日1剂，水煎分3次服，连用1个月，情况转好，已正常上班。此后不断以三味组方，获愈率较高，命名平补益脑汤。家父遗训，吃大量桂圆也可催眠，但不易解除神经衰弱表现所有的变态。

❖ 胆南星止眩解痉

天南星性味苦温，祛痰燥湿、镇惊解痉，医头风眩晕、胸满咳喘、癫痫、口噤抽搐，加工后为胆南星，乃转清凉。老朽临床疗痰第一。止咳与白前、旋覆花配伍，痉挛同蜈蚣、全蝎结合；感觉旋转眼黑和天麻、茯苓组方。素来对本品应用较少，经验不足，但有一事记忆犹新。1954 年于德州遇一顽证，患者是研究金石珠宝的专家，70 余岁，2 年前因颈椎病住院，尔后出现头晕如坐水上小舟浮沉、摇摆状态，脸颊肌肉抽搐，每日七八次不等。由于支气管扩张，痰涎很多，脉象弦滑，友人陪伴来诊。从各方面观察，属痰邪所致，宜投以开法，但不能给予甘遂、大戟、芫花之类，只可以化、消平妥药物作无害施治，就授予胆南星15g、茯苓30g、天麻15g、钩藤15g、龙骨15g、牡蛎20g、僵蚕10g、竹沥（冲）30ml、全蝎10g、海浮石15g，水煎分3次服，连饮7天，已见效果，唯眩晕如故，即将胆南星加至25g，情况发生改变，症状大减，继用18 剂，病却而安。事实说明，胆南星起的功效，比较重要。

❖ 四宝治惊痫

牛黄、猴枣、马宝、狗宝，清热镇惊、祛痰解毒，可称四宝。牛黄、猴枣为胆囊结石，侧重高热、痉挛；马宝、狗宝为胃肠道结石，一个偏于治孕妇子痫，一个则疗反胃吞咽障碍、外科疮疡，乃其不同点。民初时期赵桑甫先生善治小儿疾患，对感染性发热，体温持续不降，惊风、口噤、抽搐、角弓反张，一般不投紫雪、至宝丹、安宫牛黄丸温邪三宝，常开上述牛黄、猴枣、马宝、狗宝四味，研粉，每次 1~3g，竹沥水送下。老朽亦效颦这一疗法，因猴枣从印度进口，药价奇昂，将其删去，同样见功。给予癫痫患者，也能发挥作用，但须耐心、久服，否则仍易复发。

❖ 暑药香薷的应用

香薷性味辛温，发汗透表，清暑祛湿，称夏季麻黄，属季节性药物。医乘凉饮冷、感受风邪、头痛、无汗、身上拘紧、皮肤水肿，外开内治双向调节；芳香化浊，清洁口腔秽气臭味，同厚朴、白豆蔻、苍术、藿香同用，退厚腻的舌苔。老朽临床重点以其散风涤浊，宣化三伏雨水过多导致的湿邪蕴积。1964年于山东省中医院诊一肥胖女子，因吃冰糕，喝大量饮料，突然发生恶寒无汗、口中乏味，舌苔白腻厚如奶油，不思进食，给予葱豉汤（葱白、淡豆豉）加藿香未见疗效，乃改投香薷 20g、厚朴 10g、白豆蔻 10g、佩兰 10g、神曲 10g、石菖蒲 10g、苍术 10g，水煎分 3 次服，连用 3 天症状解除，汗出而愈。为此对本品的实际功能，曾总结八个字，即解暑、祛湿、发散、蠲浊。

❖ 柴胡代替品茵陈蒿

茵陈蒿为青蒿的幼苗，清泄湿热、疏利肝胆，属医黄疸要药，著名方剂为《伤寒论》茵陈蒿汤。《本草正义》治疗身体瘙痒、腿足浮肿、疮疡流水。张锡纯先生《医学衷中参西录》谓类似柴胡，功力柔和，若邪入少阳，惧柴胡升散引发出汗、头眩、耳鸣，可以此代替。老朽临床，喜投小柴胡汤调理表里间病变，十分有效，不仅消除心烦好呕、胁下苦满、往来寒热，通过柴胡宣透外解，可下降体温，汗后身凉。由于人们受吴门叶派影响，畏之如虎，就诊时首先提出勿开柴胡。在此习惯势力施压下，改换茵陈，用小柴胡去柴胡加茵陈蒿汤。1956 年老朽在山东省中医院门诊，遇一大学教授，感冒 8 天，口苦、头痛、胸闷、无汗、寒热往来，曾误为疟疾，吃药、打针乏效，转院救治。因系上海人，见老朽写有柴胡，立即色变，大呼禁品，遗害难言，要求另寻他方，忽然忆及本药，乃改加茵陈蒿，计黄芩 15g、茵陈蒿 30g、人参 6g、半夏 9g、甘草 6g、生姜 10 片、大枣（劈开）10 枚，添入枳壳 6g，每日 1 剂，水煎分 3 次服，连饮 4 剂，身上冒汗，症状便减，霍然而愈。说明茵陈蒿确有姊妹易嫁的作用。特予录出，供同道研究。

❖ 茵陈蒿祛痰饮

茵陈蒿为青蒿的嫩苗，性味苦寒，清肝利胆、祛湿热黄疸，通利大小二便。常用于肝炎、胆囊炎，以退黄染为主。河北张寿甫前辈指出，与柴胡有类似功能，可代柴胡应用。老朽临床，除医黄疸型疾患，亦投予湿热水邪诸证。1953年诊一老翁，因支气管炎、支气管扩张入院，咯吐大量水液黄痰，咳嗽，呼吸困难，曾吃《伤寒论》小青龙汤（麻黄、白芍、细辛、干姜、桂枝、半夏、五味子、甘草）加皂荚，未有回应，委老朽中药调理，转按肺气不降、痰饮停聚论治，以茵陈蒿开山，处方半夏10g、橘红10g、泽漆15g、茯苓15g、川贝母10g、杏仁10g、茵陈蒿30g，水煎分3次服，连续5天，痰量减少，情况变好，劝其继用勿辍，又蝉联8剂，症状表现瓦解，已经获愈。此药利水，就能涤饮，故功力斐然。

❖ 桃仁活血通经

桃仁性味苦平，活血祛瘀、润燥滑肠。医瘀血滞留、癥瘕积聚、跌打损伤、习惯性便秘、妇女月经量少、经闭不潮。老朽取其行血利滞，驱逐障碍、促进月经排出。入药必剥去皮。1965年一青年学生来诊，因精神刺激月经停止来潮，乳房胀满，腹内感觉堵塞，有气聚成团症状，已7个月，吃通经剂未见效果。根据性急易怒，脉象弦涩，仍宜按行气、破血、通瘀论治，学习先贤王清任经验，以桃仁挂帅，将量放大，给予理气活血汤加减，开了制桃仁20g、当归10g、川芎10g、红花10g、柴胡6g、香附6g、生姜6片、黄酒30ml，增入家传疗法大黄2g，每日1剂，水煎分3次服，连用7天，病情转轻，月经未见下行，又继饮1周，冲脉流通，经水来潮。既往个别医家认为本品同杏仁相似，对活血功能持有异议，由此看来，疑虑之心应一笔勾销。大黄一味，小量，是顺水推舟者，非调经专用药。

❖ 桃仁消肿疗伤

同道贺君茂，精通古典医著，喜考据，善辩宋、元、明版本，为民国时期刀圭界少见人才。认为《伤寒论》《金匮要略》抵当汤（水蛭、虻虫、大黄、桃仁）、下瘀血汤（大黄、桃仁、蟅虫）、桃核承气汤（大黄、桃仁、桂枝、玄明粉、甘草）皆含桃仁，说明其被用于活血的历史悠久，临床 70% 给予女性调理月经，形成妇科专用药。其内消积聚、肿瘤之功，则被忽视。虽然桂枝茯苓丸（桂枝、牡丹皮、桃仁、白芍、茯苓）被广泛用以施治子宫肌瘤，但以桃仁为主组方消肿疗伤，特别在跌打损伤方面，更可大显身手。老朽幼习外科，包括骨伤，每遇骨折、软组织损害，通过活血散瘀，很快得到修复，不留后遗症。1958 年于山东省中医进修学校，诊一林业管理人员，因工作巡查，跌落山崖，软组织破裂，未发生骨折，双腿红肿疼痛，除进行包扎，投予复元活血汤，计柴胡 10g、天花粉 10g、当归 10g、红花 10g、穿山甲 10g、桃仁 10g、大黄 3g、甘草 6g、独参三七 10g，水煎分 3 次服，连用 7 剂，功力良好，唯瘀血吸收较慢，肿胀未消，乃突出桃仁，将其增至 20g，去皮尖，继饮 1 周，迅速治愈。

❖ 竹沥治痰

竹沥为烧竹滴出之水，性味甘寒，亦名竹沥水、竹沥油，加入蜂蜜，称竹沥膏。清火化痰、通络镇惊，医中风口噤、肺热哮喘、咳嗽、吐痰量多，长时应用，始见效果。与生姜汁同服，调理脑血管意外半身不遂，功力较好，岭南医家谭次仲十分欣赏。老朽临床，治疗慢性气管炎，久嗽不止，痰涎黏稠，每次 30ml，送下川贝母 3g，连饮半个月，有效率达 80%。1955 年诊一老人支气管哮喘，舌苔黄腻，脉象滑数，端坐呼吸，不能平卧，吃麻黄、杏仁、苏子、旋覆花、紫菀、枇杷叶感觉不舒，类似过敏，老朽劝其喝竹沥水，坚持 3 个月。他照法用之，1 天 50ml，至期病去大半，复发时症状甚轻。

❖ 牵牛子利水消积

牵牛子性味苦寒，有黑白两种，作用相同，处方习开二丑。功效泻积去实，利水消肿。调理三焦气滞，湿热阻遏，尿少水聚而肿。老朽临床遇肝硬化腹水，投平妥药猪苓、泽泻、桑白皮无效；而甘遂、大戟、芫花、商陆毒性很强，不敢贸用；只要身体耐受力较好，就给予本品，每次 6~15g，加白术保本，可防闪失。1982 年遇一乙型肝炎转肝硬化，脾大，胃静脉曲张出血，肚子凸形，脐眼外翻，停有大量水液，感觉胀满难忍，要求安乐归天。医院委老朽接诊，因病情严重，告其家属，即以《伤寒论》五苓散加牵牛子，且以之为君，计白术 30g、猪苓 20g、泽泻 20g、茯苓 30g、人参 20g、桂枝 10g、滑石 20g、牵牛子 15g，水煎分 3 次服，连吃 5 天，小便增多，更衣 3 次，浮肿开始消退，又饮 7 剂，水液陆续排出，腹部隆起回缩，乃改为白术、茯苓、大腹皮，牵牛子降至 3g，凡半个月，基本治愈了。实践得知，此药非峻泻剂，量小、慎开、暂用，不会大伤人体，发生变故。

❖ 藿香的功用

藿香性味辛温，解暑化湿、芳香辟浊、利气止呕。医脾湿胃寒、胸闷腹胀、内停痰饮、上吐下泻、不思饮食。老朽临床，取其散四时不正之气、逐秽祛浊、宽中开膈、宣通郁结。1953 年夏季阴雨，遇一男子，感受暑邪，头痛、呕吐、身上有汗、低热、胸闷、纳呆、舌苔厚腻、嗜睡，无抽搐现象。医院诊为日射病、脑炎待查，邀老朽先投中药，即授予藿香 20g、薄荷 10g、石菖蒲 10g、半夏 10g、竹茹 15g、神曲 10g、茯苓 15g、苍术 6g、重楼 15g，水煎分 3 次服，连用 3 剂，呕止热退，症状大减，又继饮 2 天，病去人安。本味清暑，发散湿邪，下气蠲浊，抑制呕吐，一举四疗，道友沈仲圭推为圣品。民初丁少仙先生把它同香薷、佩兰列在一起，称夏季三大化湿药。

❖ 神曲的作用

神曲原名六神曲，性味辛温，健胃增食，祛除积滞，催动消化，属常用之品。其他尚有范志曲（百草曲、建神曲）、采云曲，未经发酵，由多种药物合成，能解表化湿。半夏曲宽中利膈，专于降痰，施治有所不同。老朽习在补益气血、阴阳、脏腑处方内加入本品，促进对药物的吸收，防止守而不走，起开、消、通、散、降的动力作用，且可保住食欲，有利抗邪。1988 年诊一类风湿性关节炎，须要长期用药，因考虑不周，在所配丸散内未加健运助化之品，患者吃了纳少，食欲下降，30 天体重减去 5 公斤，疲乏，精神不振，怀疑药不对证，有副作用，不敢再服。而后于方中加入神曲，胃口即开，"副作用"之疑消失。由此可以说明，通过神曲运化水谷，就会避免这一弊端，令他药充分发挥疗效。

❖ 麻子仁利肠含补

麻子仁，又名火麻仁，滋润脏腑，滑利通便，医老人活动量少、肠道蠕动弛缓、津液匮乏、燥屎聚结难下。《伤寒论》在小承气汤内加入本味与白芍、杏仁，制成麻子仁丸，调理脾约，即习惯性便秘。尚可补虚益气，被收入施治脉结代、心动悸期前收缩的炙甘草汤（人参、生地黄、炙甘草、生姜、桂枝、阿胶、麦冬、麻子仁、大枣）中。性味甘平，功能稳定，易于被忽视其作用，乃无名英雄药。1985 年诊一 80 岁文翁，退休后犹从事整理、辑佚先秦文献研究，写作时间长，运动少，逐渐肠内干枯，无力蠕动，便秘不下，五六日 1 行。要求给一简易小方，即授予麻子仁 20g、瓜蒌仁 15g、柏子仁 10g、大黄 1g，药后虽见疗效，但感觉乏力，疲惫，考虑和伤气有关，遂将瓜蒌仁、柏子仁二味减去，只开麻子仁（捣碎）40g、大黄 1g 引导下行，依然水煎分 3 次服，症状解除，大便顺利排出。说明此药滑润而不损正，且含有补益作用。

❖ 猪胆汁引阳治阴

猪胆、牛胆汁，性味苦寒，晾干调入丸散，不宜水煎。和熊胆类似，清热泻火、解毒、明目、止痉，医烦躁、热盛惊风、癫痫、外敷疮疡、肝胆火旺眼赤肿痛，且有强心作用。大瓢先生将二者配伍，代替金、墨二色熊胆（马熊胆汁色黄、狗熊胆汁色黑）投向临床。老朽应用，凡乙型肝炎胆红素、转氨酶升高，E 抗原持续阳性，在施治处方内均加本品。1965 年诊一 50 岁寒邪入里阳衰患者，表现少阴症状，身上出汗、怕冷、脉搏沉微、手足厥逆，蜷卧、不愿说话、体温下降、尿量很少、大便溏泻日行三四次，无有烦躁、呕吐现象，曾参考《伤寒论》通脉四逆汤加猪胆汁防止阴盛格阳、以阴领阳，开了附子（先煎 1 个小时）30g、干姜 30g、甘草 10g、猪胆汁（冲）15ml，添入人参 20g、肉桂 6g、黄芪 40g、龙骨 10g、牡蛎 10g、水煎分 4 回服，5 小时 1 次，连用 3 剂，情况即转，改为每日 1 剂，继饮 5 天，病消而愈。其中所加补气、收敛、固涩药，起保本作用，使正复邪却，缩短疗程，促进健康。

❖ 朴硝不宜盲用

元明粉由朴硝炮制而成，咸苦而寒，清热泻火，润燥软坚、消积通结、利肠攻下，常和大黄配伍，为比目鱼药。凡大便坚硬，能稀释如水，易于排出，故《伤寒论》大承气汤以之为君，经方家誉称解秘化结的第一品。张从正学说信奉者刘大刀先生常在平胃散（厚朴、苍术、陈皮、甘草、生姜、大枣）内加大黄2g、元明粉2g，调理纳呆、饮食停积，开利肠道，导滞下行，宜于胃炎、胃溃疡、消化不良、腹胀、嗳气、呕恶、泛酸、嘈杂、久不更衣。原始药物为朴硝，十分咸苦，难以下咽，炮制加工的元明粉，功力虽逊，有利口服，对人体无毒副损害，因而老朽只开本品，不用朴硝，防止泻下过度，发生虚脱。1981年遇一习惯性便秘，同道，五十余岁，曾吃陆氏润肠丸，芦荟胶囊，已产生抗药性，逐渐失效，转老朽接诊，即投予大承气汤，计枳壳10g、厚朴10g、大黄6g、朴硝10g，水煎分3次饮之，服了1剂，大便立通，涌出粪块、水液和小便半盆，患者头晕、眼黑、心慌无主，将其扶到床上，汗湿衬衫。2小时后回苏，疲惫不堪。乃改换补益之品，5天恢复正常。朴硝一物，不可滥用，否则祸不旋踵。

❖ 鳖甲缩脾软肝

鳖甲性味咸平，养阴潜阳、活血散结，医阴虚劳热、骨蒸盗汗、胸胁胀满、久疟频发、肝脾肿大、癥瘕积聚。滋补用生，软坚破邪醋炙入药。现有《金匮要略》处方商品成药鳖甲煎丸。时方派封春光先生调理肝阳上亢、内风萌动，头痛、抽搐，常投三甲汤，就是本品与龟甲、玳瑁甲三味。老朽临床，利用其软坚散结施治多种疾患，以肝脾变硬、肿大为例，收效较好，无论疟母、肝炎、班替氏综合征，均起作用。1982年诊一肝硬化，腹内胀满，脾亦肿大，消化不良，尿量减少，有牙龈出血现象，就以炙鳖甲400g领航，加鸡内金50g、丹参50g、藏红花10g、柴胡30g、炒蜣螂30g、参三七70g、川芎50g、三棱50g、莪术50g、制乳香30g、炒没药30g、山楂30g、大黄10g，碾末，水泛为丸，每回10g，日服3次，吃完1剂，病情转化，B超显示大有改观，将量压缩1/3，继续未停，3个月肝软、脾缩，基本称愈。实践验证，凡慢性炎块日久不消，长时应用可以化解，汤剂甚差，并增重经济负担。刀圭名家顾一本，告诉他的弟子，水煎饮之，须达到30g，否则力薄如纱。

❖ 瓜蒂催吐掌握二法

瓜蒂性味苦寒，乃甜瓜果蒂，又名苦丁香。清热祛湿，催吐痰饮、水液、宿食、毒物，净化上中二焦，涌出胃内所积之物，兼消黄疸（塞鼻）、水肿。应用时要卧床低头，以大葱探口中刺激咽喉，产生呕恶，才能吐出有害之物。传说某大都一名家不悉此法，让病人坐着守株待兔，留下笑柄。缘于患者服之感觉痛苦、身上冒汗，已摒弃、失传。然简便易行，宜东山再起卷土重来。1953年诊一壮汉，为同事举办婚礼，饮酒、吃喝无度，头痛、恶心、胸内堵塞、腹中胀满、神志昏糊，尚言不醉，正值医院下班时间，嘱其亲属到药店购瓜蒂散2包，先取1包试之腹部垫上枕头，妻子扶着叩打后背，很快涌出酒水、食物，约大半痰盂。精神恢复清爽，唯全身疲乏，沉睡了4个小时，第2天即赴单位工作了。老朽临床70年，运用较少，还须进一步总结经验。

❖ 龙眼的应用

龙眼性味甘温，其果肉入药，补血养心、益脾安神，医失眠健忘，记忆减退、恐惧不宁，属营养药。东南亚华侨喜吃本品，谓保身健脑，增寿延年。老朽除与酸枣仁、夜交藤合用治失眠，与桂枝、甘草治心慌，与当归、熟地黄治贫血，与人参、红景天治疲劳，与蜂蜜、女贞子治瘦弱，尚常用传统名方归脾汤（白术、茯神、黄芪、龙眼、酸枣仁、人参、木香、当归、远志、甘草、生姜、大枣）。产于亚热带，对汗出较多、身体虚衰有良好作用，被称具有人参、当归双面功能。1981年诊一机关干部，男性，患神经衰弱，时间很久，近来心慌、失眠加重，医院认为自主神经功能紊乱，静止型精神分裂症，委老朽转中药调理，就以归脾汤化裁授之，得效不显，遂取龙眼60g为君，加了酸枣仁30g、桂枝15g、甘草15g、龙骨15g组成处方，名曰守神汤，并添入远志苗即炙小草15g，每日1剂，水煎分3次服，连用10天，病情改善，夜可沉睡6小时，心慌无主的现象也消失大半，又继饮1周，恢复常态。此果列队柔药类，实际临床却富刚性作用。儒门医家刘冠仪，对其有深刻了解，曾说以补血论不低于当归，滋阴逊于熟地黄，安神功同酸枣仁，养脾不如人参，但补益人体在果品中则占第一。若坚持久食，量不宜多，15g为度，可使体重增加，心无怔忡，强化记忆，夜间易眠。

❖ 茯神治精神病

《医门别录》谓生命结束后，气似清风肉似泥，无鬼灵存在，叶桂为天医星下凡，十分荒唐；黄元御处方写天魂、地魄，缺乏大家风采。业医要尊重事实，否则引人陷入邪途。曾说《伤寒论》青龙、白虎、朱雀（桂枝）、玄武是运用东西南北之色，代表四个方位，非指大神。不了解这一点，亦会走向误区。临床常见精神疾患，最易让人产生鬼神观念，如百合、脏躁、狂证，目前所诊之癔病、精神分裂就是例子，均和鬼神无关。1972年老朽于山东大学生物系讲授中药时，遇一妇女，因长期忧郁思想行为异常，被诊为反应性精神病、歇斯底里症。言语支离、装模作样、令人难以理解，自命天降大仙，跳神婆贴上鬼怪附体，无哭闹伤人毁物现象。7个月来全家惶惶不安，求神拜佛乱成一团。当时即按痰迷心窍施治，给予石菖蒲15g、半夏曲15g、橘红15g、茯神40g、旋覆花15g、琥珀（冲）2g、竹沥30ml，每日1剂，水煎分3次服，连用1周，已见回响，从其睡眠易醒，将茯神增至60g，继饮未停，凡25剂，情况乃转稳定，尔后告知未再复发，已趋向健康。实践多次，茯神能起主导作用。

❖ 对瓜蒌委以重任

业师耕读山人言，太师杜公执业数十年，救治许多疑难大症，被誉为医界生佛。对瓜蒌一味情有独钟，指出皮、瓤、仁均富妙用，合在一起称全瓜蒌，占滋肺、宽胸、利肠、开结八字。一医支气管炎、间质性肺炎干咳无痰，助水生津，润泽华盖，投30g，加玉竹15g、麦冬15g、知母15g、川贝母10g、蜂蜜30ml；二调理胃炎、十二指肠炎与溃疡，胸闷、纳呆、停食、内积，投40g，加山楂15g、枳壳15g、槟榔15g、神曲15g、麦芽20g；三治习惯性便秘，肠道燥结，投40g，加生地黄15g、玄参15g、麻仁15g、大黄2g；四疗妇女急性乳腺炎红肿胀痛，投50g，加蒲公英30g、败酱草20g、连翘15g、紫花地丁30g，每日1剂，水煎分3次服。太师治疗气、食、痰所致的结胸、硬满、堵塞、疼痛，最大量开到1枚，约250g。瓜蒌有两种，分瓤瓜蒌、仁瓜蒌，根据需要，选择用之。民国时期鲁北一位名家，也喜开此药，遇肺、胃、肠失润，消化障碍，更衣困难，皆超重委任，获效甚佳，患者送绰号"瓜蒌王"。

❖ 远志止咳祛痰

远志辛温，调理健忘、惊悸、癫痫、头昏脑涨、精神迷乱，很少有用之止咳祛痰。老朽临床将其和开提肺气、专于排脓的桔梗配伍，作为清除痰涎的专药，很能发挥作用，凡咳嗽、哮喘痰量过多，或频吐不止，均可见效。广和堂药店藏有一首时方，由川贝母 10g、远志 18g、桔梗 15g、五味子 10g、橘红10g、甘草 6g、紫菀 10g 组成，施治支气管炎、支气管哮喘、支气管扩张、间质性肺炎，以祛痰涤饮为重点，每日 1 剂，水煎分 3 次服，投予多痰之人，功力甚佳，被称良方。

❖ 开降化调理胸内痰饮

老朽之业师耕读山人临床对胸内停有痰饮，气逆上冲，症见恶心、呃逆、打嗝、嗳气、呕吐涎沫之病人，以开、降、化三字当头，常投竹茹 30g、半夏 10g、代赭石 15g、丁香 6g、枇杷叶 15g、陈皮 10g、旋覆花 10g，每日 1 剂，水煎分 2次服，老朽命名薪传汤，功效超过一般通下药，乃济世良方。如大便不爽或排出困难，加大黄 2~4g。同道乐无笃信此汤，应用多年，誉称"医林首选"。

❖ 调理肝肾经验

老朽从事医疗工作 70 余年，慢性乙型肝炎兼有糖尿病，要分开施治，若同时进行，由于吃降糖药可令肝功能发生异常变化，不利患者恢复健康。慢性肾炎血尿、蛋白长期不消，切勿单独投收涩与止血药，应着重消炎清除余热，银花、黄芩、白茅根可派上用场。

❖ 三药组方单刀直入

陈景舜为杂方派医家，知识广泛，经验丰富，临床遣药喜开单刀直入之方，认为山药健脾和胃、补气固肠，在降血糖方面，宜与黄精、玄参同用，每日15~100g；熟地黄滋阴益血、温肾生精，在调理夜间盗汗五心烦热方面，宜与山茱萸、五味子配合，每日 30~60g；何首乌补肝养肾、润燥通便，在治脱发、早白方面，与女贞子、旱莲草组方，每日 20~40g，都有显效。老朽对上述疗法，曾不断应用，治愈率比较理想，然须多服，15~30 天为一观察期，切勿求其速成，否则可能功亏一篑。

❖ 四时通轴转

不知著者《医门推背图》，载有四时"通轴转"，同清初高鼓峰五脏用药连环表颇相类似。以柴胡、甘草、生姜、大枣半个小柴胡汤为中心，随时令加味，专门调理流行性感冒。凡冬季发热恶寒无汗，加麻黄、桂枝、荆芥、苏叶；夏日伤暑高热持续，加黄芩、石膏、浮萍、大青叶；春时头痛、咳嗽，加白芷、羌活、前胡、贝母；秋天口干、身痒，加蝉蜕、生地黄、白蒺藜、何首乌；季夏便溏、乏力，加人参、白术、茯苓、泽泻。此图基本是按照气候变化生、长、化、收、藏提出的，有参考价值，可供选用。书中原有若干迷信内容，老朽予以删节，防止以假乱真，鱼目混珠。

❖ 陈氏领军给药

中医对药物的应用，主要为四气、五味发挥汗、吐、下、和、温、清、消、补治疗功能，临床谓之兵不血刃克敌制胜，习称杀邪的刀。家父强调掌握洁（干净）、真（地道货色、防止伪品）、炮（加工）三字。曾言陈雨樵先生施诊，喜开领军药，收效良好，调气用香附 10~15g、木香 6~10g；柔肝止痛用白芍 15~20g；补血用当归 10~15g、桂圆 15~20g；养阴用熟地黄 20~30g、麦冬 10~15g；嗜睡用人参 10~15g、绿茶 6~10g；便溏用苍术 10~15g、扁豆 15~20g；精神抑郁用厚朴花 10~15g、甘松 10~15g；流口水用益智仁 10~15g；腰痛用狗脊 10~15g、杜仲 10~15g；肺热咳嗽用虎杖 15~20g、知母 10~15g。老朽师法这些经验，的确马到见功。

❖《千金方》杂中取简

孙思邈《千金方》《千金翼方》资料丰富，为重要方剂参考用书，但因药物组成庞杂、毒品较多，使人畏惧，不敢问津。老朽将西岳真人灵飞散予以化裁，组建一方，调治手足拘挛，行动困难，头发、眉毛脱落，长时应用，有理想的效果。计独活 60g、丹参 60g、制附子 60g、生地黄 60g、白芷 40g、麦冬 40g、川椒 20g、防风 30g、细辛 20g、牛膝 60g、麻黄 20g、川芎 60g、当归 60g、柴胡 30g、白芍 40g、狗脊 40g、肉苁蓉 40g、白术 40g、杜仲 40g、山茱萸 40g、肉桂 30g、石斛 40g、人参 40g、干姜 30g，碾末，水泛为丸，每次 6~10g，日 2~3 服，2~3 个月划 1 个疗程，好转率占 80%。方义寒热并施，以补肾祛风、通利为主；在配伍上无攻补界线，虽不易解释，却起作用。

❖ 喝绿茶健身

茶叶与咖啡为世界两大饮料，中国所产的绿茶如猴魁、龙井、碧螺春、大红袍等驰名海外，可强心、发汗、利尿、减肥、降血脂，兴奋大脑神经有助思考，抗感冒提高人体免疫力，具有保健医疗作用。过去人们以绿茶如黄山毛峰、六安瓜片沸水泡服，总结12个字，谓涤痰、去烦、瘦身、醒思、破睡、养神，进而可益寿延年。此说并不夸张，因能防治疾病，就会实现这一效果。老朽通过访问、观察多位老人，大都喜欢饮用绿茶（不分产地、名称），获得了高寿，据此提倡喝茶，特别是绿茶，可宜于健康长寿。

❖ 热药健身

广和堂《药肆记事》载有坐堂医家喜投热药温化寒邪，外界誉称"田单火牛阵"，出奇制胜。认为身形虚弱，皆因活力不足，阳气亏损，命门火衰，应治根本。温热药物不仅助火、兴阳、匡扶元气，还能大补中央脾土，运化四方，有益体躯，抗御病邪，长寿健康。特点是善调命门、突出养火、热药生阳，推向临床为第一要义。处方仿照王好古重视阴证，师法朱肱所开回阳丹、火焰散，用硫黄、乌头、麝香、细辛、丁香、荜澄茄、黄酒，群众反映收效很佳。据店中经理讲，他曾诊一经常腹痛患者，大便时干时溏，早下晚出，无规律性。当时按阴寒火弱处理，给予附子20g、干姜20g、肉桂6g、吴茱萸10g、茯苓15g，每日1剂，水煎分2次服，嘱咐连饮勿停，15天即愈，且未复发，同道叹为巧治。对此老朽亦有体会，姜、附、桂、吴并不可怕，运用得当，确能苏起沉疴。

❖ 降糖四药

老朽在药店坐堂时，社会上街谈巷议，从事中医工作者易享高寿。究其原因，一则经常接触、嗅闻、口饮一些气味浓烈、芳香化浊、有防疫作用之品；二则环境特殊，昆虫、微生物稀少；三则与好读历史文献、宗教书籍有关。平素注意修身养性、淡泊名利、认识大千世界、洞悉世态炎凉。历代不少有识之士未有逃禅转隐于医，如葛洪、陶弘景、孙思邈、李杲、朱震亨、喻昌、李士材、张路玉、傅青主、张隐庵、叶桂、徐大椿、尤怡、修宜亭、周澄之、汪蔻池、张锡纯、施今墨都是例子。施化早年耸身宦海，不久归队为民，专攻消渴，所拟对药如苍术、玄参、黄芪、山药，能降血糖、尿糖，对糖尿病起一定作用。老朽临床发现，黄芪要开到40g，少则功力难见；玄参虽有滑肠之弊，30g并无大碍；苍术用量过多恐大便燥结，有玄参配伍即可纠正；山药切勿入煎，每天吃鲜者100g，蒸、炒皆宜。

❖ 慎用风药

温病学派叶天士、薛生白、缪宜亭、吴鞠通、王孟英、费伯雄诸家，固擅长调治流行性热证，突出寒凉养阴，凡温热、升发、宣散药物，投予很少，一是恐伤津耗液，二是怕阳上火腾，引起口干目赤、头眩耳鸣，对柴胡一味犹退避三舍，或视如蛇蝎，其他就不问可知了。此既属优点，也为矫枉过正、以偏概全。老朽临床若需要行、散、升、发，畅利经络，宣开怫郁，则考虑遣用麻黄、羌活、白芷、升麻、紫苏、荆芥、柴胡所谓"风药"；补、塞、固、敛则不可乱投，被风药把功效抵消，甚至功亏一篑。

❖ 风药重点为荆、羌、苏、芷、柴、独

同道姚思安，为著名医家，受洁古、东垣影响，生平喜开风药，当其六十华诞，老朽前往祝贺，曾有所感慨，谈及步入花甲为发展中医事业奔走，执老朽之手心照不宣。且说荆芥、羌活、苏叶、白芷、柴胡、独活，发散解表、升腾阳气，调理气机障碍，怫郁不伸，解除许多疾病，放在补剂内能宣发药力行于全身，上通颠顶；加入利滞、开结、泄邪处方中，走经穿络、祛湿、温里、通塞，提高他药的治疗功效，有百善作用。可惜温热学派忽视了这个方面，竟畏之如虎，唯恐避之不远，铸成大错。防风止汗，非地道的风药，应予区别，切勿混淆。而今思之，仍宜参考。

❖ 临床不开傀儡品

瞿公陶与老朽的父亲为砚友，以医术传接三代，有非凡的阅历。处方专开效价高、立竿见影之药，有些虽含毒素，经过炮制同样入选。认为食、药两可者，如蜂蜜、山药、大枣、桂圆、扁豆、芡实子、海蜇、枸杞子、豆豉、甘草、赤小豆、胶饴、荸荠、木瓜、陈皮、红糖属搔痒货，不起大的医治作用，谓之傀儡品。和附子、石膏、乌头、黄连、大黄、元明粉、黄芩、甘遂、巴豆、桔

梗、贝母、半夏、葛根、麻黄、桂枝、白术、猪苓、人参、地黄、细辛、五味子、白头翁、独活、山栀子、代赭石、枳壳、厚朴、水蛭、虻虫、连翘、赤石脂、柴胡、瓜蒌、当归、瓜蒂、龙骨、牡蛎、吴茱萸、葶苈子，有本质区别，不能同日而语。疗病的锐利武器，就靠这些从鬼门关夺回生命者，其他保健物建不了丰功伟绩。

❖ 食疗药物

葱姜糖菘汤，归为食品，在入药方面却同样有较好的应用价值。据民国时期报刊载，山东蓬莱吴子玉率军北上指挥直奉战争，突然感受风寒，头痛、恶寒、骨楚、无汗。众医诊断感冒，欲进麻黄汤、苏叶汤、羌活汤，他怕浓厚药味刺激口腔引起恶心，乃委一民间医家调治，即投本方。开大葱 1 株切段，生姜 10 片，白菜根去皮取心 1 个，水煎分 2 次合于一起，加红糖 30g 溶化，分 3 次服之，1 剂便愈。老朽临床也喜选用类似验方，物美价廉，真实有效，宜提倡推广至交通艰难的山村、水乡。

专项用药经验

❖ 对症专项用药

老朽从事医疗工作70年，常于对症处方中加入专题药物，如发汗用麻黄、香薷、桂枝、浮萍、葛根、葱白、升麻、柴胡、薄荷、牛蒡子、紫苏、秦艽、白鲜皮、木贼草、防风、荆芥；催眠用酸枣仁、浮小麦、棉花根、龙眼、枸杞子、秦皮、杜仲、巴戟天、独活、豨莶草、黄芩、龙骨、夜交藤、合欢皮、磁石、朱砂、珍珠、琥珀、地龙、全蝎、柏子仁、天麻、莲子心、白蒺藜、茯神、白芍、丹参、山栀子、灵芝菌、五味子、黄连、半夏、罂粟壳、臭梧桐、冬虫夏草、牛黄、天南星、钩藤；降血脂用何首乌、草决明、山楂、虎杖、泽泻、茵陈、大黄、车前子、柿叶、徐长卿、郁金、石菖蒲、昆布、槐米、小蓟、冬葵子、黄芪、三七参、玉竹、菊花、荷叶、银花、桑寄生、银杏叶、金樱子；止咳嗽用虎杖、瓜蒌、茄子、仙灵脾、麦冬、百合、沙参、石韦、鼠曲草、知母、桑白皮、前胡、白前、旋覆花、甘草、枇杷叶、贝母、百部、白屈菜、苦杏仁、款冬花、五味子、鱼腥草、罂粟壳、矮地茶、暴马子；化痰用半夏、桔梗、橘红、远志、紫菀、皂荚、前胡、天南星、艾叶、杜鹃；止胃酸用牡蛎、瓦楞子、珍珠母、乌贼骨、鸡蛋壳、小茴香、吴茱萸、浙贝母；软缩肝脾肿大用丹参、泽兰、牡蛎、王不留行、鳖甲、地龙、鸡内金、三棱、莪术、䗪虫、炮山甲；排尿路结石用金钱草、玉米须、瞿麦、海金沙、石韦、冬葵子、萹蓄、琥珀、胡桃；消除尿蛋白、恢复肾功能用黄芪、人参、白术、党参、茯苓、白茅根、山药、枸杞子、当归、金樱子、莲须、桑螵蛸、牛膝、菟丝子、杜仲、生地黄、玄参、麦冬、土茯苓、蝉蜕、鳖甲、益母草；下血糖用人参、黄芪、苍术、山药、白术、玉竹、黄精、桑叶、地骨皮、虎杖、泽泻、玉米须、仙灵脾、五味子、枸杞子、何首乌、知母、天花粉、玄参、麦冬、生地黄、苍耳子、茯苓、仙鹤草；脱敏止痒用浮萍、夜交藤、白蒺藜、苍术、蝉蜕、柴胡、鬼箭羽、徐长卿、秦艽、麻黄、石韦、丝瓜藤、防己、黄芪、牡丹皮、地龙、乌梅、甘草；降谷丙、谷草转氨酶用豨莶草、野菊花、龙胆草、大青叶、败酱草、连翘、田基黄、柴胡、垂盆草、丹参、鸡内金、小蓟、五味子、水飞蓟、乌梅、山栀子、黄连、食醋；调节体温退热用紫草、威灵仙、黄芩、柴胡、石膏、知母、重楼、石斛、地龙、前胡、羚羊角、青蒿、大青叶、茵陈、板蓝根、防风、西河柳、牡丹皮、黄连、山栀子、地骨皮、淡竹叶、马鞭草、蔓荆子、鸭跖草、银柴胡。运用得当，普遍生效。

❖ 喘咳祛痰药

《伤寒论》《金匮要略》理肺平喘、镇咳药物，主要为麻黄、厚朴、杏仁、射干、干姜、葶苈子、皂荚、细辛、桔梗、五味子、茯苓、紫菀、款冬花、半夏、泽漆、麦冬，对支气管炎、扩张、哮喘都有作用。后世临床除此，又发现很多良品，如苏子、石韦、白屈菜、白芥子、罂粟壳、佛耳草、前胡、百部、白前、露蜂房、枇杷叶、地龙、橘红、天南星、沙参、知母、远志、旋覆花、贝母、虎杖、瓜蒌、玉竹、矮地茶、天将壳、鱼腥草、竹沥、天竺黄、甘草、木蝴蝶、马兜铃、桑白皮。老朽经过筛选，凡哮喘常投麻黄、地龙、杏仁、厚朴、葶苈子、石韦、苏子、细辛、白芥子、莱菔子；祛痰开远志、半夏、桔梗、贝母、橘红、茯苓、桑白皮、竹沥、旋覆花、天竺黄、皂荚、紫菀、沙参、虎杖；止咳用五味子、款冬花，诃黎勒、白屈菜、罂粟壳、百部、前胡、枇杷叶、白前、知母、马兜铃、露蜂房，功力最佳。

❖ 祛风、寒、湿要用风药

温病学家由于擅长调理时令疾患，喜投清凉、柔润、养阴之品，唯不善用风药，乃其致命伤。遇到风、寒、湿各类痹症，按络脉瘀滞处理，采取活血通阻疗法，信息反馈，均少效果。老朽目睹这一事实，提倡给予经方之风药，除麻黄、桂枝、乌头、附子、黄芪、白术、防己、茯苓、薏苡仁、椒目、泽泻、赤小豆、干姜，亦开苍术、独活、白芷、防风、荆芥、木瓜、秦艽、五加皮、威灵仙、蚕沙、老鹳草、石楠藤、苍耳子、蝼蛄、豨莶草、羌活、两头尖、络石藤、乌梢蛇、细辛，位居上乘。而苏木、当归、川芎、赤芍、桃仁、红花、丹参、三棱、莪术、穿山甲、牛膝、蟅虫、王不留行、凌霄花、绿葱叶、新绛、泽兰、薤白，则无能为力。故此要同久病入络区别开来。凡躯体麻木、隐痛、长时不愈，关节未见炎变，再考虑清络利脉治法。

❖ 抗风湿药及效方

身体肌肉痛、关节炎、肩胛周围炎，常投抗风湿药，亦可通过辨证投予颈椎病、坐骨神经痛、强直性脊柱炎、腰椎间盘突出多种疾患，有秦艽、追地风、海风藤、徐长卿、乌头、僵蚕、附子、络石藤、麝香、青风藤、防风、雷公藤、穿山龙、寻骨风、虎杖、五加皮、伸筋草、细辛、续断、牛膝、杜仲、石楠叶、千年健、白花蛇、苍术、防风、人参叶、老鹳草、羌活、白术、独活、两头尖、三七参、海桐皮。并组成一方，计雷公藤（先煎 60 分钟）20g、独活 30g、青风藤 15g、穿山龙 20g、千年健 30g、老鹳草 20g、牛膝 20g、杜仲 20g、制乳香 10g、炒没药 10g、干姜 10g，每日 1 剂，水煎分 3 次服，连用 15~30 天，收效良好。

❖ 芳香化湿药

芳香化湿药物，能解暑祛浊、醒神利气、燥脾除胀、和中镇呕，调理胃寒停饮、胸闷痞满、头目昏沉、不思饮食、口内黏腻、上吐下泻、四肢痹痛。老朽应用，曾组建一方，名芳化理湿汤，有苍术 10g、木香 10g、石菖蒲 10g、砂仁 10g、厚朴 10g、乌药 10g、藿香 10g、佩兰 10g、草豆蔻 10g、白芷 10g、腊梅花 10g，水煎分 3 次服，每日 1 剂，连续饮之，有良好疗效。1980 年诊一妇女肝气偏盛，口甜，舌苔白腻而厚，纳呆，不断恶心，胁肋、下肢疼痛，味觉不灵，身体酸软，脉象沉缓，即以此汤与之。吃了 15 天，未有更方，症状消失，彻底治愈。或言芳香药损气伤阴，所谓耗气劫阴乃指湿、气，非人体正气、真阴，不必投鼠忌器，可开关放行。化湿的涵义，渗利之外还包括宣散、蒸发与透解。

❖ 平肝息风药

平肝息风的涵义，包括镇静、定惊、潜阳、宁神、止痉五个方面。调理内在火邪炽盛，头痛目眩、神昏谵语、瞪目难眠、焦躁不安、四肢抽搐、乱走发狂、角弓反张。应根据实际情况，区别选药。常用之品有天麻、钩藤、羚羊角、僵蚕、马宝、全蝎、石决明、蜈蚣、紫贝齿、地龙、珍珠母、牡蛎、龙骨、猴枣、玳瑁、牛黄、铁落、大黄、龙胆草、龟甲、鳖甲、代赭石、青黛、芦荟。其中起清热醒脑作用者占半数。对脑膜炎、乙型脑炎，高热痉挛所致的抽风症，老朽曾组成一首小方，名熄风丹，由马宝 5g、猴枣 5g、牛黄 3g、羚羊角 10g、全蝎 10g、天麻 10g、僵蚕 10g、青黛 10g 汇合，碾粉，每次 0.5~2g，日 2~4 服，连续不停，收效良好。

❖ 气郁用药

妇女因精神刺激情志不舒，往往气滞内结。调理过程中，凡胸闷加瓜蒌、枳壳、甘松；胁胀苦满加香附、郁金、厚朴、木香；游走性窜痛加白芍、川楝子、乌药、荔枝核、乳香、没药；一般不投失笑散（蒲黄、五灵脂）。自始至终均加柴胡，尤以背胀欢喜捶打，肋间攻冲隐痛不已，不要离开本味，疏泄、宣散、解郁之力非他药所能代替。大瓢先生提示，条达抑制之品，柴胡应推第一，任何名饵都败在它的脚下。叶桂老人对其畏之如虎，视同蛇蝎，属一大损失，若果敢起用，积累经验，肯定可转归为柴胡圣手，思之令人无限喟叹。老朽临床遣使不多，但知为中流砥柱。

❖ 降高血压药

老朽临床对血压偏低，常投麻黄、细辛、白芷、鹿茸、红花、枳壳、麝香、补骨脂、五味子。血压升高则开降下药，习用防己、黄芩、葛根、山栀子、夏枯草、莲子心、巴戟天、独活、桑寄生、酸枣仁、山茱萸、杜仲、牛膝、川芎、黄精、何首乌、黄芪、党参、玉米须、瞿麦、桑白皮、萹蓄、泽泻、益母草、车前子、芹菜、茺蔚子、藁本、蔓荆子、黄连、青葙子、槐米、玄参、连翘、地榆、全蝎、石决明、钩藤、白蒺藜、天麻、仙灵脾、豨莶草、木香、野菊花、地龙、三颗针。高血压伴精神过度兴奋，兼有失眠现象要加入枸杞子、桂圆、龙骨、合欢皮、柏子仁、茯神、夜交藤、白芍、丹参、臭梧桐、磁石、百合、冬虫夏草。还应注意血压上升尚与烦躁不宁、工作紧张、情绪波动、长期缺乏睡眠，也有一定关系，单独调节血压，收效并不理想，脱离辨证施治，反而加重病情。

❖ 利尿药物

凡水肿小便不利，在利尿药中宜用益母草、泽泻、猪苓、苍术、茯苓、绿茶、木通、商陆、芫花、大戟、甘遂、牵牛子、防己、桑寄生、苦参、地肤子、麻黄、茵陈蒿、夏枯草、冬瓜子、竹叶、瞿麦、萹蓄、半边莲、海金沙、滑石、萆薢、石韦、琥珀、玉米须、芦根、葶苈子；消除乳糜尿用荠菜、玉米须、桃胶、瞿麦、萆薢；排除尿酸盐用车前子、威灵仙、秦皮、豨莶草、秦艽、菝葜、土茯苓。禁忌内服鸡内金、益智仁、补骨脂、陈皮、覆盆子、桑螵蛸、菟丝子、人参、沙苑子、五加皮、甘草，以免引发缩尿，抵消泻水、去乳糜、减酸盐的作用。

❖ 催眠药

经方所录调节神经、催眠药，只有酸枣仁汤、栀子豉汤、黄连阿胶汤；后世应用者百余种，目前常开的单味品有枸杞子、苏木、棉花根、桂圆、巴戟天、杜仲、半夏、五味子、延胡索、罂粟壳、丹参、当归、白芍、川芎、茯苓、天麻、天南星、琥珀、全蝎、地龙、藁本、钩藤、白蒺藜、蔓荆子、秦艽、黄芩、柴胡、石膏、独活、细辛、香附、豨莶草、龙骨、冬虫夏草、灵芝菌、磁石、柏子仁、合欢皮、牛黄、夜交藤、朱砂、珍珠、莲子心、臭梧桐。老朽实践验证，较为理想的则属夜交藤、黄连、酸枣仁、山栀子、黄芩、桂圆、罂粟壳、杜仲、五味子、延胡索、柏子仁、琥珀、全蝎、石膏、独活、龙骨、合欢皮、莲子心、钩藤。其他如牡蛎、紫贝齿、石决明、珍珠母也有类似作用，可加入这一行列中。

❖ 收敛固涩药物

老朽临床常用收敛固涩药物，多汗、崩漏、遗精，投山茱萸、五倍子；腹泻投赤石脂、禹余粮、肉豆蔻；久嗽、滑精，投乌梅、诃黎勒、白果、五味子、罂粟壳；白带、便溏，投乌贼骨、芡实、莲子、鸡冠花；固精、缩尿，投桑螵蛸、覆盆子。其他 20 余种，未列为重点。

❖ 男女专科用药

肾亏壮阳，提高性功能，改变阳痿现象，不要离开胎盘、熟附子、仙茅、鹿茸、蛇床子、仙灵脾、蛤蚧、肉苁蓉、杜仲、菟丝子、人参、巴戟天、蜂乳、锁阳、黄芪、蛤士蟆、啤酒花。促进精子生成，以人参、鹿茸、仙灵脾、胎盘、熟地黄占第一位。增强女性乳房、子宫、卵巢发育，可选用续断、蛇床子、人参、胎盘、冬虫夏草、当归、熟地黄、枸杞子。兴奋子宫平滑肌收缩，有利月经排出，则开麝香、皂刺、大黄、山楂、红花、蒲黄、马齿苋、五味子、贯众、王不留行、枳壳、薏苡根、急性子、益母草，都有一定功效。

❖ 血液系统专用药

老朽调理血液系统病，既遵照辨证论治，又掌握临床专用药，能提升疗效。白细胞减少加人参、鸡血藤、炮山甲、丹参、虎杖、制乳香、炒没药；红细胞、血色素不足加巴戟天、锁阳、龙眼、补骨脂、白术、熟地黄、当归、枸杞子、何首乌、人参、黄芪、党参、鹿茸、阿胶、胎盘、茯苓；血小板低下加水牛角、狗脊、肉苁蓉、三七参、仙鹤草、白及、连翘、花生衣、赤小豆、红枣、桂圆、山茱萸、生地黄、胎盘、当归、白芍；化疗、放疗后白细胞、血小板下降除吃灵脂、阿胶、龙眼、荔枝、蘑菇、鲜藕、大枣、赤小豆，则饮补元汤，计人参15g、鸡血藤30g、黄芪15g、肉苁蓉15g、仙鹤草15g、石斛10g、益智仁10g、女贞子10g、熟地黄30g、当归10g、山茱萸10g、白术10g、补骨脂15g，每日1剂，水煎分3次服，连用15~30天，可迅速改善。

❖ 泌尿系统感染选药

湿热下注泌尿系统感染，主要为尿道炎、膀胱炎、肾盂肾炎，应清热、利湿、泻火、解毒。宜掌握六大症状，尿频、尿急、尿热、尿痛，其次为尿血、腰痛，谓之火淋，复发率高。要多饮水，避免过劳，少吃辣条、酸、咸食物。临床针对之品，有瞿麦、海金沙、萹蓄、大黄、半边莲、黄芩、鸭跖草、柴胡、生地黄、蒲公英、败酱草、紫花地丁、土茯苓、穿心莲、石韦、白花蛇舌草，关键性者则推海金沙、瞿麦、穿心莲、土茯苓、黄芩、大黄、柴胡、蒲公英、萹蓄。大黄一味，不可小觑，在清火消炎方面，都是开路先锋，属催化剂，如不了解视同鸡肋，能影响全局，铸成大错，一般不过 6g，超过此限，专通大腑，解除炎变就打折扣，紧抓适量恰到好处。蒲公英最少每剂 20g，量小杯水车薪难见疗效。

❖ 保胎药物

《金匮要略》重视妇女怀孕期间，通过药物保护妊娠，提出两首处方，有较好的利用率，一是当归散（当归、白芍、川芎、黄芩、白术），二为白术散（白术、川芎、蜀椒、牡蛎），后世所言当归、川芎、黄芩、白术、牡蛎属安胎圣品乃源于此。实际艾叶、川贝母、桑寄生、苎麻根、菟丝子亦有固胎作用。滑胎除外伤引起，内在因素甚多，大都发生于妊娠前 3 个月，受孕 120 天后胎盘形成有充足的营养，胎体不易堕落。老朽经验，防止先兆流产阴道出血，比较理想的药物，首推黄芩、白术、菟丝子、苎麻根，其次则为当归、川贝母、桑寄生。正常情况下，无必要应用，若见到阴道流血不止，有流产倾向，即迅速医治。老朽给予之量，计白术 10g、黄芩 15g、菟丝子 15g、苎麻根 15g、当归 10g，水煎分 3 次服，6 小时 1 次，连饮 5 天，即见疗效，无不良影响，名护麟汤。

❖ 外科炎症用药

调理外科红肿炎症，清热解毒乃不二法门，均知重点药物投银花、重楼、野菊花、败酱草、蒲公英、白蔹、紫花地丁，往往忽视内消散结专题用品。如淋巴结炎加连翘、浙贝母，腮腺炎加大青叶、板蓝根，乳腺炎加瓜蒌、橘叶。老朽经验，为了增强功力，则于处方中加大黄 1~3g，能使疗程缩短。尚有数味应当选入，像红藤、鱼腥草、蜀羊泉、漏芦、白头翁、白花蛇舌草，就是例子。事实告诉，提高清热、行气、宣解、散结，还要添加柴胡，开量不宜过多，每剂 6~15g，提高治绩。再取阿魏 30~60g 煮水洗涤，或熬膏放于贴敷药内，可促其速愈。

❖ 养生用药

人生除追逐衣、食、住、行，还要为福、禄、寿、康、宁而奔波，康指保健。养生须锻炼身体、合理膳食、起居规律，药物调治。气虚应服人参、党参、太子参、黄芪、白术、山药、大枣、蜂蜜、红景天、胶饴（麦芽糖），血亏服当归、白芍、熟地黄、阿胶、龙眼、枸杞、葡萄、桑椹子、红糖，阳弱服鹿茸、胎盘、蛤蚧、附子、肉苁蓉、胡桃、冬虫夏草、仙灵脾、肉桂、仙茅、干姜，阴亏服麦冬、女贞子、芝麻、旱莲草、西洋参、何首乌、石斛、百合、沙参、龟甲、玉竹、鸡卵、牡蛎、鳖甲。降低三高，血压高吃黄芪、杜仲、黄芩、山楂、芹菜、夏枯草、槐米、青木香、益母草、桑寄生，血脂高吃草决明、茺蔚子、何首乌、泽泻、白果叶、虎杖、绿茶，血糖高吃苍术、玄参、黄精、山药、黄连、苦瓜、桑叶、人参、枸杞子、山茱萸。精神愉悦，也是重要一环，老朽曾写七言一首供作参考：忙里偷闲学陶仙，心少杂念得天全。世态炎凉非今有，灯火阑珊抱书眠。门前多看五株柳，风清月白在身边。人生如梦太消极，大肚常藏一自然。

❖ 延缓衰老药物

人体随着时间变化逐渐衰老，是生物界自然规律，细胞减少、脏气萎缩、骨质疏松、功能退化，抗病能力下降，适应性变低，出现发白、耳聋、易忘、眼睑肿胀、脊柱弯曲、视力减退、嗅觉不灵、遇事唠叨、血压升高、走路欠稳。目前经过筛选，常用的抗衰老药物约有百种，重点为人参、黄芪、党参、玉竹、黄精、补骨脂、肉苁蓉、菟丝子、当归、阿胶、鸡血藤、冬虫夏草、蛤蚧、灵芝菌、胎盘、女贞子、山茱萸、肉桂、刺五加、白术、山药、甘草、香菇、地黄、仙灵脾、杜仲、天冬、何首乌、红景天、益智仁、山楂、五味子、附子。

❖ 延寿用保龄丹

人身有三宝，内功须养精、气、神，外防要护耳、目、口，避免里外二伤，才能延年益寿。道家十分重视长生药，谓之保龄丹。常以枸杞子、葡萄、花生果、灵芝、木耳、芝麻、黑豆、黄精、何首乌、桂圆、红桃、荔枝、山药、大枣、人参、黄芪、熟地黄、当归、松子、酸枣仁、榛子、板栗、甘草、蜂蜜、胶饴、大豆、鸡卵、蛤蚧、胎盘、肉苁蓉、胡桃、冬虫夏草、杜仲、阿胶、蜻蜓、雀脑、桑椹子、百合、莲子、白果、牛奶、藕粉、鹿茸、龟甲、于术、茯苓、砂仁、山茱萸、台参，推为"不老"品。这些基本都属于补养物，健脾、温肾、益气、和血，可提高免疫、抗病、再生功能，起保健作用。